图解实用临床护理系列

图解实用
妇产科临床护理

李 冰 主编

化学工业出版社

·北京·

本书注重临床实际应用，以图解的方式重点讲述妇产科常见疾病的护理知识。全书共分为十九章，内容主要包括女性生殖系统解剖及生理，女性生殖系统炎症患者的临床护理，月经失调患者的临床护理，妊娠滋养细胞疾病患者的临床护理，女性生殖系统肿瘤患者的临床护理，外阴、阴道手术患者的临床护理，不孕症及子宫内膜异位症患者的临床护理，正常妊娠与分娩妇女的临床护理，妇科常见症状和体征的评估与护理，产科常见症状和体征的评估与护理，异常妊娠妇女的临床护理，妊娠合并症妇女的临床护理，异常分娩妇女的临床护理，分娩期并发症妇女的临床护理，产褥期疾病妇女的临床护理，新生儿的临床护理，计划生育妇女的临床护理，妇产科诊疗技术及手术患者的临床护理，妇产科常用护理技术。

本书突出技能性和实用性，文字内容精炼、简洁翔实、重点突出、条理清楚，可供妇产科相关护理人员及管理人员阅读参考，也可作为高等专科院校、高等职业院校师生参考用书。

图书在版编目（CIP）数据

图解实用妇产科临床护理/李冰主编. —北京：化学工业出版社，2017.9
（图解实用临床护理系列）
ISBN 978-7-122-30325-7

Ⅰ.①图… Ⅱ.①李… Ⅲ.①妇产科学-护理学-图解 Ⅳ.①R473.71-64

中国版本图书馆 CIP 数据核字（2017）第 181308 号

责任编辑：张　蕾　　　　　　　　　　　装帧设计：关　飞
责任校对：王　静

出版发行　化学工业出版社（北京市东城区青年湖南街 13 号　邮政编码 100011）
印　　装　大厂聚鑫印刷有限责任公司
787mm×1092mm　1/16　印张 23¾　字数 605 千字　2018 年 1 月北京第 1 版第 1 次印刷

购书咨询：010-64518888（传真：010-64519686）　　售后服务：010-64518899
网　　址：http://www.cip.com.cn
凡购买本书，如有缺损质量问题，本社销售中心负责调换。

定　　价：59.80 元

编写人员名单

主　编　李　冰

副主编　王庆华　李军果

编　者　（按姓氏笔画排列）

刁银霞　于　洋　王　红　王庆华　王春乐

成育芳　许　洁　齐洪月　孙莉媛　李　冰

李　凌　李军果　李思琪　李香香　杨　柳

杨　静　张　彤　张金玉　张耀元　林悦先

季冰风　金　莲　周　默　赵子仪　赵荣颖

姜　媛　徐书婧　傅　晶

前 言

护理学是将自然科学与社会科学紧密联系起来的为人类健康服务的综合性应用学科。随着医学科学的迅速发展和医学模式的转变，医学理论不断进行更新，护理学科领域发生了很大的变化。《图解实用妇产科临床护理》一书旨在为妇产科临床护理人员提供最新的专业理论和专业指导，帮助护理人员熟练掌握基本理论知识和临床护理技能，提高护理质量，是对妇产科临床护理实践及技能给予指导的专业参考书。

本书系统地介绍了妇产科护理中必备的理论、知识和技能，内容紧密结合临床工作需要，力求做到详略适度，使其更具有科学性和实用性。全书共分十九章，包括女性生殖系统解剖及生理，女性生殖系统炎症患者的临床护理，月经失调患者的临床护理，妊娠滋养细胞疾病患者的临床护理，女性生殖系统肿瘤患者的临床护理，外阴、阴道手术患者的临床护理，不孕症及子宫内膜异位症患者的临床护理，正常妊娠与分娩妇女的临床护理，妇科常见症状和体征的评估与护理，产科常见症状和体征的评估与护理，异常妊娠妇女的临床护理，妊娠合并症妇女的临床护理，异常分娩妇女的临床护理，分娩期并发症妇女的临床护理，产褥期疾病妇女的临床护理，新生儿的临床护理，计划生育妇女的临床护理，妇产科诊疗技术及手术患者的临床护理，妇产科常用护理技术。本书可供妇产科护理人员及相关护理管理人员查阅参考。

由于编者水平及掌握的资料有限，尽管尽心尽力，但疏漏及不当之处在所难免，敬请广大读者批评指正，以便及时修订与完善。

编者

2017 年 9 月

目 录

第十九章　妇产科常用护理技术 / 356

参考文献 / 369

第一章

女性生殖系统解剖及生理

第一节　女性生殖系统解剖

一、外生殖器

女性外生殖器又称外阴，是女性生殖器官的外露部分，包括耻骨联合至会阴及两股内侧之间的组织（见图 1-1）。

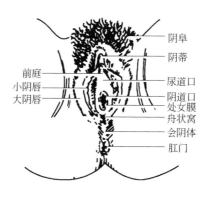

图 1-1　女性外生殖器

1. 阴阜

阴阜	为耻骨联合前面隆起的脂肪垫
	青春期该部皮肤开始生长阴毛，分布呈倒置的三角形

2. 大阴唇

大阴唇

- 为靠近两股内侧的一对隆起的皮肤皱襞，起自阴阜，止于会阴
- 两侧大阴唇前端为子宫圆韧带的终点，前端左右两侧相互联合形成大阴唇前联合，后端在会阴体前相融合，称为阴唇后联合
- 大阴唇外侧面与皮肤相同，皮层内有皮脂腺和汗腺，青春期长出阴毛；内侧面皮肤湿润似黏膜
- 大阴唇有很厚的皮下脂肪层，内含丰富的血管、淋巴管和神经
- 当局部受伤时，易发生出血，可形成大阴唇血肿
- 未婚妇女的两侧大阴唇自然合拢，遮盖阴道口及尿道口
- 经产妇的大阴唇受分娩影响向两侧分开
- 绝经后妇女的大阴唇呈萎缩状，阴毛也稀少

3. 小阴唇

小阴唇

- 为位于大阴唇内侧的一对薄皱襞
- 表面湿润，色褐、无毛，富有神经末梢，故极敏感
- 两侧小阴唇前端相互融合，接着分为两叶包绕阴蒂，前叶形成阴蒂包皮，后端与大阴唇的后端会合，在正中线形成一条横皱襞，称为阴唇系带
- 经产妇的阴唇系带受分娩影响已不明显

4. 阴蒂

阴蒂

- 位于小阴唇顶端的联合处，类似男性的阴茎海绵体组织，有勃起性
- 分为三部分，前端为阴蒂头，中为阴蒂体，后为两个阴蒂脚
- 仅阴蒂头暴露于外阴，富含神经末梢，为性反应器官

5.阴道前庭

阴道前庭
- 为两侧小阴唇之间的菱形区，前为阴蒂，后为阴唇系带
- 在此区域内，前方有尿道外口，后方有阴道口
- 阴道口与阴唇系带之间有一浅窝，称舟状窝，又称阴道前庭窝，经产妇因分娩时阴唇系带撕伤，舟状窝常不复见

阴道前庭各部

前庭球
- 又称球海绵体，位于前庭两侧，由具勃起性的组织构成，表面为球海绵体肌覆盖

前庭大腺
- 又称巴氏腺，位于大阴唇后部，大小如黄豆，左右各一，腺管细长，长1～2cm，向内侧开口于前庭后方小阴唇与处女膜之间的沟内。于性兴奋时分泌黄白色黏液以滑润阴道。正常情况检查时不能触及此腺，遇有感染致腺管口闭塞，可形成脓肿或囊肿

尿道口
- 位于阴蒂头的下方及前庭的前部，为不规则的圆形孔，女性尿道的后壁有一对尿道旁腺，其分泌物有滑润尿道口的作用，但此腺常为细菌潜伏处

阴道口及处女膜
- 阴道口位于尿道口下方，前庭的后部，其形状、大小通常不规则。阴道口覆盖一层较薄的黏膜，称为处女膜。膜中央有一小孔，孔的形状、大小以及膜的厚薄因人而异。处女膜多在初次性交时破裂，受分娩影响而进一步破损，经阴道分娩后只留有处女膜痕

二、内生殖器

女性内生殖器包括阴道、子宫、输卵管及卵巢，后两者常被称为子宫附件（见图1-2）。

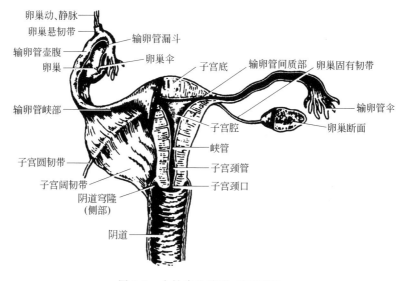

图1-2　女性内生殖器（后面观）

1. 阴道

阴道

- 是性交器官，也是排出经血和娩出胎儿的通道
- 阴道壁由黏膜层、肌层和纤维层构成
- 上端包绕宫颈，下端开口于阴道前庭后部，前壁与膀胱和尿道邻接，后壁与直肠贴近
- 环绕子宫颈周围的组织称为阴道穹隆，按照其位置分为前、后、左、右四部分，其中后穹隆较深，其顶端和子宫直肠陷凹贴接，后者是腹腔的最低部分，当该陷凹有积液时，可经由阴道后穹隆进行穿刺或引流，是诊断某些疾病或实施手术的途径
- 阴道上端比下端宽，后壁长10~12cm，前壁长7~9cm
- 阴道壁有很多横纹皱襞及外覆弹力纤维，具有较大的伸展性，平时阴道前后壁互相贴合
- 由于富有静脉丛，故局部受损易出血或形成血肿
- 在性激素的作用下，阴道黏膜有周期性变化
- 幼女及绝经后妇女的阴道黏膜上皮甚薄，皱襞少，伸展性小，容易受创伤及感染

2. 子宫

子宫

- 位于骨盆腔中央，呈倒置的梨形，前面扁平，后面稍凸出，是产生月经和孕育胎儿的空腔器官
- 其大小、形态依年龄或生育情况而变化
- 成人的子宫约重50g，长7~8cm，宽4~5cm，厚2~3cm；宫腔的容积约5ml
- 子宫上部较宽，称子宫体，其上端隆突部分，称子宫底
- 子宫底两侧为子宫角，与输卵管相通
- 子宫的下部较窄，呈圆柱状，称子宫颈

子宫颈

成人子宫体与子宫颈的比例为2:1；婴儿期为1:2（见图1-3）

子宫体与子宫颈之间形成的最狭窄部分，称子宫峡部，在非孕期约长1cm

子宫峡部的上端因解剖上较狭窄，称为解剖学内口；下端因黏膜组织在此处由宫腔内膜转变为宫颈黏膜称为组织学内口

子宫颈主要由结缔组织构成，亦含有平滑肌纤维、血管及弹力纤维

子宫颈内腔呈梭形，称子宫颈管，成年妇女长约3cm，其下端称为子宫颈外口，开口于阴道

宫颈下端伸入阴道内的部分称宫颈阴道部，在阴道以上的部分称宫颈阴道上部（见图1-4）

子宫颈管黏膜上皮细胞受性激素影响，也有周期性变化

子宫颈外口柱状上皮与鳞状上皮交界处，是子宫颈癌的好发部位

未经阴道分娩的妇女子宫颈外口呈圆形；已经阴道分娩者子宫颈外口受分娩的影响形成横裂，将子宫颈分成前后两唇

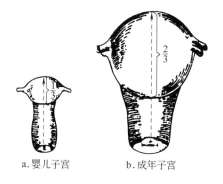

a.婴儿子宫　　　b.成年子宫

图1-3　不同年龄子宫体与子宫颈发育的比例

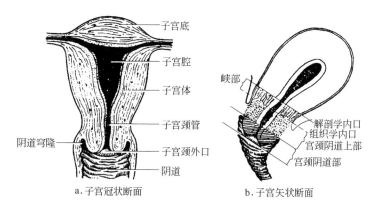

a.子宫冠状断面　　　b.子宫矢状断面

图1-4　子宫各部

子宫壁	子宫壁的外层为浆膜层，最薄，覆盖在子宫底及子宫的前后面，与肌层紧贴
	中层为子宫肌层，是子宫壁最厚的一层，肌层由平滑肌束及弹性纤维组成，大致分为3层：外层多纵行，内层环行，中层多为各方交织如网（见图1-5）
	肌层中含血管，子宫收缩时可以压迫贯穿肌纤维间质的血管起到止血作用
	子宫内层为黏膜层，即子宫内膜，分为功能层和基底层两部分，基底层与子宫肌层紧贴，功能层从青春期开始，受卵巢激素影响，发生周期性变化

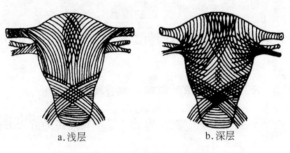

a.浅层   b.深层

图 1-5 子宫肌层肌束排列

子宫韧带	圆韧带	呈圆索状起于两侧子宫角的前面，向前方伸展达两侧骨盆壁，再穿越腹股沟，终止于大阴唇前端，有维持子宫前倾位的作用
	阔韧带	为一对翼形的腹膜皱襞，由子宫两侧至骨盆壁，将骨盆分为前后两部分，维持子宫在盆腔正中。子宫动、静脉和输尿管均从阔韧带基底部穿过
	主韧带	又称子宫颈横韧带，横行于子宫颈两侧和骨盆侧壁之间，为一对坚韧的平滑肌与结缔组织纤维束，是固定子宫颈正常位置的重要组织
	宫骶韧带	从子宫颈后上侧方，向两侧绕过直肠达第2、第3骶椎前面的筋膜，韧带含平滑肌和结缔组织，将宫颈向后上牵引，间接保持子宫于前倾的位置

3. 输卵管

输卵管为一对细长而弯曲的管，内侧与子宫角相连，外端游离，而与卵巢接近，全长 8～14cm，是精子和卵子相遇的场所。根据输卵管的形态由内向外可分为 4 部分。

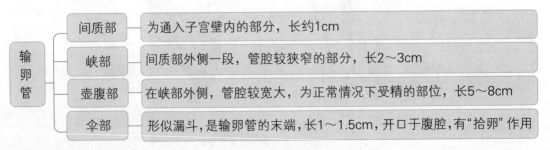

输卵管	间质部	为通入子宫壁内的部分，长约1cm
	峡部	间质部外侧一段，管腔较狭窄的部分，长2～3cm
	壶腹部	在峡部外侧，管腔较宽大，为正常情况下受精的部位，长5～8cm
	伞部	形似漏斗，是输卵管的末端，长1～1.5cm，开口于腹腔，有"拾卵"作用

	外层	为浆膜层，是腹膜的一部分，即为阔韧带的上缘
输卵管壁	中层	由内环行和外纵行两层肌纤维组成
	内层	为黏膜层，由单层高柱状上皮组成，其中有分泌细胞及纤毛细胞，纤毛向宫腔方向摆动，协助孕卵的运行

输卵管黏膜受性激素的影响，也有周期性的组织学变化，但不如子宫内膜明显。

4. 卵巢

卵巢	为一对扁椭圆形腺体，是妇女性腺器官，产生卵子和激素
	其大小因个体及月经周期阶段的不同而不同，左右两侧卵巢的重量也不相同
	成年女子的卵巢约为4cm×3cm×1cm大小，重5～6g，呈灰白色，青春期开始排卵，卵巢表面逐渐变得凹凸不平；绝经后，卵巢萎缩变小、变硬
	卵巢表面无腹膜，这样有利于成熟卵子的排出，但同时也易于卵巢癌的恶性细胞播散
	卵巢表层为单层立方上皮即生发上皮，其下为致密纤维组织，称为卵巢白膜
	白膜下的卵巢组织分为皮质和髓质两部分，皮质在外，其中含数以万计的原始卵泡和发育程度不同的卵泡及间质组织；髓质位于卵巢的中心部分，内无卵泡，含有疏松的结缔组织及丰富的血管、神经、淋巴管及少量的平滑肌纤维（见图1-6）

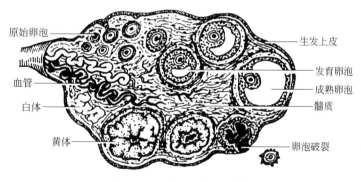

图 1-6　卵巢的构造（切面）

三、血管、淋巴及神经

1. 血管

血管	内外生殖器官的血液供应主要来自卵巢动脉、子宫动脉、阴道动脉及阴部内动脉
	各部位的静脉均和同名动脉伴行，但在数量上较动脉多，并在相应器官及其周围形成静脉丛，且互相吻合，故盆腔静脉感染易于蔓延

2. 淋巴

淋巴

- 女性生殖器官具有丰富的淋巴管及淋巴结，都伴随相应的血管而行，淋巴液首先汇集进入沿髂动脉的各淋巴结，然后注入沿腹主动脉周围的腰淋巴结，最后汇入于第二腰椎前方的乳糜池
- 女性生殖器官淋巴主要分为外生殖器淋巴与内生殖器淋巴两大组
- 当内、外生殖器发生感染或肿瘤时，往往沿各部回流的淋巴管传播，导致相应淋巴结肿大

3. 神经

神经

- 支配外阴部的神经主要为阴部神经，系躯体神经（包括运动神经与感觉神经），由第Ⅱ、第Ⅲ、第Ⅳ骶神经的分支组成，和阴部内动脉取相同途径，在坐骨结节内侧下方分为3支，分布在肛门、阴蒂、阴唇和会阴部
- 内生殖器官主要由交感神经和副交感神经支配，交感神经纤维自腹主动脉前神经丛分出，下行入盆腔分为两部分：卵巢神经丛和骶前神经丛，其分支分别分布到输卵管、子宫、膀胱等部
- 子宫平滑肌有自律活动，完全切除其神经后仍能有节律收缩，还能完成分娩活动
- 临床上可见下半身截瘫的产妇能顺利自然分娩

四、骨盆

1. 骨盆的组成

骨盆的组成

- 骨盆由左右两块髋骨和1块骶骨及1块尾骨组成
- 每块髋骨又由髂骨、坐骨和耻骨融合而成；骶骨由5～6块骶椎合成；尾骨由4～5块尾椎组成（见图1-7）
- 骨与骨之间有耻骨联合、骶髂关节及骶尾关节
- 以上关节和耻骨联合周围均有韧带附着，以骶、尾骨与坐骨结节之间的骶结节韧带和骶、尾骨与坐骨棘之间的骶棘韧带较为重要（见图1-8）
- 妊娠期受激素的影响，韧带松弛，各关节的活动略有增加，尤其是骶尾关节，分娩时尾骨后翘，有利于胎儿的娩出

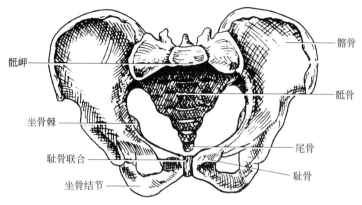

图 1-7　正常女性骨盆（前上观）

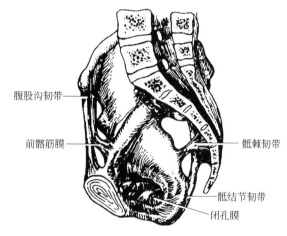

图 1-8　骨盆的韧带

2. 骨盆的分界

以耻骨联合上缘、髂耻缘、骶岬上缘的连线为界，分界线以上部分是假骨盆，又称大骨盆；分界线以下部分是真骨盆，又称小骨盆（见图 1-9）。测量假骨盆的某些径线，可作为了解真骨盆大小的参考。

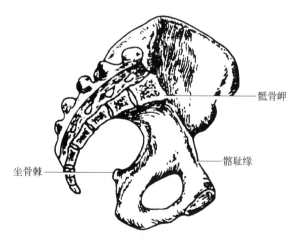

图 1-9　骨盆的分界（侧面观）

真骨盆标记	骶骨岬	第一骶椎向前凸出，形成骶岬，它是骨盆内测量的重要依据点
	坐骨棘	坐骨后缘中点突出的部分，可经肛门或阴道检查触到，是分娩过程中衡量胎先露部下降程度的重要标志
	耻骨弓	耻骨两降支的前部相连构成耻骨弓，它们之间的夹角称为耻骨角，正常为90°～100°

3. 骨盆的平面

骨盆的平面	骨盆入口平面为真假骨盆的交界面，呈横椭圆形，前方为耻骨联合上缘，两侧为髂耻线，后方为骶岬
	中骨盆平面最狭窄，呈前后径长的纵椭圆形，其前为耻骨联合下缘，两侧为坐骨棘，后为骶骨下端
	出口平面由两个不在同一平面的三角形组成，前三角形的顶端是耻骨联合下缘，两侧是耻骨联合降支，后三角的顶端是骶尾关节，两侧为骶结节韧带，坐骨结节间径为两个三角形的共同底边

4. 骨盆的类型

骨盆的类型	骨盆的形态、大小因人而异。没有两个绝对相同的骨盆
	造成差异的因素有遗传、营养、生长发育、疾病等
	通常按Callwell与Moloy的骨盆分类法，分为4种类型（见图1-10）：①女性型；②男性型；③类人猿型；④扁平型
	女性型骨盆宽，骨盆腔浅，结构薄且平滑，有利于胎儿的娩出
	女性型骨盆在我国妇女骨盆类型中占52%～58.9%

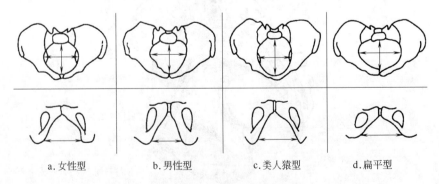

a.女性型　　b.男性型　　c.类人猿型　　d.扁平型

图 1-10　骨盆的四种基本类型

五、骨盆底

　　骨盆底由多层肌肉和筋膜组成，封闭骨盆出口，但有尿道、阴道和直肠穿过。其主要作用是支持盆腔脏器并使之保持正常的位置。骨盆底的前面是耻骨联合下缘，后面为尾骨尖，两侧是耻骨降支、坐骨升支及坐骨结节。骨盆底包括三层组织。

<table>
<tr><td rowspan="3">骨盆底</td><td>外层</td><td>为浅层筋膜与肌肉。在外生殖器、会阴皮肤及皮下组织的下面，有一层会阴浅筋膜，深部有三对肌肉（球海绵体肌、坐骨海绵体肌及会阴浅横肌）和肛门外括约肌。这层肌肉的肌腱会合于阴道外口与肛门之间，形成中心腱（见图1-11）</td></tr>
<tr><td>中层</td><td>即泌尿生殖膈。由上、下两层坚韧的筋膜及一层薄肌肉形成。阴道及尿道穿过此膈。在两层筋膜间有一对由两侧坐骨结节至中心腱的会阴深横肌及位于尿道周围的尿道括约肌（见图1-12）</td></tr>
<tr><td>内层</td><td>即盆膈，是骨盆底的最内层，由肛提肌及其筋膜组成，亦为尿道、阴道及直肠贯通。每侧肛提肌由耻尾肌、髂尾肌和坐尾肌3部分组成，两侧肌肉相互对称，合成漏斗形（见图1-13）。肛提肌的主要作用是加强盆底的托力，其中一部分纤维和阴道及直肠周围密切交织，加强肛门与阴道括约肌的作用</td></tr>
</table>

　　会阴指阴道口与肛门之间的软组织，包括皮肤、肌肉及筋膜，也是骨盆底的一部分，厚3～4cm，由外向内逐渐变狭，呈楔形，表面是皮肤及皮下脂肪，内层为会阴中心腱，又称会阴体。妊娠期会阴组织变软，伸展性很大，有利于分娩。分娩时应保护此区，以免造成会阴裂伤。

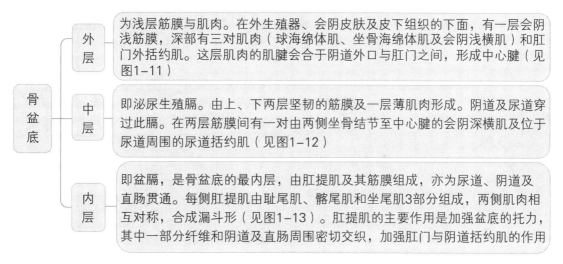

图 1-11　骨盆底浅层肌　　　　　　　图 1-12　骨盆底中层肌肉及筋膜

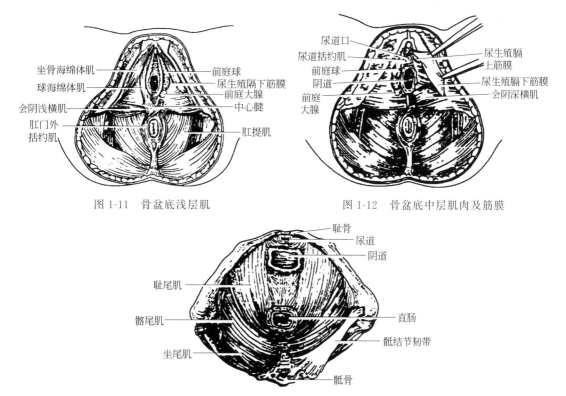

图 1-13　骨盆底内层肌肉

六、邻近器官

邻近器官

尿道：位于阴道前、耻骨联合后，从膀胱三角尖端始，穿过泌尿生殖膈，止于阴道前庭的尿道外口。女性尿道长约4cm，短直，邻近阴道，易发生泌尿系统感染

膀胱：为一空腔器官，位于子宫与耻骨联合之间。膀胱壁由浆膜层、肌层及黏膜层构成。妇科检查及手术前必须排空膀胱

输尿管：是一对肌性圆索状长管，长约30cm，最细部分的直径仅3～4mm，最粗可达7～8mm。输尿管在腹膜后，从肾盂开始，沿着腰大肌前面偏中线侧下降，在骶髂关节处，经过髂外动脉起点的前方进入骨盆腔继续下行，到阔韧带底部向前内方行，在宫颈旁约2cm处，在子宫动脉后方，与之交叉，然后经阴道侧穹隆绕向前方进入膀胱（见图1-14）

直肠：上接乙状结肠，下接肛管，从左侧骶髂关节至肛门，全长15～20cm。前是子宫及阴道，后是骶骨，肛管长2～3cm，在其周围有肛门内、外括约肌和肛提肌。肛门外括约肌是骨盆底浅层肌肉的一部分。妇科手术及分娩处理时都应注意避免损伤肛管、直肠

阑尾：上连接盲肠，长7～9cm，一般位于右髂窝内。其位置、长短、粗细变化颇大，有的下端可达右侧输卵管和卵巢部位。妊娠时阑尾的位置可随妊娠月份增加而逐渐向上外方移位。妇女患阑尾炎时可能累及子宫附件

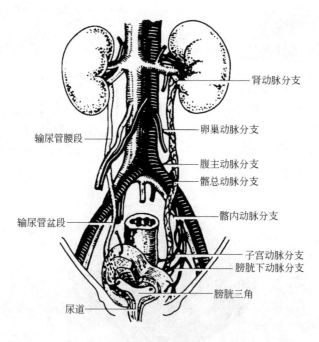

图1-14 输尿管及其血液供应

第二节　女性生殖系统的生理

一、妇女一生各时期的生理特点

妇女一生各时期的生理特点

新生儿期
指出生后4周内的新生儿。女性胎儿在子宫内受到母体性腺与胎盘产生的性激素影响，子宫内膜和乳房都有一定程度的发育。出生后数日内，阴道可有少量血性分泌物排出，即假月经；乳房可稍肿大，甚至分泌少量乳汁。这些均是正常生理现象，短期内会自行消失

儿童期
从出生4周至12岁左右。此期儿童体格生长发育较快，但生殖器官仍处于幼稚状态。10岁后，卵巢有少量卵泡发育，但不成熟也不排卵；乳房及内生殖器开始发育增大，脂肪分布开始出现女性特征，其他性征也开始出现

青春期
- 从月经初潮至生殖器官发育成熟的时期，世界卫生组织规定为10～19岁
- 这一时期是个体生长发育的重要时期，是从儿童向成年阶段的转变期
- 此期内身体生长发育迅速，随着激素的释放，妇女的第一性征进一步发育，并出现第二性征
- 月经初潮是青春期的重要标志
- 青春期少女生理上有较大的个体差异。社会、教师和家长应教育、引导她们理性地对待这些特征，使她们理解这些解剖、生理知识，接受自身变化

性成熟期
又称生育期，约从18岁开始，持续30年左右。此期的特征是卵巢功能成熟并分泌性激素，引起周期性排卵及行经。妇女具有旺盛的生育能力，其心理反应也因人而异。需做好月经期、孕期、分娩期、产褥期的健康教育和计划生育的指导工作

围绝经期
包括绝经前后的一段时期。通常始于40岁，历时10～20年，是妇女自有生育能力的性成熟期进入老年期的一个过渡时期，主要表现为卵巢功能逐渐减退，月经不规则，直到绝经，生殖器官开始逐步萎缩，丧失生育能力

老年期
通常认为60岁以后的妇女即进入老年期。此阶段卵巢功能进一步衰退、生殖器官进一步萎缩退化。主要表现为雌激素水平下降，不能维持女性第二性征；容易出现感染，发生老年性阴道炎；骨代谢异常出现骨质疏松等，其他脏器也容易发生疾病

二、月经的临床表现

月经是性功能成熟的一项标志。在内分泌周期性调节下，子宫内膜发生从增生到分泌的反应。如果不发生受精和孕卵着床，内膜则衰萎而脱落伴有出血，如此周而复始发生的子宫内膜剥脱性出血，称为月经。

月经的临床表现
- 月经第一次来潮，称为初潮。初潮年龄为11～18岁，多数为13～15岁。月经初潮的迟早受遗传、营养、气候、环境等因素影响
- 两次月经第1日的间隔时间，称为月经周期。一般为21～35天，平均28天。周期的长短因人而异，但每位妇女的月经周期有自己的规律性
- 每次月经持续的天数称为月经期，一般为3～7天。月经量为30～50ml，每月失血量超过80ml为月经过多
- 月经血呈暗红色，其主要特点是不凝固，但在正常情况下偶尔亦有些小凝块
- 通常月经期无特殊不适，但由于盆腔充血，可以引起腰骶部酸胀等不适
- 个别可有膀胱刺激症状（如尿频）、轻度神经系统不稳定症状（如头痛、失眠、精神忧郁、易于激动）、胃肠功能紊乱（如食欲减退、恶心、呕吐、便秘或腹泻）以及鼻黏膜出血、皮肤痤疮等，但通常并不严重

三、月经周期的调节

1. 下丘脑性调节激素及其功能

下丘脑性调节激素及其功能
- 促性腺激素释放激素（GnRH）— 是下丘脑调节月经的主要激素。它主要使垂体合成和释放促黄体生成素，还具有调节和促使垂体合成和释放促卵泡素的作用
- 生乳素抑制激素（PIH）— 下丘脑通过抑制作用调节垂体的生乳激素分泌和释放

2. 垂体性调节激素及其功能

垂体接受促性腺激素释放激素的刺激，合成并释放下列激素。

垂体性调节激素及其功能
- 促卵泡素（FSH）— 主要促进卵泡周围的间质分化成为泡膜细胞，又能够使卵泡的颗粒细胞增生及颗粒细胞内的芳香化酶系统活化。促卵泡素属糖蛋白激素，具有刺激卵巢卵泡发育的功能，但须与少量黄体生成素协同作用，才能使卵泡成熟，并分泌雌激素
- 促黄体生成素（LH）— 也是一种糖蛋白激素。主要功能是与FSH协同作用，促使成熟卵泡排出，从而促使黄体形成并分泌孕激素和雌激素

3. 卵巢的功能

（1）卵巢的周期性变化　从青春期开始到绝经前，卵巢在形态及功能上发生周期性变化。在新生儿出生时的卵巢内约有 200 万个卵泡，经过儿童期直至青春期，卵泡数下降只剩下 30 万～50 万个；在妇女一生中只有 400～500 个卵泡发育成熟并排卵，其余的卵泡发育到一定程度通过细胞凋亡机制自行退化，这个过程称卵泡闭锁。

卵巢的周期性变化

> 临近青春期，原始卵泡开始发育，形成生长卵泡。在很多生长卵泡中，每一个月经周期通常只有一个卵泡达到成熟程度，称成熟卵泡。随着卵泡的发育成熟，其逐渐向卵巢表面移行并且向外突出，当接近卵巢表面时，该处表面细胞变薄，最后破裂，出现排卵（见图1-15）。排卵大多发生在两次月经中间，一般在下次月经来潮之前14天左右，卵子可由两侧卵巢轮流排出，也可以由一侧卵巢连续排出

> 排卵后，卵泡壁塌陷，卵泡膜血管壁破裂，血液流入腔内形成血体，继而卵泡的破口由纤维蛋白封闭，残留的颗粒细胞变大，胞质内含黄色颗粒状的类脂质，这时血体变为黄体

> 若卵子未受精，在排卵后9～10天黄体开始萎缩，血管减少，细胞呈脂肪变性，黄色消退，最后细胞被吸收，组织纤维化，外观色白，称为白体

> 排卵日至月经来潮为黄体期，通常为14天，黄体功能衰退后月经来潮，此时卵巢中又有新的卵泡发育，开始新的周期

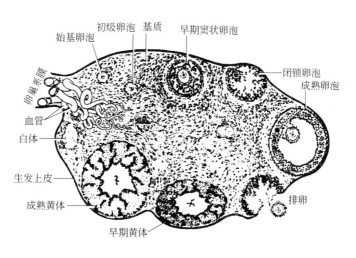

图 1-15　人类卵巢的生命周期

（2）卵巢分泌的激素

① 雌激素：卵巢主要合成雌二醇（E_2）及雌酮（E_1）。体内尚有雌三醇（E_3），系雌二醇和雌酮的降解产物。E_2 是妇女体内生物活性最强的雌激素。

雌激素的主要生理功能	促进卵泡及子宫发育，使子宫内膜增生，增强子宫对催产素的敏感性
	增加输卵管上皮细胞的活动
	促进阴道上皮的增生、角化，使细胞内糖原增加
	促进乳腺管增生
	促进体内水钠潴留及骨中钙质沉着

② 孕激素：黄体酮是卵巢分泌的具有生物活性的主要孕激素。在排卵前，黄体酮主要源于肾上腺；排卵后，主要由卵巢内黄体分泌。孕二醇是黄体酮的主要降解产物，从尿中排出，所以，测定尿中孕二醇的含量可了解黄体酮的产生情况。

孕激素的主要生理功能	使子宫肌松弛，降低妊娠子宫对催产素的敏感性，有利于受精卵在子宫腔内生长发育
	使增生期子宫内膜转化为分泌期内膜，抑制输卵管节律性收缩
	促进阴道上皮细胞脱落
	在已有雌激素影响的基础上，促进乳腺腺泡发育
	孕激素通过中枢神经系统有升高体温作用，正常妇女在排卵后基础体温可升高 $0.3 \sim 0.5℃$，此特点可作为排卵的重要指标
	促进体内水与钠的排泄

③ 雄激素：卵巢能分泌少量雄激素——睾酮。另外，卵巢合成雌激素的中间产物雄烯二酮，在外周组织中也能被转化为睾酮。近年发现，雄激素不仅是合成雌激素的前体，而且也是维持女性正常生殖功能的重要激素。

4. 月经周期的调节

月经周期的调节	下丘脑的神经分泌细胞分泌GnRH，通过下丘脑和垂体之间的门静脉系统进入垂体前叶，垂体在其作用下释放FSH和LH，两者直接控制卵巢的周期性变化，产生孕激素和雌激素
	卵巢所分泌的性激素可以逆向影响下丘脑和垂体前叶促性腺激素的分泌功能，这种作用叫做反馈作用，其中，产生促进性作用的称为正反馈；产生抑制性作用的称为负反馈
	雌激素既能产生正反馈，也能产生负反馈；孕激素通过对下丘脑的负反馈作用，影响垂体促性腺激素的分泌
	雌、孕激素协同作用时，负反馈影响更显著
	垂体的促性腺激素能在GnRH的调节下分泌，又可通过血液循环对下丘脑的 GnRH产生负反馈作用（见图1-16）

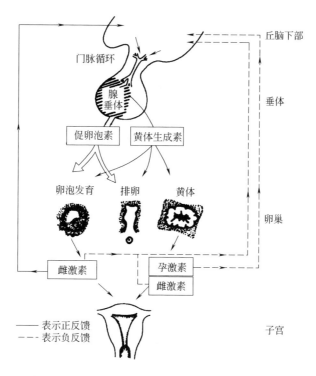

图 1-16　下丘脑-垂体-卵巢轴之间的相互关系示意图

四、生殖器官的周期性变化

1. 调节激素的周期性变化

调节激素的周期性变化

促卵泡素的变化：在卵泡期的前半期维持较低水平，至排卵前24h左右出现一低峰式分泌，持续24h左右呈直线下降。在黄体期维持较低水平，月经来潮前达最低水平，月经来潮时开始略有上升

促黄体生成素的变化：卵泡期的前半期处于较低水平，以后逐渐上升，在排卵前24h左右出现一陡峰，较FSH更高，也在24h左右骤降。在黄体期维持较FSH略高的水平，至黄体后期逐渐下降，至月经前达最低水平

雌激素的变化：在卵泡早期，雌激素分泌量较少，随卵泡的发育，分泌量逐渐增高，至排卵前达到高峰。峰式分泌波比FSH的分泌峰略早，以后降低。在黄体期分泌量又渐增加，在排卵后7～8天黄体成熟时达第二高峰，以后逐渐降低，在月经前急剧降至最低水平

孕激素的变化：在卵泡期，孕激素量极微；排卵后随黄体的发育分泌量显著增加，排卵后7～8天，黄体成熟时达高峰；之后逐渐下降，至黄体后半期急剧下降，月经前达最低水平

2. 子宫内膜的变化

<table>
<tr><td rowspan="3">子宫内膜的变化</td><td>增殖期</td><td>月经周期的第5~14天。行经时子宫内膜功能层剥落，随月经血排出，仅留下子宫内膜的基底层。在雌激素影响下，内膜快速修复，逐渐生长变厚，细胞增生。子宫内膜的增生与修复在月经期即已开始</td></tr>
<tr><td>分泌期</td><td>月经周期的第15~28天，与卵巢周期中的黄体期对应。排卵后，卵巢内形成黄体，分泌雌激素和孕激素，使子宫内膜在增殖期的基础上，出现分泌期的变化。子宫内膜继续增厚，血管迅速增多，更加弯曲，间质疏松、水肿，腺体增大，腺体内的分泌上皮细胞分泌糖原，为孕卵着床做准备。到月经周期的第24~28天，子宫内膜可厚达10mm，呈海绵状</td></tr>
<tr><td>月经期</td><td>月经周期的第1~4天。体内雌激素水平降低。内膜螺旋小动脉开始节段性及阵发性收缩、痉挛，血管远端的管壁及所供应的组织缺血、缺氧，继而发生缺血性局灶性坏死，于是坏死的内膜剥落，和血液相混排出，表现为月经来潮</td></tr>
</table>

3. 子宫颈的变化

<table>
<tr><td rowspan="5">子宫颈的变化</td><td>子宫颈内膜腺细胞的分泌活动受雌、孕激素的影响，并有明显的周期性变化</td></tr>
<tr><td>月经过后，由于体内雌激素水平低，子宫颈黏液的分泌量也少</td></tr>
<tr><td>随激素水平不断增高，宫颈黏液分泌量也逐渐增多，并变稀薄透明，有利于精子通行</td></tr>
<tr><td>至排卵前黏液拉丝可长达10cm以上。取黏液涂于玻片，干燥后可见羊齿植物叶状结晶。这种结晶于月经周期的第6~7天即可出现，至排卵前最典型</td></tr>
<tr><td>排卵后，受孕激素影响，黏液分泌量减少，变混浊黏稠，拉丝易断，不利于精子通过，涂片干后，可见成排的椭圆体</td></tr>
</table>

4. 输卵管的变化

在雌、孕激素的影响下，输卵管黏膜也发生周期性变化，但不如子宫内膜明显。

5. 阴道黏膜的变化

<table>
<tr><td rowspan="5">阴道黏膜的变化</td><td>在月经周期中，随体内雌、孕激素的变化，阴道黏膜也发生周期性改变，其中阴道上段黏膜改变更为显著</td></tr>
<tr><td>在卵泡期受雌激素影响，黏膜上皮增生，表层细胞角化，以排卵期最明显</td></tr>
<tr><td>细胞内有丰富的糖原，糖原被阴道杆菌分解为乳酸，使阴道保持酸性环境，可以抑制致病菌的繁殖</td></tr>
<tr><td>排卵后，受孕激素影响，阴道黏膜上皮大量脱落，脱落细胞多为中层细胞或角化前细胞</td></tr>
<tr><td>临床上常根据阴道脱落细胞的变化，间接了解卵巢的功能</td></tr>
</table>

第二章

女性生殖系统炎症患者的临床护理

第一节 外阴炎症患者的护理

一、非特异性外阴炎

非特异性外阴炎主要指外阴部皮肤与黏膜的炎症。由于外阴部暴露于外，又与尿道、肛门、阴道邻近，与外界接触较多，因此外阴易发生炎症，其中以大、小阴唇最为多见。

1. 临床表现

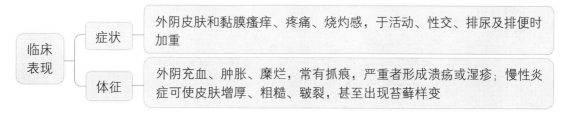

临床表现	症状	外阴皮肤和黏膜瘙痒、疼痛、烧灼感，于活动、性交、排尿及排便时加重
	体征	外阴充血、肿胀、糜烂，常有抓痕，严重者形成溃疡或湿疹；慢性炎症可使皮肤增厚、粗糙、皲裂，甚至出现苔藓样变

2. 护理评估

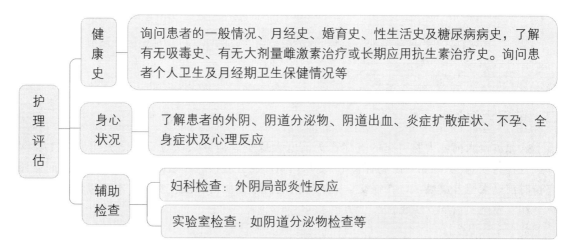

护理评估	健康史	询问患者的一般情况、月经史、婚育史、性生活史及糖尿病病史，了解有无吸毒史、有无大剂量雌激素治疗或长期应用抗生素治疗史。询问患者个人卫生及月经期卫生保健情况等
	身心状况	了解患者的外阴、阴道分泌物、阴道出血、炎症扩散症状、不孕、全身症状及心理反应
	辅助检查	妇科检查：外阴局部炎性反应
		实验室检查：如阴道分泌物检查等

3. 护理诊断

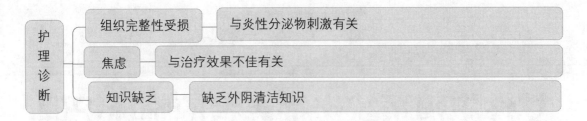

护理诊断
- 组织完整性受损 — 与炎性分泌物刺激有关
- 焦虑 — 与治疗效果不佳有关
- 知识缺乏 — 缺乏外阴清洁知识

4. 护理措施

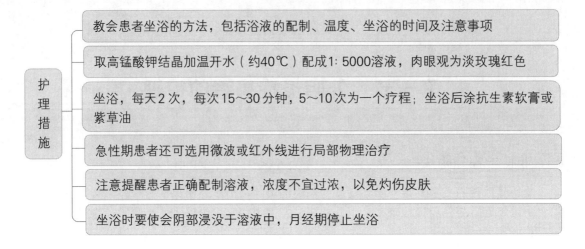

护理措施
- 教会患者坐浴的方法，包括浴液的配制、温度、坐浴的时间及注意事项
- 取高锰酸钾结晶加温开水（约40℃）配成1∶5000溶液，肉眼观为淡玫瑰红色
- 坐浴，每天2次，每次15～30分钟，5～10次为一个疗程；坐浴后涂抗生素软膏或紫草油
- 急性期患者还可选用微波或红外线进行局部物理治疗
- 注意提醒患者正确配制溶液，浓度不宜过浓，以免灼伤皮肤
- 坐浴时要使会阴部浸没于溶液中，月经期停止坐浴

5. 健康教育

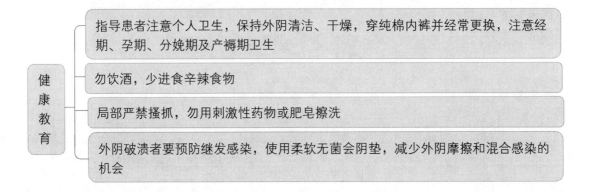

健康教育
- 指导患者注意个人卫生，保持外阴清洁、干燥，穿纯棉内裤并经常更换，注意经期、孕期、分娩期及产褥期卫生
- 勿饮酒，少进食辛辣食物
- 局部严禁搔抓，勿用刺激性药物或肥皂擦洗
- 外阴破溃者要预防继发感染，使用柔软无菌会阴垫，减少外阴摩擦和混合感染的机会

二、前庭大腺炎

病原体侵入前庭大腺引起的炎症称为前庭大腺炎。前庭大腺位于两侧大阴唇下 1/3 深部，直径为 0.5～1.0cm，出口管长 1.5～2.0cm，腺管开口处位于处女膜与小阴唇之间。性兴奋时前庭大腺分泌黏液，在性交、分娩等情况污染外阴时易发生炎症。本病以育龄妇女多见，幼女及绝经后妇女少见。

1. 临床表现

临床表现
- 炎症多发生于一侧
- 初起时局部肿胀、疼痛、灼烧感，行走不便，有时致大小便困难
- 部分患者出现发热等全身症状
- 检查见局部皮肤红肿、发热、压痛明显，患侧前庭大腺开口处有时可见白色小点
- 当脓肿形成时，疼痛加剧，脓肿呈鸡蛋大小肿块，直径达 6cm，局部可触及波动感，表面皮肤发红、变薄
- 脓肿自行破溃，若破孔大，可自行引流，炎症较快消退而痊愈；若破孔小，引流不畅，则炎症持续不消退，并可反复急性发作

2. 护理评估

参见非特异性外阴炎。

3. 护理诊断

参见非特异性外阴炎。

4. 护理措施

护理措施
- 急性期患者应卧床休息，保持局部清洁；按医嘱给予敏感抗生素及止痛剂
- 行脓肿切开术后，局部用引流条引流，引流条需每天更换。外阴用消毒液常规擦洗，伤口愈合后，可改用坐浴

5. 健康教育

参见非特异性外阴炎。

三、前庭大腺囊肿

前庭大腺囊肿是因前庭大腺腺管开口部阻塞、分泌物积聚于腺腔而形成。

1. 临床表现

临床表现
- 前庭大腺囊肿多由小逐渐增大，囊肿多为单侧，也可有双侧
- 若囊肿小且无感染，患者可无自觉症状，一般在妇科检查时被发现；若囊肿大，可有外阴坠胀感或性交不适
- 囊肿多呈椭圆形，大小不等，位于外阴部后下方，可向大阴唇外侧突起

2. 护理评估

参见非特异性外阴炎。

3. 护理诊断

参见非特异性外阴炎。

4. 护理措施

参见前庭大腺炎。

5. 健康教育

参见非特异性外阴炎。

第二节　阴道炎患者的护理

一、滴虫性阴道炎

滴虫性阴道炎是由阴道毛滴虫引起的阴道炎。滴虫滋养体生命力顽强，能在 $3\sim5℃$ 环境中生存 21 天，在 $46℃$ 环境中生存 $20\sim60min$，在半干燥环境中大约生存 10h，在 pH 值 <5.0 或 >7.5 的环境中则不生长。滴虫性阴道炎患者的阴道 pH 值通常在 $5.0\sim6.5$，多数 >6.0。月经前后阴道 pH 值发生变化，经期后接近中性，因此隐藏在腺体阴道皱襞中的滴虫于月经前后常得以繁殖，引起炎症的发作。其次，妊娠期、产后等阴道环境改变，适于滴虫生长繁殖而发生滴虫性阴道炎。滴虫不但寄生于阴道，还侵入尿道或尿道旁腺，甚至膀胱、肾盂及男性的包皮皱褶、尿道或前列腺中。

1. 临床表现

临床表现

- 典型症状是灰黄色稀薄的泡沫状阴道分泌物增多及外阴瘙痒
- 分泌物可呈脓性、黄绿色，有臭味
- 瘙痒部位主要为阴道口及外阴，间或有灼热、疼痛、性交痛等
- 若尿道口有感染，可有尿频、尿痛，有时可见血尿
- 阴道毛滴虫能吞噬精子，并能阻碍乳酸形成，影响精子在阴道内存活，可致不孕
- 妇科检查时见阴道黏膜充血，"草莓样"宫颈，后穹隆有大量白带，呈灰黄色、黄白色稀薄液体或黄绿色脓性分泌物

2. 护理评估

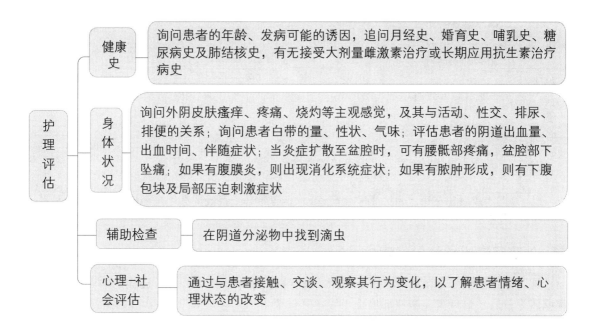

护理评估
- 健康史: 询问患者的年龄、发病可能的诱因，追问月经史、婚育史、哺乳史、糖尿病史及肺结核史，有无接受大剂量雌激素治疗或长期应用抗生素治疗病史
- 身体状况: 询问外阴皮肤瘙痒、疼痛、烧灼等主观感觉，及其与活动、性交、排尿、排便的关系；询问患者白带的量、性状、气味；评估患者的阴道出血量、出血时间、伴随症状；当炎症扩散至盆腔时，可有腰骶部疼痛，盆腔部下坠痛；如果有腹膜炎，则出现消化系统症状；如果有脓肿形成，则有下腹包块及局部压迫刺激症状
- 辅助检查: 在阴道分泌物中找到滴虫
- 心理–社会评估: 通过与患者接触、交谈、观察其行为变化，以了解患者情绪、心理状态的改变

3. 护理诊断

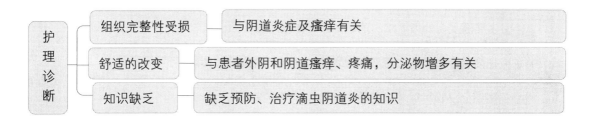

护理诊断
- 组织完整性受损: 与阴道炎症及瘙痒有关
- 舒适的改变: 与患者外阴和阴道瘙痒、疼痛，分泌物增多有关
- 知识缺乏: 缺乏预防、治疗滴虫阴道炎的知识

4. 护理措施

护理措施
- 指导患者配合检查: 取阴道分泌物前 24～48h 避免性交、阴道灌洗及局部用药；标本注意保暖，及时送检
- 指导患者正确用药: 指导患者阴道用药方法；用药期间禁酒；月经期暂停坐浴、阴道冲洗和阴道用药；妊娠20周前及哺乳期禁用；观察用药反应，口服甲硝唑可有食欲减退、恶心、呕吐、头痛、白细胞计数减少等不良反应，一旦出现即停药

5. 健康教育

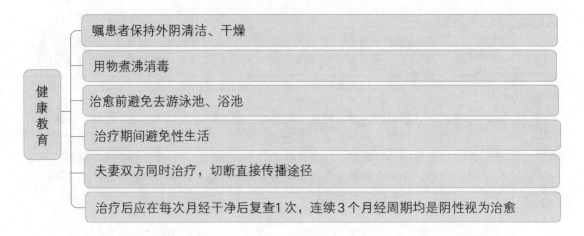

健康教育
- 嘱患者保持外阴清洁、干燥
- 用物煮沸消毒
- 治愈前避免去游泳池、浴池
- 治疗期间避免性生活
- 夫妻双方同时治疗，切断直接传播途径
- 治疗后应在每次月经干净后复查1次，连续3个月经周期均是阴性视为治愈

二、外阴阴道假丝酵母菌病

外阴阴道假丝酵母菌病（VVC）是由假丝酵母菌引起的外阴阴道炎症。80%～90%的病原体为白假丝酵母菌。酸性环境适于假丝酵母菌生长，假丝酵母菌感染患者阴道 pH 值多在 4.0～4.7，通常<4.5。假丝酵母菌对热的抵抗力不强，加热到 60℃后 1h 即可死亡，但对于干燥、日光、紫外线及化学制剂等抵抗力较强。

1. 临床表现

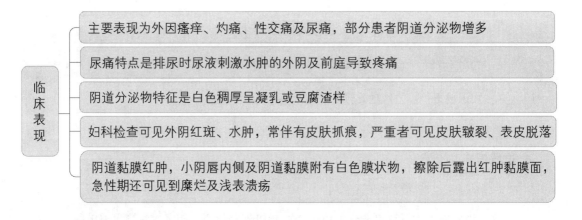

临床表现
- 主要表现为外因瘙痒、灼痛、性交痛及尿痛，部分患者阴道分泌物增多
- 尿痛特点是排尿时尿液刺激水肿的外阴及前庭导致疼痛
- 阴道分泌物特征是白色稠厚呈凝乳或豆腐渣样
- 妇科检查可见外阴红斑、水肿，常伴有皮肤抓痕，严重者可见皮肤皲裂、表皮脱落
- 阴道黏膜红肿，小阴唇内侧及阴道黏膜附有白色膜状物，擦除后露出红肿黏膜面，急性期还可见到糜烂及浅表溃疡

2. 护理诊断

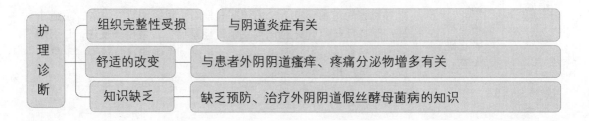

护理诊断
- 组织完整性受损 —— 与阴道炎症有关
- 舒适的改变 —— 与患者外阴阴道瘙痒、疼痛分泌物增多有关
- 知识缺乏 —— 缺乏预防、治疗外阴阴道假丝酵母菌病的知识

3. 护理措施

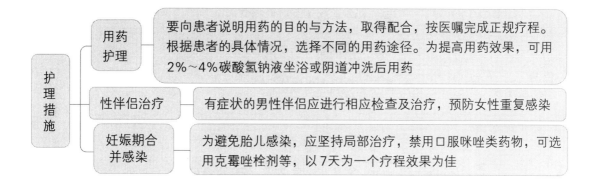

护理措施
- 用药护理：要向患者说明用药的目的与方法，取得配合，按医嘱完成正规疗程。根据患者的具体情况，选择不同的用药途径。为提高用药效果，可用2%～4%碳酸氢钠液坐浴或阴道冲洗后用药
- 性伴侣治疗：有症状的男性伴侣应进行相应检查及治疗，预防女性重复感染
- 妊娠期合并感染：为避免胎儿感染，应坚持局部治疗，禁用口服咪唑类药物，可选用克霉唑栓剂等，以7天为一个疗程效果为佳

4. 健康教育

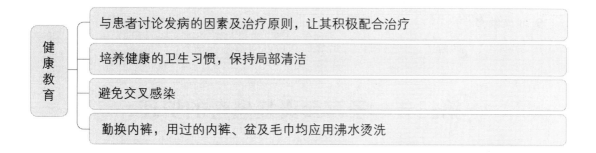

健康教育
- 与患者讨论发病的因素及治疗原则，让其积极配合治疗
- 培养健康的卫生习惯，保持局部清洁
- 避免交叉感染
- 勤换内裤，用过的内裤、盆及毛巾均应用沸水烫洗

三、萎缩性阴道炎

萎缩性阴道炎常见于自然绝经、卵巢去势后、产后闭经或药物假绝经治疗的妇女。因为卵巢功能衰退，雌激素水平降低，阴道壁萎缩，黏膜变薄，上皮细胞内糖原含量减少，阴道内 pH 值升高，多为 5.0～7.0，嗜酸性乳杆菌不再是优势菌，局部抵抗力降低，其他致病菌过度繁殖或容易侵入引起炎症。

1. 临床表现

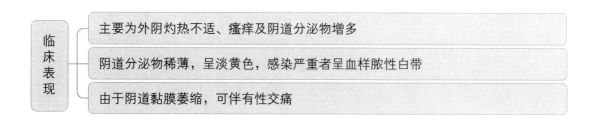

临床表现
- 主要为外阴灼热不适、瘙痒及阴道分泌物增多
- 阴道分泌物稀薄，呈淡黄色，感染严重者呈血样脓性白带
- 由于阴道黏膜萎缩，可伴有性交痛

2. 护理评估

参见非特异性外阴炎。

3. 护理诊断

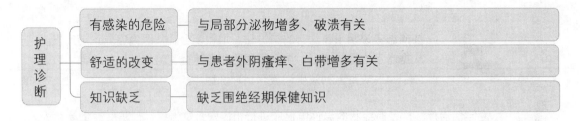

护理诊断	有感染的危险	与局部分泌物增多、破溃有关
	舒适的改变	与患者外阴瘙痒、白带增多有关
	知识缺乏	缺乏围绝经期保健知识

4. 护理措施

| 护理措施 | 向患者讲解用药目的、方法与注意事项，嘱其主动配合治疗过程 |
| | 用药前可用1%乳酸或0.5%醋酸冲洗阴道，每天1次，以增加阴道酸度，抑制细菌生长繁殖 |

5. 健康教育

注意保持会阴部清洁，勤换内裤，出现症状应及时诊断并治疗。

第三节 子宫颈炎症患者的护理

子宫颈炎症是妇科常见的下生殖道炎症之一，包括宫颈阴道部炎和宫颈管黏膜炎。临床上多见的是宫颈管黏膜炎。如果宫颈管黏膜炎得不到及时彻底治疗，可引起上生殖道炎症。临床分急性和慢性两种，急性子宫颈炎常与急性子宫内膜炎或急性阴道炎一同发生，临床上以慢性宫颈炎为常见。

一、临床表现

大部分患者无症状，有症状者主要表现为阴道分泌物增多。分泌物的性状根据病原体的种类、炎症的程度而不同，可呈乳白色黏液状，或淡黄色脓性，或血性分泌物。妇科检查时可见宫颈充血、水肿，有黏液脓性分泌物。宫颈管黏膜质脆，易诱发出血。

| 临床表现 | 急性宫颈炎 | 患者有大量脓性分泌物、腰酸、下腹坠痛、尿频、尿急、体温升高，检查见宫颈充血、肿大，有脓性分泌物从宫口流出 |
| | 慢性宫颈炎 | 患者有分泌物增多、腰骶部疼痛、性交后出血、盆腔部下坠痛、不孕及尿路刺激症状。妇科检查可见宫颈糜烂、肥大，有时质较硬或可见息肉、裂伤、外翻及宫颈腺囊肿 |

二、护理评估

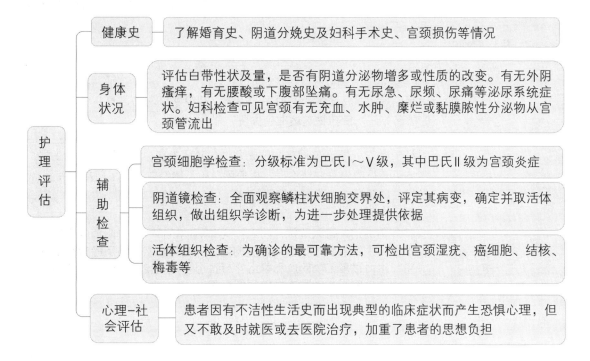

护理评估
- 健康史 —— 了解婚育史、阴道分娩史及妇科手术史、宫颈损伤等情况
- 身体状况 —— 评估白带性状及量,是否有阴道分泌物增多或性质的改变。有无外阴瘙痒,有无腰酸或下腹部坠痛。有无尿急、尿频、尿痛等泌尿系统症状。妇科检查可见宫颈有无充血、水肿、糜烂或黏膜脓性分泌物从宫颈管流出
- 辅助检查
  - 宫颈细胞学检查:分级标准为巴氏Ⅰ~Ⅴ级,其中巴氏Ⅱ级为宫颈炎症
  - 阴道镜检查:全面观察鳞柱状细胞交界处,评定其病变,确定并取活体组织,做出组织学诊断,为进一步处理提供依据
  - 活体组织检查:为确诊的最可靠方法,可检出宫颈湿疣、癌细胞、结核、梅毒等
- 心理-社会评估 —— 患者因有不洁性生活史而出现典型的临床症状而产生恐惧心理,但又不敢及时就医或去医院治疗,加重了患者的思想负担

三、护理诊断

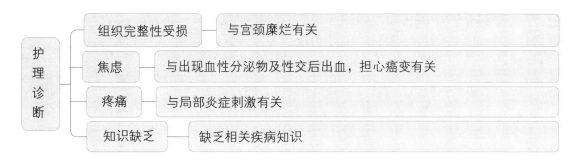

护理诊断
- 组织完整性受损 —— 与宫颈糜烂有关
- 焦虑 —— 与出现血性分泌物及性交后出血,担心癌变有关
- 疼痛 —— 与局部炎症刺激有关
- 知识缺乏 —— 缺乏相关疾病知识

四、护理措施

1.急性宫颈炎的护理措施

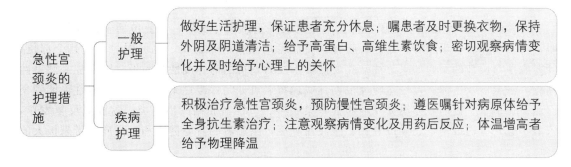

急性宫颈炎的护理措施
- 一般护理 —— 做好生活护理,保证患者充分休息;嘱患者及时更换衣物,保持外阴及阴道清洁;给予高蛋白、高维生素饮食;密切观察病情变化并及时给予心理上的关怀
- 疾病护理 —— 积极治疗急性宫颈炎,预防慢性宫颈炎;遵医嘱针对病原体给予全身抗生素治疗;注意观察病情变化及用药后反应;体温增高者给予物理降温

2.慢性宫颈炎的护理措施

（1）一般护理　注意个人卫生，保持局部清洁、干燥；指导育龄妇女采取合适的避孕措施，减少人工流产的发生。

（2）疾病护理

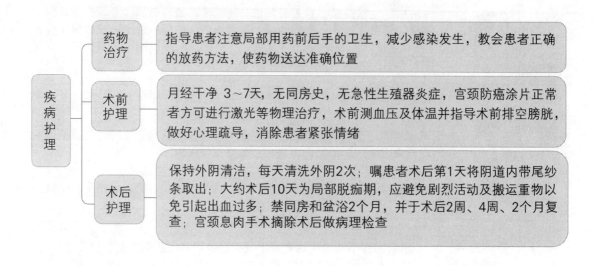

五、健康教育

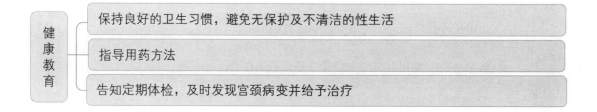

第四节　盆腔炎性疾病患者的护理

　　盆腔炎（PID）是指发生于女性上生殖道的一组感染性疾病，主要包括子宫内膜炎、输卵管炎、输卵管卵巢脓肿、盆腔腹膜炎。炎症可局限在一个部位，也可同时累及几个部位，分为急性与慢性两类。如果急性盆腔炎治疗不及时，可引起弥漫性腹膜炎、败血症、感染性休克，甚至危及生命。慢性盆腔炎根据其病理特点可分为：慢性子宫内膜炎、慢性输卵管炎与输卵管积水、输卵管卵巢炎及输卵管卵巢囊肿、慢性盆腔结缔组织炎。盆腔炎反复发作，久治不愈，可造成不孕、异位妊娠、慢性盆腔痛，给患者的身心健康和生活质量带来极大的影响。

一、临床表现

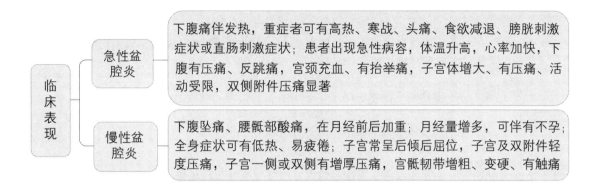

临床表现
- 急性盆腔炎：下腹痛伴发热，重症者可有高热、寒战、头痛、食欲减退、膀胱刺激症状或直肠刺激症状；患者出现急性病容，体温升高，心率加快，下腹有压痛、反跳痛，宫颈充血、有抬举痛，子宫体增大、有压痛、活动受限，双侧附件压痛显著
- 慢性盆腔炎：下腹坠痛、腰骶部酸痛，在月经前后加重；月经量增多，可伴有不孕；全身症状可有低热、易疲倦；子宫常呈后倾后屈位，子宫及双附件轻度压痛，子宫一侧或双侧有增厚压痛，宫骶韧带增粗、变硬、有触痛

二、护理评估

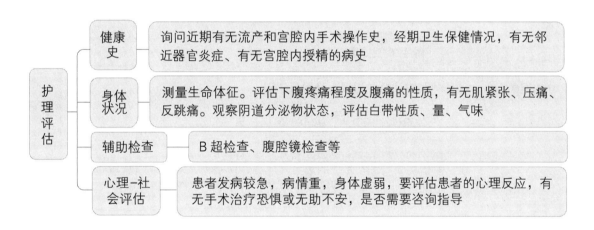

护理评估
- 健康史：询问近期有无流产和宫腔内手术操作史，经期卫生保健情况，有无邻近器官炎症、有无宫腔内授精的病史
- 身体状况：测量生命体征。评估下腹疼痛程度及腹痛的性质，有无肌紧张、压痛、反跳痛。观察阴道分泌物状态，评估白带性质、量、气味
- 辅助检查：B超检查、腹腔镜检查等
- 心理-社会评估：患者发病较急，病情重，身体虚弱，要评估患者的心理反应，有无手术治疗恐惧或无助不安，是否需要咨询指导

三、护理诊断

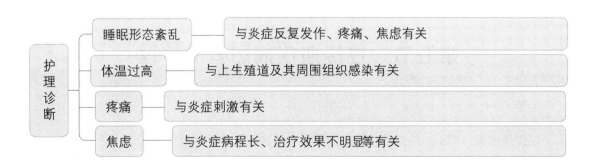

护理诊断
- 睡眠形态紊乱：与炎症反复发作、疼痛、焦虑有关
- 体温过高：与上生殖道及其周围组织感染有关
- 疼痛：与炎症刺激有关
- 焦虑：与炎症病程长、治疗效果不明显等有关

四、护理措施

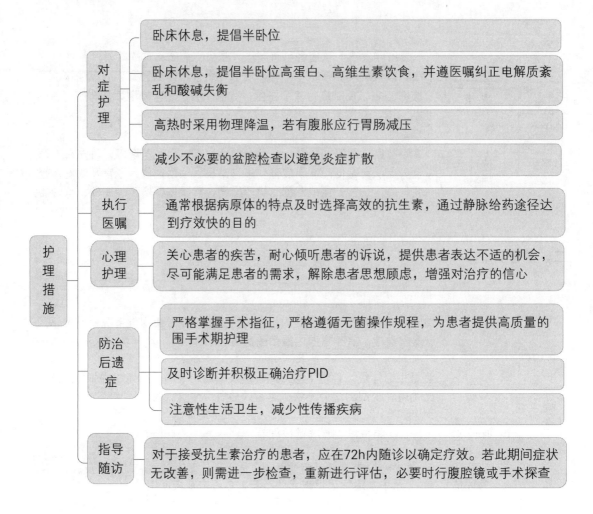

护理措施
- 对症护理
  - 卧床休息，提倡半卧位
  - 卧床休息，提倡半卧位高蛋白、高维生素饮食，并遵医嘱纠正电解质紊乱和酸碱失衡
  - 高热时采用物理降温，若有腹胀应行胃肠减压
  - 减少不必要的盆腔检查以避免炎症扩散
- 执行医嘱
  - 通常根据病原体的特点及时选择高效的抗生素，通过静脉给药途径达到疗效快的目的
- 心理护理
  - 关心患者的疾苦，耐心倾听患者的诉说，提供患者表达不适的机会，尽可能满足患者的需求，解除患者思想顾虑，增强对治疗的信心
- 防治后遗症
  - 严格掌握手术指征，严格遵循无菌操作规程，为患者提供高质量的围手术期护理
  - 及时诊断并积极正确治疗PID
  - 注意性生活卫生，减少性传播疾病
- 指导随访
  - 对于接受抗生素治疗的患者，应在72h内随诊以确定疗效。若此期间症状无改善，则需进一步检查，重新进行评估，必要时行腹腔镜或手术探查

五、健康教育

做好经期、孕期及产褥期的卫生宣教；指导患者性生活卫生，减少性传播疾病，经期禁止性交。

第五节　性传播疾病患者的护理

性传播疾病（STD）是指以性行为为主要传播途径及可经性行为传播的一组传染病。

一、淋病

淋病由淋病奈瑟菌（简称淋菌）引起的以泌尿生殖系统化脓性感染为主要表现的性传播

疾病。近年其发病率居于我国性传播性疾病首位。淋菌为革兰阴性双球菌，离开人体不易生存，一般消毒剂易将其杀灭。淋菌以侵袭生殖、泌尿系统黏膜的柱状上皮和移行上皮为特点，淋菌外膜有菌毛，黏附在宫颈管柱状上皮而被上皮细胞吞饮。

1. 临床表现

潜伏期 1～10 天，平均 3～5 天。50%～70% 的患者感染淋病奈瑟菌后无症状，易被忽视或导致他人感染。感染初期病变局限于下生殖道、泌尿道，随病情发展可累及上生殖道。按照病理过程分为急性和慢性两种。

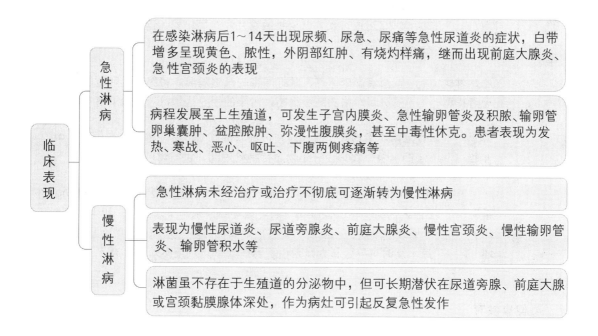

临床表现
- 急性淋病
  - 在感染淋病后1～14天出现尿频、尿急、尿痛等急性尿道炎的症状，白带增多呈现黄色、脓性，外阴部红肿、有烧灼样痛，继而出现前庭大腺炎、急性宫颈炎的表现
  - 病程发展至上生殖道，可发生子宫内膜炎、急性输卵管炎及积脓、输卵管卵巢囊肿、盆腔脓肿、弥漫性腹膜炎，甚至中毒性休克。患者表现为发热、寒战、恶心、呕吐、下腹两侧疼痛等
- 慢性淋病
  - 急性淋病未经治疗或治疗不彻底可逐渐转为慢性淋病
  - 表现为慢性尿道炎、尿道旁腺炎、前庭大腺炎、慢性宫颈炎、慢性输卵管炎、输卵管积水等
  - 淋菌虽不存在于生殖道的分泌物中，但可长期潜伏在尿道旁腺、前庭大腺或宫颈黏膜腺体深处，作为病灶可引起反复急性发作

2. 护理诊断

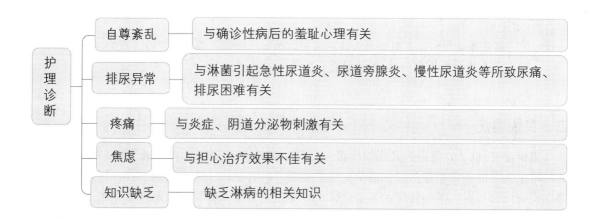

护理诊断
- 自尊紊乱 —— 与确诊性病后的羞耻心理有关
- 排尿异常 —— 与淋菌引起急性尿道炎、尿道旁腺炎、慢性尿道炎等所致尿痛、排尿困难有关
- 疼痛 —— 与炎症、阴道分泌物刺激有关
- 焦虑 —— 与担心治疗效果不佳有关
- 知识缺乏 —— 缺乏淋病的相关知识

3. 护理措施

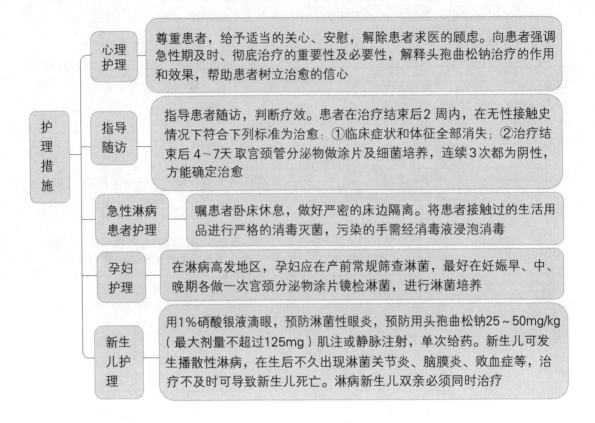

护理措施

心理护理：尊重患者，给予适当的关心、安慰，解除患者求医的顾虑。向患者强调急性期及时、彻底治疗的重要性及必要性，解释头孢曲松钠治疗的作用和效果，帮助患者树立治愈的信心

指导随访：指导患者随访，判断疗效。患者在治疗结束后2周内，在无性接触史情况下符合下列标准为治愈：①临床症状和体征全部消失；②治疗结束后4~7天取宫颈管分泌物做涂片及细菌培养，连续3次都为阴性，方能确定治愈

急性淋病患者护理：嘱患者卧床休息，做好严密的床边隔离。将患者接触过的生活用品进行严格的消毒灭菌，污染的手需经消毒液浸泡消毒

孕妇护理：在淋病高发地区，孕妇应在产前常规筛查淋菌，最好在妊娠早、中、晚期各做一次宫颈分泌物涂片镜检淋菌，进行淋菌培养

新生儿护理：用1%硝酸银液滴眼，预防淋菌性眼炎，预防用头孢曲松钠25~50mg/kg（最大剂量不超过125mg）肌注或静脉注射，单次给药。新生儿可发生播散性淋病，在生后不久出现淋菌关节炎、脑膜炎、败血症等，治疗不及时可导致新生儿死亡。淋病新生儿双亲必须同时治疗

4. 健康教育

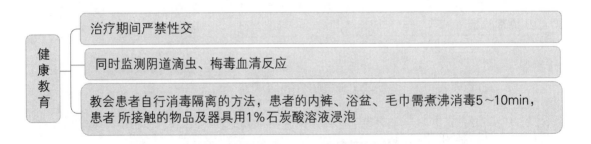

健康教育

治疗期间严禁性交

同时监测阴道滴虫、梅毒血清反应

教会患者自行消毒隔离的方法，患者的内裤、浴盆、毛巾需煮沸消毒5~10min，患者所接触的物品及器具用1%石炭酸溶液浸泡

二、尖锐湿疣

尖锐湿疣（CA）是由人乳头瘤病毒（HPV）感染生殖器官及附近表皮引起的鳞状上皮疣状增生病变的性传播性疾病。近年发病率显著升高，仅次于淋病居第二位，常和多种性传播性疾病同时存在。早年性交、多个性伴侣、免疫力低下、吸烟以及高性激素水平等是发病高危因素。温暖、潮湿的外阴皮肤易于HPV的生长。患糖尿病及影响细胞免疫功能的全身疾病者，尖锐湿疣生长快速，且不易控制。妊娠期机体免疫功能受抑制，性激素水平高，阴道分泌物增多，外阴湿热，容易患尖锐湿疣。

1. 临床表现

临床表现
- 潜伏期3周~8个月，平均3个月，患者以20~29岁年轻妇女居多
- 临床症状常不明显，部分患者有外阴瘙痒、烧灼痛或性交后疼痛不适
- 典型体征是初起为微小散在或呈簇状增生的粉色或白色小乳头状疣，柔软，其上有细小的指样突起，或为小而尖的丘疹，质地稍硬
- 病灶逐渐增大、增多，互相融合成鸡冠状、桑葚状或菜花状，顶端可有角化或感染溃烂
- 病变多发生在外阴性交时易受损的部位，如阴唇后联合、小阴唇内侧、阴道前庭、尿道口等部位

2. 护理诊断

护理诊断
- 自尊紊乱 —— 与确诊性病后的羞耻心理有关
- 焦虑 —— 与担心治疗效果不佳有关
- 知识缺乏 —— 缺乏尖锐湿疣的相关知识

3. 护理措施

护理措施
- 尊重患者现状 —— 以耐心、热情、诚恳的态度对待患者，了解并解除其思想顾虑、负担，使患者做到患病后及早到医院接受正规诊断和治疗
- 患病孕妇护理 —— 妊娠期做好外阴护理，足月或近足月孕妇病灶大，影响阴道分娩者应选择剖宫产术，并为其提供相应的手术护理
- 随访指导 —— 尖锐湿疣患者的治愈标准是疣体消失，治愈率高，但有复发可能，患者需要遵循医嘱随访接受指导。对反复发作的顽固病例及时取活检排除恶变
- 新生儿护理 —— 新生儿出生后需彻底洗澡，如无窒息，则不用吸管清理呼吸道，以免损伤喉黏膜，导致日后婴幼儿喉乳头瘤的发生

4. 健康教育

健康教育
- 保持外阴清洁卫生，避免混乱的性关系，贯彻预防为主的重要性
- 被污染的衣裤、生活用品要及时消毒
- 世界卫生组织(WHO)推荐性伴侣应进行尖锐湿疣的检查并告知患者尖锐湿疣具有传染性，推荐使用避孕套阻断传播途径，强调配偶或性伴侣同时治疗

三、梅毒

梅毒是由苍白密螺旋体引起的慢性全身性的性传播疾病。苍白密螺旋体在体外干燥条件下不易生存，一般消毒剂及肥皂水都可杀灭。但其耐寒力强，4℃存活3天，−78℃保存数年，仍具有传染性。

1. 临床表现

梅毒的潜伏期2～4周。不同期别的梅毒患者临床表现不同。

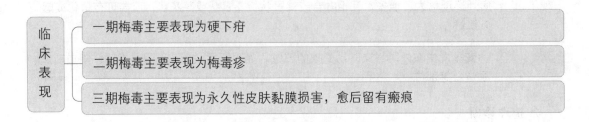

临床表现

- 一期梅毒主要表现为硬下疳
- 二期梅毒主要表现为梅毒疹
- 三期梅毒主要表现为永久性皮肤黏膜损害，愈后留有瘢痕

早期主要表现为皮肤黏膜损害，晚期能侵犯心血管、神经系统等重要脏器，产生各种严重症状和体征，造成劳动力丧失甚至死亡。

2. 护理诊断

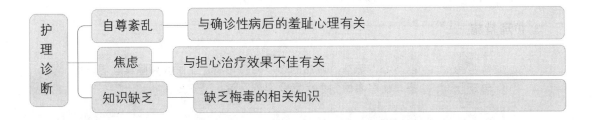

护理诊断

- 自尊紊乱 —— 与确诊性病后的羞耻心理有关
- 焦虑 —— 与担心治疗效果不佳有关
- 知识缺乏 —— 缺乏梅毒的相关知识

3. 护理措施

（1）孕妇护理　正确对待患者，尊重患者，帮助其建立治愈的信心和生活的勇气。

（2）随访指导

随访指导

- 经充分治疗后，应随访2～3年
- 第1年每3个月复查1次，以后每半年复查1次，包括临床及非密螺旋体抗原血清试验
- 若在治疗后6个月内血清滴度未下降80%，应视为治疗失败或再感染，除需重新加倍治疗剂量外，还应行脑脊液检查，观察有无神经梅毒
- 多数一期梅毒在1年内、二期梅毒在2年内血清学试验转阴
- 少数晚期梅毒血清非密螺旋体抗体滴度低水平持续3年以上，可判为血清固定

（3）孕妇护理

孕妇护理

- 建议所有孕妇在初次产科检查时做梅毒血清学筛查，必要时在妊娠末期或分娩期重复检查，以明确诊断及时治疗
- 对用药的孕妇提供相应护理，使患有梅毒的孕妇了解治疗方案，用药目的、原则及注意事项，取得配合
- 首选青霉素治疗，青霉素过敏者，可选用红霉素、多西环素或四环素，但疗效较青霉素差
- 妊娠晚期患者采用红霉素治疗梅毒同样有效，但不能防治先天梅毒，可改用头孢类抗生素，如头孢类过敏，最好采用青霉素脱敏法处理
- 所有已确诊为先天梅毒的新生儿均需要按医嘱接受治疗，若青霉素过敏，可改用红霉素
- 在治疗过程中，要求患者主动配合，并严格按医嘱及时、足量、规范完成治疗方案

4. 健康教育

健康教育

- 治疗期间禁止性生活，性伴侣应同时进行检查及治疗，治疗后接受随访
- 治愈标准为临床治愈及血清学治愈
- 各种损害消退及症状消失为临床治愈
- 抗梅毒治疗2年内，梅毒血清学试验由阳性转为阴性，脑脊液检查阴性，为血清学治愈
- 治疗后至少2年内不妊娠

第三章

月经失调患者的临床护理

第一节　功能失调性子宫出血患者的护理

功能失调性子宫出血（简称功血；DUB），是指调节生殖的神经内分泌机制失常所引起的异常子宫出血，而全身及内、外生殖器官无明显器质性病变存在。功血是妇科常见病之一，可发生在任何年龄，约20％发生于青春期，30％发生于育龄期，50％发生于绝经前期。根据卵巢功能状态不同，分为排卵性功血和无排卵性功血两种。

一、临床表现

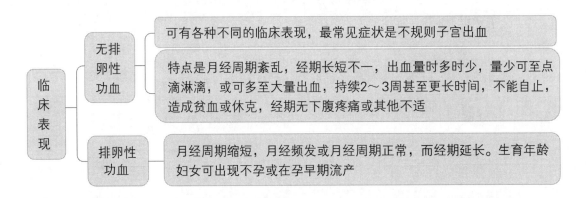

临床表现
- 无排卵性功血
  - 可有各种不同的临床表现，最常见症状是不规则子宫出血
  - 特点是月经周期紊乱，经期长短不一，出血量时多时少，量少可至点滴淋漓，或可多至大量出血，持续2～3周甚至更长时间，不能自止，造成贫血或休克，经期无下腹疼痛或其他不适
- 排卵性功血
  - 月经周期缩短，月经频发或月经周期正常，而经期延长。生育年龄妇女可出现不孕或在孕早期流产

二、护理评估

1. 病史

了解患者年龄、月经史、婚育史、避孕措施、既往健康史、有无慢性病史、精神创伤史、营养状况、有无过度劳累及环境改变等因素。回顾发病经过，如发病时间、目前出血情况、出血前有无停经史及诊治经历、效果、反应，有无贫血和感染的危险。

　图解实用妇产科临床护理

2. 身体状况

有月经失调的表现，经期的长短、经量的多少、经血的性质等发生改变。可有经前情绪紧张、乳房胀痛、下腹部胀痛以及白带增多等。

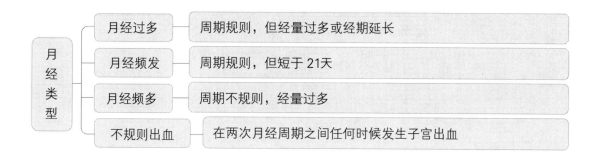

月经类型	月经过多	周期规则，但经量过多或经期延长
	月经频发	周期规则，但短于21天
	月经频多	周期不规则，经量过多
	不规则出血	在两次月经周期之间任何时候发生子宫出血

3. 辅助检查

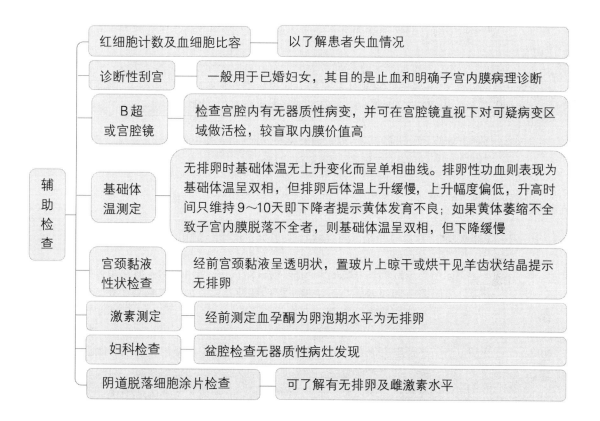

辅助检查	红细胞计数及血细胞比容	以了解患者失血情况
	诊断性刮宫	一般用于已婚妇女，其目的是止血和明确子宫内膜病理诊断
	B超或宫腔镜	检查宫腔内有无器质性病变，并可在宫腔镜直视下对可疑病变区域做活检，较盲取内膜价值高
	基础体温测定	无排卵时基础体温无上升变化而呈单相曲线。排卵性功血则表现为基础体温呈双相，但排卵后体温上升缓慢，上升幅度偏低，升高时间只维持9～10天即下降者提示黄体发育不良；如果黄体萎缩不全致子宫内膜脱落不全者，则基础体温呈双相，但下降缓慢
	宫颈黏液性状检查	经前宫颈黏液呈透明状，置玻片上晾干或烘干见羊齿状结晶提示无排卵
	激素测定	经前测定血孕酮为卵泡期水平为无排卵
	妇科检查	盆腔检查无器质性病灶发现
	阴道脱落细胞涂片检查	可了解有无排卵及雌激素水平

4. 心理-社会评估

观察和询问患者的心理顾虑，了解患者对疾病的恐惧感，评估焦虑程度。

三、护理诊断

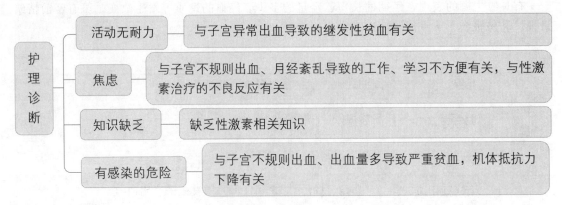

护理诊断
- 活动无耐力 —— 与子宫异常出血导致的继发性贫血有关
- 焦虑 —— 与子宫不规则出血、月经紊乱导致的工作、学习不方便有关，与性激素治疗的不良反应有关
- 知识缺乏 —— 缺乏性激素相关知识
- 有感染的危险 —— 与子宫不规则出血、出血量多导致严重贫血，机体抵抗力下降有关

四、护理措施

1. 一般护理

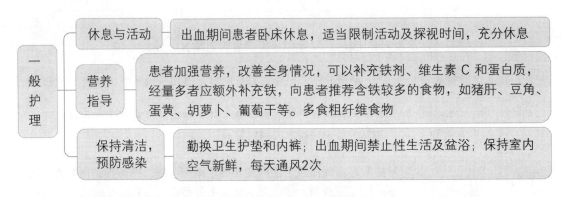

一般护理
- 休息与活动 —— 出血期间患者卧床休息，适当限制活动及探视时间，充分休息
- 营养指导 —— 患者加强营养，改善全身情况，可以补充铁剂、维生素 C 和蛋白质，经量多者应额外补充铁，向患者推荐含铁较多的食物，如猪肝、豆角、蛋黄、胡萝卜、葡萄干等。多食粗纤维食物
- 保持清洁，预防感染 —— 勤换卫生护垫和内裤；出血期间禁止性生活及盆浴；保持室内空气新鲜，每天通风2次

2. 疾病护理

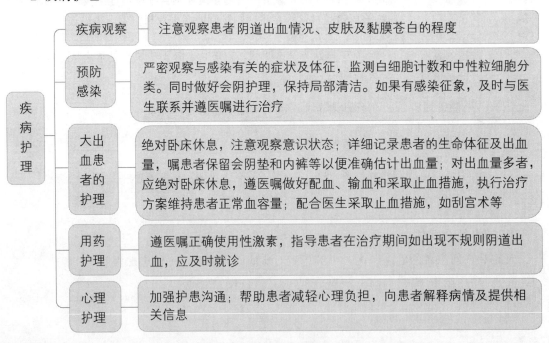

疾病护理
- 疾病观察 —— 注意观察患者阴道出血情况、皮肤及黏膜苍白的程度
- 预防感染 —— 严密观察与感染有关的症状及体征，监测白细胞计数和中性粒细胞分类。同时做好会阴护理，保持局部清洁。如果有感染征象，及时与医生联系并遵医嘱进行治疗
- 大出血患者的护理 —— 绝对卧床休息，注意观察意识状态；详细记录患者的生命体征及出血量，嘱患者保留会阴垫和内裤等以便准确估计出血量；对出血量多者，应绝对卧床休息，遵医嘱做好配血、输血和采取止血措施，执行治疗方案维持患者正常血容量；配合医生采取止血措施，如刮宫术等
- 用药护理 —— 遵医嘱正确使用性激素，指导患者在治疗期间如出现不规则阴道出血，应及时就诊
- 心理护理 —— 加强护患沟通；帮助患者减轻心理负担，向患者解释病情及提供相关信息

五、健康教育

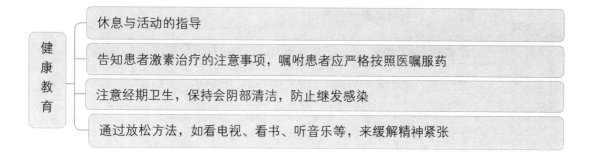

健康教育
- 休息与活动的指导
- 告知患者激素治疗的注意事项，嘱咐患者应严格按照医嘱服药
- 注意经期卫生，保持会阴部清洁，防止继发感染
- 通过放松方法，如看电视、看书、听音乐等，来缓解精神紧张

第二节　闭经患者的护理

　　闭经是妇科常见症状，表现为无月经或月经停止，根据既往有无月经来潮分为原发性闭经与继发性闭经两类。原发性闭经是指年龄＞15 岁、第二性征已发育、月经尚未来潮，或年龄＞13 岁、尚无女性第二性征发育。继发性闭经是指既往曾建立正常月经周期，后因某种病理性原因致月经停止 6 个月以上者，或按照自身原来月经周期计算停经 3 个周期以上者。青春期前、妊娠期、哺乳期及绝经后的月经不来潮均属于生理现象，本节不做介绍。

一、护理评估

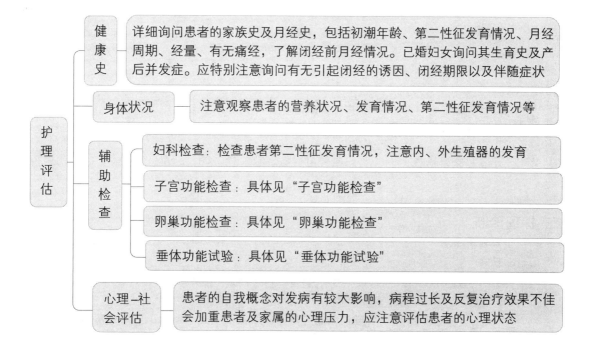

护理评估
- 健康史：详细询问患者的家族史及月经史，包括初潮年龄、第二性征发育情况、月经周期、经量、有无痛经，了解闭经前月经情况。已婚妇女询问其生育史及产后并发症。应特别注意询问有无引起闭经的诱因、闭经期限以及伴随症状
- 身体状况：注意观察患者的营养状况、发育情况、第二性征发育情况等
- 辅助检查：
  - 妇科检查：检查患者第二性征发育情况，注意内、外生殖器的发育
  - 子宫功能检查：具体见"子宫功能检查"
  - 卵巢功能检查：具体见"卵巢功能检查"
  - 垂体功能试验：具体见"垂体功能试验"
- 心理-社会评估：患者的自我概念对发病有较大影响，病程过长及反复治疗效果不佳会加重患者及家属的心理压力，应注意评估患者的心理状态

子宫功能检查
├─ 诊断性刮宫 ── 用以了解宫腔深度和宽度、宫颈管或宫腔有无粘连。还可刮取子宫内膜做病理学检查
├─ 子宫输卵管碘油造影 ── 了解宫腔形态、大小及输卵管情况
├─ 子宫颈检查 ── 在子宫镜直视下观察子宫腔及内膜有无宫腔粘连或可疑结核病变
└─ 药物撤退试验 ── 常用孕激素试验和雌、孕激素序贯试验。孕激素试验用以评估内源性雌激素水平，如孕激素试验无撤药性出血，需进一步做雌、孕激素序贯试验。雌激素试验以雌激素刺激子宫内膜增生，停药后出现撤退性出血，可以了解子宫和生殖道情况

卵巢功能
├─ 基础体温测定 ── 有排卵者的基础体温在正常月经周期中显示双相型，提示卵巢有排卵或黄体生成
├─ 阴道脱落细胞检查 ── 根据涂片中细胞及有无周期性变化判断闭经原因
├─ 宫颈黏液结晶检查 ── 羊齿状结晶越明显、越粗，提示雌激素作用越明显。若见成排的椭圆体，提示在此基础上已受到孕激素的影响
├─ 血类固醇激素测定 ── 做雌二醇、黄体酮及睾酮的放射免疫测定
├─ B超检查 ── 从月经周期第10天开始检测卵泡发育及排卵情况
└─ 卵巢兴奋试验 ── 又称尿促性素（HMG）刺激试验，可了解卵巢是否产生雌激素

垂体功能试验
├─ 垂体兴奋试验 ── 又称 GnRH 刺激试验，以了解垂体功能减退是否起因于垂体或下丘脑
└─ 影像学检查 ── 怀疑垂体肿瘤者应做 X 线、CT 或 MRI 检查

二、护理诊断

护理诊断
├─ 焦虑 ── 与担心疾病影响健康、性生活及生育有关
└─ 自尊心紊乱 ── 与长期闭经及治疗效果不明显，不能正常月经来潮有关

三、护理措施

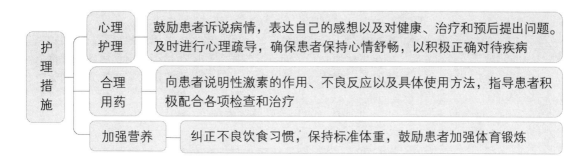

护理措施	心理护理	鼓励患者诉说病情，表达自己的感想以及对健康、治疗和预后提出问题。及时进行心理疏导，确保患者保持心情舒畅，以积极正确对待疾病
	合理用药	向患者说明性激素的作用、不良反应以及具体使用方法，指导患者积极配合各项检查和治疗
	加强营养	纠正不良饮食习惯，保持标准体重，鼓励患者加强体育锻炼

四、健康教育

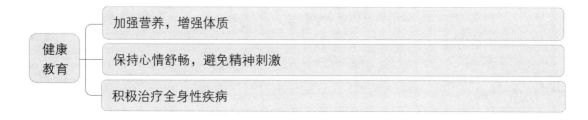

健康教育	加强营养，增强体质
	保持心情舒畅，避免精神刺激
	积极治疗全身性疾病

第三节　痛经患者的护理

痛经为伴随月经的疼痛，可在月经前后或行经期出现腹痛、腰酸、下腹坠痛、乏力、头晕、恶心等不适，影响生活和工作。痛经分为原发性痛经与继发性痛经两类，原发性痛经无盆腔器质性病变，占痛经发病率的 90％ 以上；继发性痛经往往是器质性盆腔疾病的后果，本节仅介绍原发性痛经。

一、临床表现

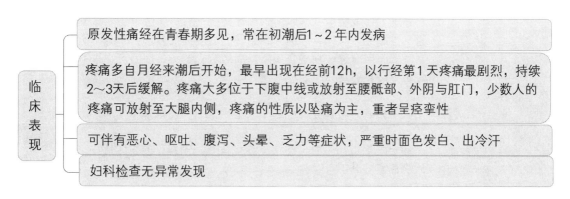

临床表现	原发性痛经在青春期多见，常在初潮后1～2年内发病
	疼痛多自月经来潮后开始，最早出现在经前12h，以行经第1天疼痛最剧烈，持续2～3天后缓解。疼痛大多位于下腹中线或放射至腰骶部、外阴与肛门，少数人的疼痛可放射至大腿内侧，疼痛的性质以坠痛为主，重者呈痉挛性
	可伴有恶心、呕吐、腹泻、头晕、乏力等症状，严重时面色发白、出冷汗
	妇科检查无异常发现

二、护理评估

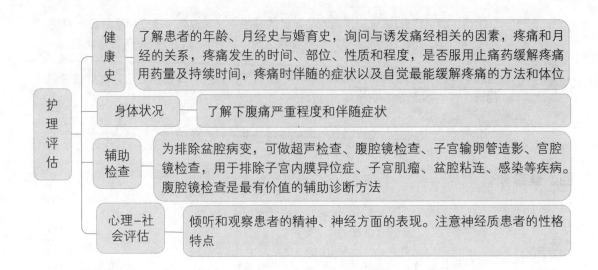

护理评估
- 健康史 —— 了解患者的年龄、月经史与婚育史，询问与诱发痛经相关的因素，疼痛和月经的关系，疼痛发生的时间、部位、性质和程度，是否服用止痛药缓解疼痛用药量及持续时间，疼痛时伴随的症状以及自觉最能缓解疼痛的方法和体位
- 身体状况 —— 了解下腹痛严重程度和伴随症状
- 辅助检查 —— 为排除盆腔病变，可做超声检查、腹腔镜检查、子宫输卵管造影、宫腔镜检查，用于排除子宫内膜异位症、子宫肌瘤、盆腔粘连、感染等疾病。腹腔镜检查是最有价值的辅助诊断方法
- 心理-社会评估 —— 倾听和观察患者的精神、神经方面的表现。注意神经质患者的性格特点

三、护理诊断

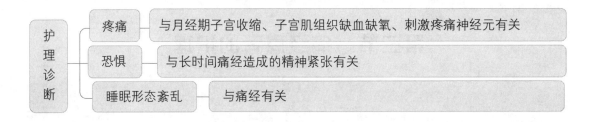

护理诊断
- 疼痛 —— 与月经期子宫收缩、子宫肌组织缺血缺氧、刺激疼痛神经元有关
- 恐惧 —— 与长时间痛经造成的精神紧张有关
- 睡眠形态紊乱 —— 与痛经有关

四、护理措施

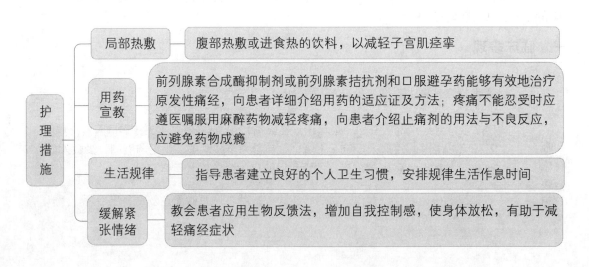

护理措施
- 局部热敷 —— 腹部热敷或进食热的饮料，以减轻子宫肌痉挛
- 用药宣教 —— 前列腺素合成酶抑制剂或前列腺素拮抗剂和口服避孕药能够有效地治疗原发性痛经，向患者详细介绍用药的适应证及方法；疼痛不能忍受时应遵医嘱服用麻醉药物减轻疼痛，向患者介绍止痛剂的用法与不良反应，应避免药物成瘾
- 生活规律 —— 指导患者建立良好的个人卫生习惯，安排规律生活作息时间
- 缓解紧张情绪 —— 教会患者应用生物反馈法，增加自我控制感，使身体放松，有助于减轻痛经症状

五、健康教育

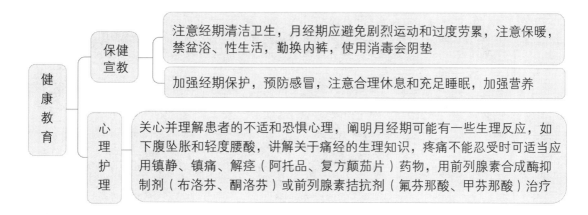

健康教育 ─┬─ 保健宣教 ─┬─ 注意经期清洁卫生，月经期应避免剧烈运动和过度劳累，注意保暖，禁盆浴、性生活，勤换内裤，使用消毒会阴垫
          │   └─ 加强经期保护，预防感冒，注意合理休息和充足睡眠，加强营养
          └─ 心理护理 ── 关心并理解患者的不适和恐惧心理，阐明月经期可能有一些生理反应，如下腹坠胀和轻度腰酸，讲解关于痛经的生理知识，疼痛不能忍受时可适当应用镇静、镇痛、解痉（阿托品、复方颠茄片）药物，用前列腺素合成酶抑制剂（布洛芬、酮洛芬）或前列腺素拮抗剂（氟芬那酸、甲芬那酸）治疗

第四节　绝经综合征患者的护理

　　绝经综合征是指在绝经前后出现性激素减少为主的神经-内分泌、心理和代谢变化所致的各器官症状和体征的症候群，其突出临床表现为潮热和潮红，往往伴有易出汗，因而影响生活和工作。绝经是指月经完全停止 1 年以上。

一、临床表现

1. 近期症状

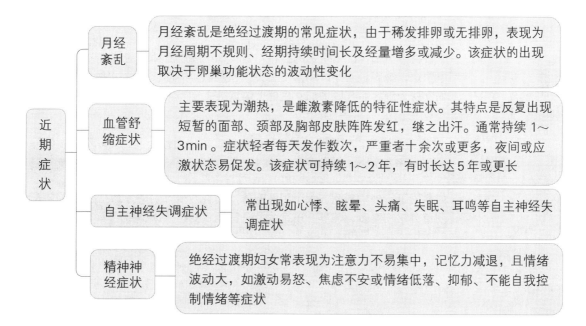

近期症状 ─┬─ 月经紊乱 ── 月经紊乱是绝经过渡期的常见症状，由于稀发排卵或无排卵，表现为月经周期不规则、经期持续时间长及经量增多或减少。该症状的出现取决于卵巢功能状态的波动性变化
          ├─ 血管舒缩症状 ── 主要表现为潮热，是雌激素降低的特征性症状。其特点是反复出现短暂的面部、颈部及胸部皮肤阵阵发红，继之出汗。通常持续 1～3min。症状轻者每天发作数次，严重者十余次或更多，夜间或应激状态易促发。该症状可持续1～2年，有时长达 5 年或更长
          ├─ 自主神经失调症状 ── 常出现如心悸、眩晕、头痛、失眠、耳鸣等自主神经失调症状
          └─ 精神神经症状 ── 绝经过渡期妇女常表现为注意力不易集中，记忆力减退，且情绪波动大，如激动易怒、焦虑不安或情绪低落、抑郁、不能自我控制情绪等症状

2. 远期症状

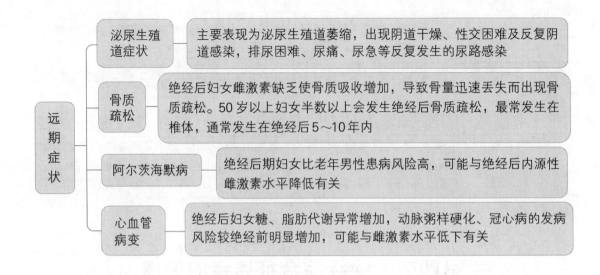

远期症状
- 泌尿生殖道症状：主要表现为泌尿生殖道萎缩，出现阴道干燥、性交困难及反复阴道感染，排尿困难、尿痛、尿急等反复发生的尿路感染
- 骨质疏松：绝经后妇女雌激素缺乏使骨质吸收增加，导致骨量迅速丢失而出现骨质疏松。50岁以上妇女半数以上会发生绝经后骨质疏松，最常发生在椎体，通常发生在绝经后5～10年内
- 阿尔茨海默病：绝经后期妇女比老年男性患病风险高，可能与绝经后内源性雌激素水平降低有关
- 心血管病变：绝经后妇女糖、脂肪代谢异常增加，动脉粥样硬化、冠心病的发病风险较绝经前明显增加，可能与雌激素水平低下有关

二、护理评估

1. 病史

对年满40岁的妇女，若月经增多或不规则阴道出血，必须详细询问并记录病史，包括月经史、生育史及肝病、高血压、内分泌疾病等病史。

2. 身体评估

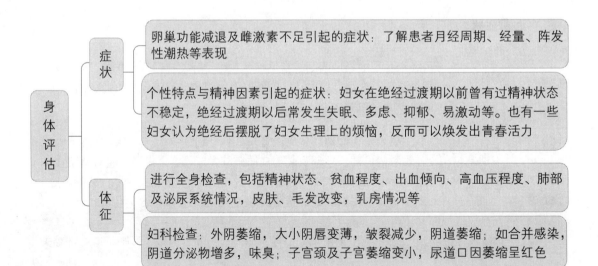

身体评估
- 症状
  - 卵巢功能减退及雌激素不足引起的症状：了解患者月经周期、经量、阵发性潮热等表现
  - 个性特点与精神因素引起的症状：妇女在绝经过渡期以前曾有过精神状态不稳定，绝经过渡期以后常发生失眠、多虑、抑郁、易激动等。也有一些妇女认为绝经后摆脱了妇女生理上的烦恼，反而可以焕发出青春活力
- 体征
  - 进行全身检查，包括精神状态、贫血程度、出血倾向、高血压程度、肺部及泌尿系统情况，皮肤、毛发改变，乳房情况等
  - 妇科检查：外阴萎缩，大小阴唇变薄，皱裂减少，阴道萎缩；如合并感染，阴道分泌物增多，味臭；子宫颈及子宫萎缩变小，尿道口因萎缩呈红色

3.辅助检查

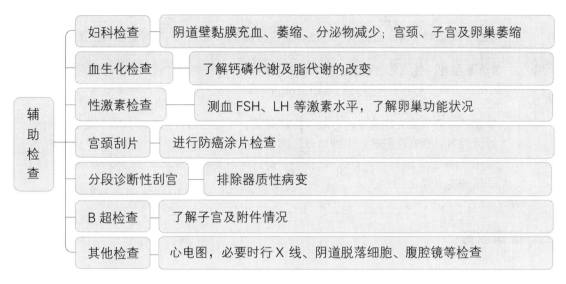

辅助检查		
	妇科检查	阴道壁黏膜充血、萎缩、分泌物减少；宫颈、子宫及卵巢萎缩
	血生化检查	了解钙磷代谢及脂代谢的改变
	性激素检查	测血 FSH、LH 等激素水平，了解卵巢功能状况
	宫颈刮片	进行防癌涂片检查
	分段诊断性刮宫	排除器质性病变
	B 超检查	了解子宫及附件情况
	其他检查	心电图，必要时行 X 线、阴道脱落细胞、腹腔镜等检查

4.心理 - 社会评估

妇女进入绝经过渡期以后，因为家庭和社会环境的变化可加重身体与精神的负担，如自己健康与容貌的变化、工作责任的加重、子女长大离家自立、丈夫工作地位的改变、父母年老或去世等引起心情不愉快、忧虑、多疑、孤独等。

三、护理诊断

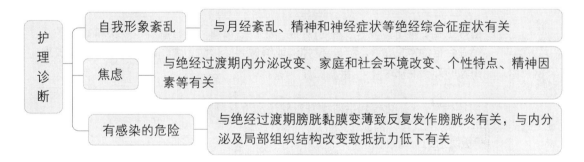

护理诊断		
	自我形象紊乱	与月经紊乱、精神和神经症状等绝经综合征症状有关
	焦虑	与绝经过渡期内分泌改变、家庭和社会环境改变、个性特点、精神因素等有关
	有感染的危险	与绝经过渡期膀胱黏膜变薄致反复发作膀胱炎有关，与内分泌及局部组织结构改变致抵抗力低下有关

四、护理措施

1.心理护理

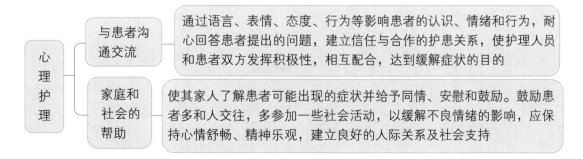

心理护理		
	与患者沟通交流	通过语言、表情、态度、行为等影响患者的认识、情绪和行为，耐心回答患者提出的问题，建立信任与合作的护患关系，使护理人员和患者双方发挥积极性，相互配合，达到缓解症状的目的
	家庭和社会的帮助	使其家人了解患者可能出现的症状并给予同情、安慰和鼓励。鼓励患者多和人交往，多参加一些社会活动，以缓解不良情绪的影响，应保持心情舒畅、精神乐观，建立良好的人际关系及社会支持

2. 用药指导

用药指导
- 帮助患者了解用药目的、药物剂量、适应证、禁忌证、用药时可能出现的反应等
- 督促长期使用性激素者接受定期随访；指导患者用药期间注意观察，若出现子宫不规则出血，应做妇科检查并进行诊断性刮宫，刮出物送病理检查以排除子宫内膜病变
- 使用雌激素有发生高脂血症、动脉粥样硬化、血栓栓塞性疾病的危险；雌激素剂量过大时可导致乳房胀痛、白带增多、阴道出血、头痛、水肿或色素沉着、体重增加、多毛及痤疮，口服用药时可能影响肝功能；孕激素的不良反应包括抑郁、易怒、乳腺痛和水肿等

五、健康教育

健康教育
- 解释病情 —— 向绝经综合征妇女及家属介绍绝经是一个生理过程，绝经发生的原因和绝经前后身体将发生的变化，帮助患者消除绝经变化产生的恐惧心理，并对将发生的变化做好心理准备，以乐观积极的态度对待老年的到来
- 预防措施 —— 如适当地摄取钙质和维生素D，可减少因雌激素降低导致的骨质疏松；适当的体育锻炼能够促进血液循环，维持肌肉良好的张力，延缓老化的速度，还可以刺激骨细胞的活动，延缓骨质疏松症的发生
- 指导患者了解绝经综合征的常见、多发的妇科疾病 —— 如阴道炎症、绝经后出血、子宫脱垂、尿失禁等相关知识，使她们能够做到"预防为主，防治结合，早期发现，早期治疗"
- 防癌检查 —— 主要包括对女性生殖道和乳腺肿瘤的检查
- 积极防治绝经综合征的常见病、多发病 —— 如糖尿病、高血压、冠心病、肿瘤和骨质疏松症
- 性生活指导 —— 对绝经综合征患者的性需求和性生活等方面给予关心和指导

第四章
妊娠滋养细胞疾病患者的临床护理

第一节　葡萄胎患者的护理

　　妊娠后胎盘绒毛滋养细胞增生、间质水肿变性，形成大小不一的水泡，水泡间借蒂相连成串形如葡萄，称为葡萄胎，也称水泡状胎块（HM）。葡萄胎是一种滋养细胞的良性病变，可发生于任何年龄的生育期妇女，葡萄胎可分为完全性葡萄胎与部分性葡萄胎两类。完全性葡萄胎表现为宫腔内充满水泡状组织，没有胎儿及其附属物，年龄<20岁及>35岁妊娠妇女的发病率明显升高，可能与该年龄段容易发生异常受精有关。

　　部分性葡萄胎表现为有胚胎，胎盘绒毛部分水泡状变性，并且有滋养细胞增生。部分性葡萄胎的发病率远低于完全性葡萄胎，其高危因素可能与口服避孕药及不规则月经等有关，但与年龄和饮食因素无关。

一、临床表现

1. 完全性葡萄胎

完全性葡萄胎	停经后阴道流血	为最常见的症状。停经8~12周开始出现不规则阴道流血，时出时停，量多少不定，如果母体大血管破裂可造成大量出血，导致休克甚至死亡，有时在血中可发现水泡状物。如果出血时间长又未及时治疗，可导致贫血和感染
	子宫异常增大、变软	约半数以上患者的子宫大于停经月份，质地极软，并伴血清绒毛膜促性腺激素HCG水平异常升高。约1/3患者的子宫大小和停经月份相符，子宫小于停经月份的只占少数
	妊娠呕吐	出现时间较正常妊娠早，症状严重且持续时间长。发生严重呕吐未及时纠正者可导致水电解质紊乱

妊娠期高血压疾病征象	多发生于子宫异常增大和 HCG 水平异常升高者，可在妊娠早期出现高血压、蛋白尿和水肿，而且症状严重，容易发展为子痫前期，但子痫罕见
卵巢黄素化囊肿	大量 HCG 刺激卵巢卵泡内膜细胞发生黄素化而形成囊肿，称为卵巢黄素化囊肿。常为双侧性，也可单侧，大小不等，囊壁薄，表面光滑。通常无症状，偶可发生扭转。黄素化囊肿在水泡状胎块清除后 2～4 个月自行消退
腹痛	为阵发性下腹隐痛。常发生在阴道流血前，往往不剧烈，可忍受。如黄素化囊肿扭转或破裂时则可出现急性腹痛
甲状腺功能亢进征象	约 7% 患者出现轻度甲状腺功能亢进，表现为心动过速、皮肤潮湿和震颤，但突眼少见

2. 部分性葡萄胎

部分性葡萄胎	除阴道流血外，患者常没有完全性葡萄胎的典型症状，子宫大小与停经月份多数相符或小于停经月份，妊娠呕吐少见而且较轻，多无子痫前期症状，常无腹痛及卵巢黄素化囊肿
	易误诊为不全流产或过期流产，需对流产组织进行病理学检查方能确诊

二、护理评估

护理评估	健康史	询问患者的月经史、生育史；本次妊娠早孕反应发生的时间及程度；有无阴道流血等。如果有阴道流血，应询问阴道流血的量、质、时间，并询问是否有水泡状物质排出。询问患者及其家族的既往疾病史，包括滋养细胞疾病史
	身体状况	患者常有停经后反复不规则阴道流血症状，出血多又未得到适当的处理者可有贫血和感染的症状，急性大出血可出现休克。多数患者子宫大于停经月份，质软，扪不到胎体，没有自觉胎动。患者因子宫快速增大可有腹部不适或阵发性隐痛，发生黄素囊肿急性扭转时则有急腹痛。有些患者可能伴有水肿、蛋白尿、高血压等妊娠期高血压疾病征象

辅助检查	产科检查：子宫大于停经月份，较软，腹部检查扪不到胎体
	多普勒胎心测定：只能听到子宫血流杂音，无胎心音
	人绒毛膜促性腺激素（HCG）测定：患者的血、尿 HCG 处于高值范围且持续不降或超出正常妊娠水平
	超声检查：完全性葡萄胎的典型超声影像学表现为增大的子宫内无妊娠囊或胎心搏动，宫腔内充满不均质密集状或短条状回声，呈"落雪状"，如果水泡较大则呈"蜂窝状"。常可测到一侧或双侧卵巢囊肿。部分性葡萄胎宫腔内见水泡状胎块引起的超声图像改变及胎儿或羊膜腔，胎儿常合并畸形
心理-社会评估	患者及家属可能会担心孕妇的安全、是否需要进一步治疗、此次妊娠对今后生育的影响，并表现出对清宫手术的恐惧。对妊娠滋养细胞疾病知识的缺乏以及预后的不确定性会增加患者的焦虑情绪

三、护理诊断

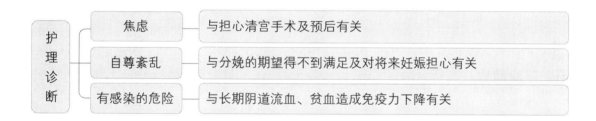

护理诊断	焦虑	与担心清宫手术及预后有关
	自尊紊乱	与分娩的期望得不到满足及对将来妊娠担心有关
	有感染的危险	与长期阴道流血、贫血造成免疫力下降有关

四、护理措施

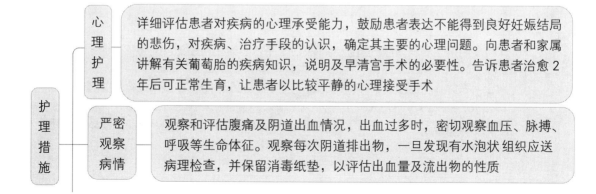

| 护理措施 | 心理护理 | 详细评估患者对疾病的心理承受能力，鼓励患者表达不能得到良好妊娠结局的悲伤，对疾病、治疗手段的认识，确定其主要的心理问题。向患者和家属讲解有关葡萄胎的疾病知识，说明及早清宫手术的必要性。告诉患者治愈2年后可正常生育，让患者以比较平静的心理接受手术 |
| | 严密观察病情 | 观察和评估腹痛及阴道出血情况，出血过多时，密切观察血压、脉搏、呼吸等生命体征。观察每次阴道排出物，一旦发现有水泡状组织应送病理检查，并保留消毒纸垫，以评估出血量及流出物的性质 |

| 做好术前准备及术中护理 | 刮宫前配血备用，建立静脉通路，准备好缩宫素和抢救药品及物品。缩宫素应在充分扩张宫口、开始吸宫后使用。葡萄胎清宫不易一次吸刮干净，通常于1周后再次刮宫。注意选用大号吸管吸引，等到子宫缩小后再慎重刮宫，刮出物选取靠近宫壁的葡萄状组织送病理检查。对合并妊娠期高血压疾病者做好相应的护理 |

| 随访指导 | 葡萄胎的恶变率为10%～25%，正常情况下，葡萄胎排空后血清HCG稳定下降，首次降到阴性的平均时间为9周，最长不超过14周。如果葡萄胎排空后HCG持续异常，需考虑为滋养细胞肿瘤。随访内容具体见下方"随访内容" |

| 避孕 | 葡萄胎患者随访期间必须严格避孕一年。一般不选用宫内节育器 |

| 随访内容 | HCG定量测定 | 葡萄胎清空后每周一次，直至连续3次正常，然后每月一次持续至少半年，此后可每半年一次，共随访2年 |
| | | 在随访血、尿 HCG 的同时应注意月经是否规律，有无阴道异常流血，有无咳嗽、咯血及其他转移灶症状，定时做妇科检查、盆腔B超及X线胸片检查 |

五、健康教育

健康教育	让患者和家属了解坚持正规的治疗和随访是根治葡萄胎的基础，懂得监测HCG的意义
	指导患者摄取高蛋白、富含维生素A、易消化饮食
	适当活动，保证充足的睡眠时间和质量，以改善机体的免疫功能
	保持外阴清洁和室内空气清新，每次刮宫手术后禁止性生活及盆浴1个月以防感染
	对于年龄大于40岁、刮宫前HCG值异常升高、刮宫后HCG值不进行性下降、子宫比相应的妊娠月份明显大或短期内快速增大、黄素化囊肿直径 > 6 cm、滋养细胞高度增生或伴有不典型增生、出现可疑的转移灶或无条件随访的患者可以采用预防性化疗

第二节　妊娠滋养细胞肿瘤患者的护理

　　妊娠滋养细胞肿瘤是滋养细胞的恶性病变,包括侵蚀性葡萄胎、绒毛膜癌及胎盘部位滋养细胞肿瘤。胎盘部位滋养细胞肿瘤是起源于胎盘种植部位的一种特殊类型的滋养细胞肿瘤,临床罕见。妊娠滋养细胞肿瘤60%继发于葡萄胎,30%继发于流产,10%继发于足月妊娠或异位妊娠。继发于葡萄胎排空后半年以内的妊娠滋养细胞肿瘤的组织学诊断大多为侵蚀性葡萄胎,1年以上者多数为绒毛膜癌,半年至1年者绒毛膜癌和侵蚀性葡萄胎都有可能,时间间隔越长,绒毛膜癌的可能性越大。继发于流产、足月妊娠、异位妊娠者组织学诊断多为绒毛膜癌。侵蚀性葡萄胎继发于葡萄胎之后,具有恶性肿瘤行为,但是恶性程度不高,多数只造成局部侵犯,仅4%患者发生远处转移,预后较好。绒毛膜癌恶性程度极高,早期即可通过血行转移至全身,在化疗药物问世前,病死率高达90%以上。随着诊断技术和化学治疗的发展,患者的预后已经得到极大改善。

一、临床表现

1.无转移滋养细胞肿瘤

　　多数继发于葡萄胎后,只有少数继发于流产或足月产后。

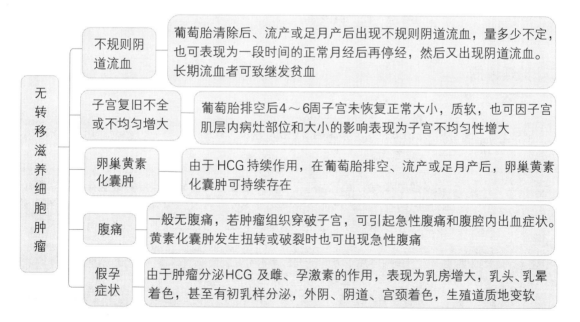

2.转移性妊娠滋养细胞肿瘤

　　大多为绒毛膜癌,症状和体征视转移部位而异。主要经血行播散,最常见的转移部位是肺(80%),其次是阴道(30%)、盆腔(20%)、肝(10%)、脑(10%)等,各转移部位共同特点是局部出血。

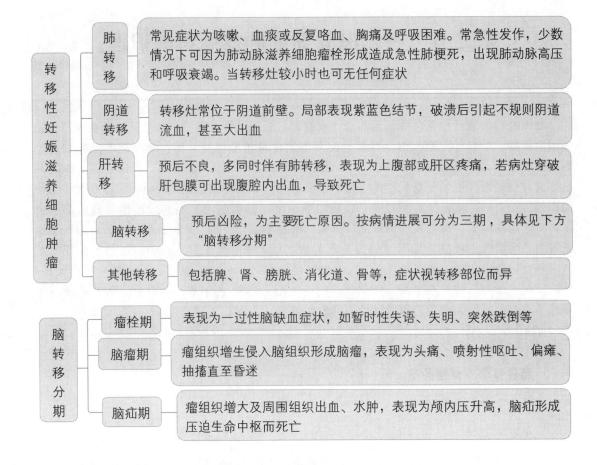

转移性妊娠滋养细胞肿瘤

肺转移：常见症状为咳嗽、血痰或反复咯血、胸痛及呼吸困难。常急性发作，少数情况下可因为肺动脉滋养细胞瘤栓形成造成急性肺梗死，出现肺动脉高压和呼吸衰竭。当转移灶较小时也可无任何症状

阴道转移：转移灶常位于阴道前壁。局部表现紫蓝色结节，破溃后引起不规则阴道流血，甚至大出血

肝转移：预后不良，多同时伴有肺转移，表现为上腹部或肝区疼痛，若病灶穿破肝包膜可出现腹腔内出血，导致死亡

脑转移：预后凶险，为主要死亡原因。按病情进展可分为三期，具体见下方"脑转移分期"

其他转移：包括脾、肾、膀胱、消化道、骨等，症状视转移部位而异

脑转移分期

瘤栓期：表现为一过性脑缺血症状，如暂时性失语、失明、突然跌倒等

脑瘤期：瘤组织增生侵入脑组织形成脑瘤，表现为头痛、喷射性呕吐、偏瘫、抽搐直至昏迷

脑疝期：瘤组织增大及周围组织出血、水肿，表现为颅内压升高，脑疝形成压迫生命中枢而死亡

二、护理评估

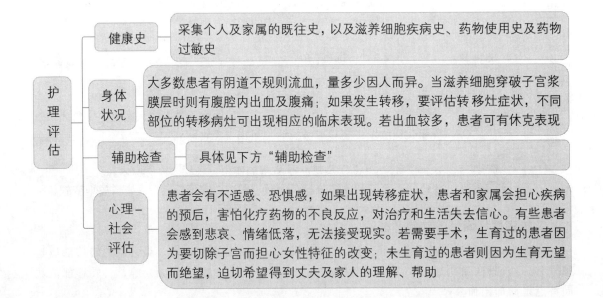

护理评估

健康史：采集个人及家属的既往史，以及滋养细胞疾病史、药物使用史及药物过敏史

身体状况：大多数患者有阴道不规则流血，量多少因人而异。当滋养细胞穿破子宫浆膜层时则有腹腔内出血及腹痛；如果发生转移，要评估转移灶症状，不同部位的转移病灶可出现相应的临床表现。若出血较多，患者可有休克表现

辅助检查：具体见下方"辅助检查"

心理-社会评估：患者会有不适感、恐惧感，如果出现转移症状，患者和家属会担心疾病的预后，害怕化疗药物的不良反应，对治疗和生活失去信心。有些患者会感到悲哀、情绪低落，无法接受现实。若需要手术，生育过的患者因为要切除子宫而担心女性特征的改变；未生育过的患者则因为生育无望而绝望，迫切希望得到丈夫及家人的理解、帮助

妇科检查：子宫增大，质软，发生阴道宫颈转移时局部可见紫蓝色结节

血和尿 HCG 测定：患者往往于葡萄胎排空后 9 周以上，或流产、足月产、异位妊娠 4 周以上，血、尿 HCG 测定持续高水平或一度下降后再次上升，排除妊娠物残留或再次妊娠，结合临床表现可诊断为滋养细胞肿瘤

胸部X线片：肺转移者最初 X线征象为肺纹理增粗，继而发展为片状或小结节阴影，棉球状或团块状阴影是肺部转移的典型X线表现

超声检查子宫正常大小或呈不同程度增大，肌层内可见高回声团，边界清但无包膜；或肌层内有回声不均区域或团块，边界不清且无包膜；彩色多普勒超声主要显示丰富的血流信号和低阻力型血流频谱

CT 和磁共振成像：CT 对发现肺部较小病灶和脑等部位的转移灶有较高的诊断价值，磁共振成像主要用于脑、肝和盆腔病灶的诊断

组织学诊断：在子宫肌层或子宫外转移灶中若见到绒毛结构或退化的绒毛阴影，则诊断为侵蚀性葡萄胎；如果仅见大量的滋养细胞浸润和坏死出血，未见绒毛结构者诊断为绒毛膜癌。如果原发灶和转移灶诊断不一致，只要在任一组织切片中见有绒毛结构均可诊断为侵蚀性葡萄胎

辅助检查

三、护理诊断

护理诊断
— 角色紊乱 —— 与较长时间住院和接受化疗有关
— 潜在并发症 —— 肺转移、阴道转移、脑转移

四、护理措施

护理措施

心理护理：评估患者及家属对疾病的心理反应，让患者宣泄痛苦心理及失落感；对住院者需减轻患者的陌生感；向患者提供有关化学药物治疗及其护理的信息，以减少恐惧及无助感；详细解释患者所担心的各种疑虑，减轻患者的心理压力

严密观察病情：严密观察患者腹痛及阴道流血情况，记录出血量，出血量大时除了密切观察患者的血压、脉搏、呼吸外，配合医师做好抢救工作，及时做好手术准备。动态观察并记录血、尿HCG的变化情况，识别转移灶症状，发现异常立即通知医师并配合处理

做好治疗配合	接受化疗者按化疗患者的护理常规护理，手术治疗者按妇科手术前后护理常规实施护理
减轻不适	对疼痛、化疗不良反应等问题积极采取措施减轻症状，尽可能满足患者的合理要求
有转移灶者，提供对症护理	具体见下方"阴道转移患者的护理"、"肺转移患者的护理"、"脑转移患者的护理"

阴道转移患者的护理	禁止做不必要的检查和窥阴器检查，尽量卧床休息，密切观察阴道转移灶有无破溃出血
	配血备用，准备好各种抢救器械和物品（输血输液用物、长纱条、止血药物、照明灯及氧气等）
	如果发生溃破大出血时应立即通知医师并配合抢救，用长纱条填塞阴道压迫止血。保持外阴清洁，严密观察阴道出血情况及生命体征，同时观察有无感染和休克。填塞的纱条必须在于24～48h内如数取出，取出时必须做好输液、输血及抢救的准备。如果出血未止可用无菌纱条重新填塞，记录取出和再次填入纱条数量，给予输血、输液。按医嘱用抗生素预防感染

肺转移患者的护理	卧床休息，有呼吸困难者给予半卧位并吸氧
	按医嘱给予镇静剂及化疗药物
	大量咯血时有窒息、休克甚至死亡的危险，若发现应立即让患者取头低患侧卧位并保持呼吸道的通畅，轻击背部，排出积血。同时立即通知医师，配合医师进行止血抗休克治疗

脑转移患者的护理	让患者尽量卧床休息，起床时应有人陪伴，以防瘤栓期的一过性症状发生时造成意外损伤。观察颅内压增高的症状，记录出入量，观察有无电解质紊乱的症状，一旦发现异常情况立即通知医师并配合处理
	按医嘱给予静脉补液，给予止血剂、脱水剂、吸氧、化疗等，严格控制补液总量和补液速度，以免颅内压升高
	采取必要的护理措施预防跌倒、咬伤、吸入性肺炎、角膜炎、压疮等发生
	做好HCG测定、腰穿等项目的检查配合
	昏迷、偏瘫者按相应的护理常规实施护理，提供舒适环境，预防并发症的发生

五、健康教育

健康教育
- 鼓励患者进食，向其推荐高蛋白、高维生素、易消化的饮食
- 注意休息，有转移灶症状出现时应卧床休息，待病情缓解后再适当活动
- 注意外阴清洁，防止感染，节制性生活，做好避孕指导
- 出院后严密随访，2年内的随访同葡萄胎患者，2年后仍需每年一次，持续3～5年，随访内容同葡萄胎
- 随访期间需严格避孕，应于化疗停止≥12个月方可妊娠

第三节　化疗患者的护理

化学药物治疗（简称化疗）恶性肿瘤已取得了肯定的功效，目前化疗已经成为恶性肿瘤的主要治疗方法之一。滋养细胞疾病是所有肿瘤中对化疗最为敏感的一种，随着化疗的方法学和药物学的快速进展，绒毛膜癌患者的病死率已大为降低。

一、常用化疗方案及给药方法

常用化疗方案及给药方法
- 低危患者选择单一药物化疗，高危患者选择联合化疗
- 单一化疗常用药有甲氨蝶呤、氟尿嘧啶、放线菌素D等
- 联合化疗国内应用比较普遍的是以氟尿嘧啶为主的方案和EMA-CO方案（依托泊苷、放线菌素D、甲氨蝶呤、四氢叶酸、长春新碱）
- 较常用的给药方法有静脉滴注、肌内注射、口服给药，目前还有腹腔内给药、动脉插管局部灌注化疗、靶向治疗等方法

二、化疗药物的常见不良反应

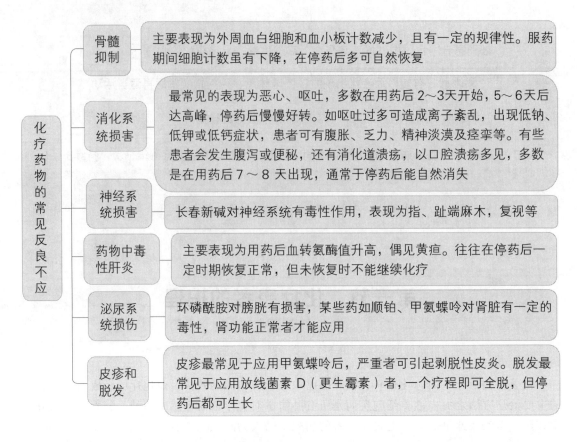

化疗药物的常见不良反应

- **骨髓抑制**：主要表现为外周血白细胞和血小板计数减少，且有一定的规律性。服药期间细胞计数虽有下降，在停药后多可自然恢复
- **消化系统损害**：最常见的表现为恶心、呕吐，多数在用药后2～3天开始，5～6天后达高峰，停药后慢慢好转。如呕吐过多可造成离子紊乱，出现低钠、低钾或低钙症状，患者可有腹胀、乏力、精神淡漠及痉挛等。有些患者会发生腹泻或便秘，还有消化道溃疡，以口腔溃疡多见，多数是在用药后7～8天出现，通常于停药后能自然消失
- **神经系统损害**：长春新碱对神经系统有毒性作用，表现为指、趾端麻木，复视等
- **药物中毒性肝炎**：主要表现为用药后血转氨酶值升高，偶见黄疸。往往在停药后一定时期恢复正常，但未恢复时不能继续化疗
- **泌尿系统损伤**：环磷酰胺对膀胱有损害，某些药如顺铂、甲氨蝶呤对肾脏有一定的毒性，肾功能正常者才能应用
- **皮疹和脱发**：皮疹最常见于应用甲氨蝶呤后，严重者可引起剥脱性皮炎。脱发最常见于应用放线菌素D（更生霉素）者，一个疗程即可全脱，但停药后都可生长

三、护理评估

护理评估

- **健康史**：采集患者既往用药史，特别是化疗史及药物过敏史。记录既往接受化疗过程中出现的药物不良反应及应对情况。询问有关造血系统、肝脏、消化系统及肾脏疾病史，了解疾病的治疗经过及病程。采集患者的肿瘤疾病史、发病时间、治疗方法及效果，了解总体及本次治疗的化疗方案，目前的病情状况
- **身体状况**：测量体温、脉搏、呼吸、血压、体重，了解患者一般情况；了解患者的日常生活规律，观察皮肤、黏膜、淋巴结有无异常；了解原发肿瘤的症状和体征，了解每日进食情况，本次化疗的不良反应等
- **辅助检查**：测血常规、尿常规、肝肾功能等，化疗前如有异常则暂缓治疗
- **心理–社会评估**：患者往往会对疾病的预后及化疗效果产生焦虑、悲观情绪，也可因为长期的治疗产生经济困难而显得闷闷不乐或烦躁

四、护理诊断

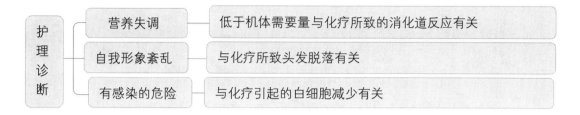

护理诊断

- 营养失调 —— 低于机体需要量与化疗所致的消化道反应有关
- 自我形象紊乱 —— 与化疗所致头发脱落有关
- 有感染的危险 —— 与化疗引起的白细胞减少有关

五、护理措施

1. 心理护理

心理护理

- 让患者和家属与同病种的、治疗效果满意的患者相互交流，认真倾听患者诉说恐惧、不适及疼痛，关心患者以取得信任
- 提供国内外及本科室治疗滋养细胞疾病的治愈率及相关信息，增强患者战胜疾病的信心
- 鼓励患者克服化疗不良反应，帮助患者度过脱发等所造成的心理危险期

2. 用药护理

用药护理

- 准确测量并记录体重 —— 在每个疗程的用药前及用药中各测一次体重，应在早上、空腹、排空大小便后进行测量，酌情减去衣服重量
- 正确使用药物 —— 根据医嘱严格三查七对，正确溶解和稀释药物，并做到现配现用，一般常温下不超过 1 h。联合用药应根据药物的性质排出先后顺序
- 合理使用静脉血管并注意保护
  - 遵循长期补液保护血管的原则，从远端开始，有计划地穿刺，用药前先注入少量生理盐水，确认针头在静脉中后再注入化疗药物
  - 一旦怀疑或发现药物外渗应重新穿刺，遇到局部刺激较强的药物外渗，需立即停止滴入并给予局部冷敷，同时使用生理盐水或普鲁卡因局部封闭，然后用金黄散外敷
  - 化疗结束前用生理盐水冲管
  - 对经济条件允许的患者建议使用经外周静脉穿刺中心静脉置管 (PICC) 及输液港等给药

3. 病情观察

病情观察
经常巡视患者，观察体温以判断有否感染
观察有无牙龈出血、鼻出血、皮下淤血或阴道活动性出血等倾向
观察有无上腹疼痛、恶心、腹泻等肝脏损害的症状和体征
如有腹痛、腹泻，要严密观察次数及性状，并正确收集大便标本
观察有无尿频、尿急、血尿等膀胱炎症状
观察有无皮疹等皮肤反应
观察有无如肢体麻木、肌肉软弱、偏瘫等神经系统的不良反应

4. 药物毒副反应护理

药物毒副反应护理

口腔护理：保持口腔清洁，预防口腔炎症。鼓励患者进食促进咽部活动，减少咽部溃疡引起的充血、水肿、结痂

止吐护理：采取有效措施，减轻恶心、呕吐症状，降低因化疗所引起的条件反射发生的可能性

骨髓抑制的护理：
白细胞计数低于 3.0×10^9/L 应与医师联系考虑停药；对于白细胞计数低于正常的患者要采取预防感染的措施，严格无菌操作

白细胞低于 1.0×10^9/L，要进行保护性隔离、尽量谢绝探视、禁止带菌者入室、净化空气；按医嘱应用抗生素、输入新鲜血或白细胞浓缩液、血小板浓缩液等

动脉化疗并发症的护理：术后应密切观察穿刺点有无渗血及皮下淤血或大出血。用沙袋压迫穿刺部位6h，穿刺肢体制动8h，卧床休息24h。如有渗出应及时更换敷料，出现血肿或大出血者立即对症处理

六、健康教育

```
                        ┌─ 化疗药物的类别，不同药物对给药时间、剂量浓度、滴速、用法的不同要求
                        │
                  化     ├─ 有些药物需要避光
                  疗     │
                  护     ├─ 化疗药物可能发生的不良反应症状
                  理     │
                  常     ├─ 出现口腔溃疡或恶心、呕吐等消化道不适时仍需坚持进食的重要性
                  识     │
                        └─ 化疗造成的脱发并不影响生命器官，化疗结束后就会长出秀发
        健
        康
        教     ┌─ 进食前后用生理盐水漱口，用软毛牙刷刷牙，如有牙龈出血，改用手指
        育     │   缠绕纱布清洁牙齿
               │
               ├─ 化疗时和化疗后2周内是化疗反应较重的阶段，不宜吃损伤口腔黏膜的
               │   坚果类和油炸类食品
          自    │
          我    ├─ 为减少恶心呕吐，避免吃油腻的、甜的食品，鼓励患者少量多餐，每次
          护    │   进食以不吐为度，间隔时间以下次进食不吐为准
          理    │
               ├─ 与家属商量根据患者 的口味提供高蛋白、高维生素、易消化饮食
               │
               ├─ 指导患者应经常擦身更衣，保持皮肤干燥和清洁，在自觉乏力、头晕时以
               │   卧床休息为主，尽量避免去公共场所，如非去不可应戴口罩，加强保暖
               │
               └─ 白细胞低于$1.0 \times 10^9$/L，则需进行保护性隔离，告知患者和家属保护性
                   隔离的重要性，使其理解并能配合治疗
```

第五章
女性生殖系统肿瘤患者的临床护理

第一节　子宫颈癌患者的护理

　　子宫颈癌是常见的妇科恶性肿瘤之一，严重威胁妇女的生命。近年来其发病有年轻化的趋势。近几十年宫颈细胞学筛查的普遍应用，使宫颈癌和癌前病变得以早期发现和治疗，宫颈癌的发病率和病死率已有明显下降。

一、临床表现

1. 症状

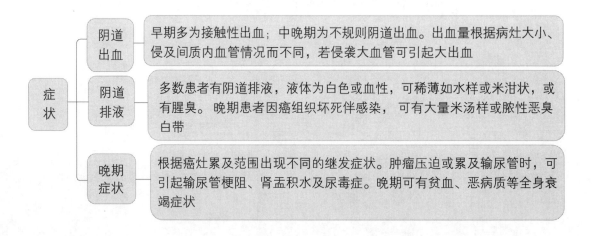

症状	阴道出血	早期多为接触性出血；中晚期为不规则阴道出血。出血量根据病灶大小、侵及间质内血管情况而不同，若侵袭大血管可引起大出血
	阴道排液	多数患者有阴道排液，液体为白色或血性，可稀薄如水样或米泔状，或有腥臭。晚期患者因癌组织坏死伴感染，可有大量米汤样或脓性恶臭白带
	晚期症状	根据癌灶累及范围出现不同的继发症状。肿瘤压迫或累及输尿管时，可引起输尿管梗阻、肾盂积水及尿毒症。晚期可有贫血、恶病质等全身衰竭症状

2. 体征

体征
- 原位癌及微小浸润癌可无明显肉眼病灶，宫颈光滑或仅为柱状上皮异位
- 外生型宫颈癌可见息肉状、菜花状赘生物，常伴感染，肿瘤质脆易出血；内生型宫颈癌表现为宫颈肥大、质硬、宫颈管膨大；晚期癌组织坏死脱落，形成溃疡或空洞伴恶臭
- 阴道壁受累时，可见赘生物生长于阴道壁或阴道壁变硬；宫旁组织受累时，双合诊、三合诊检查可扪及宫颈旁组织增厚、结节状、质硬或形成冰冻状盆腔

3. 子宫颈癌的临床分期

子宫颈癌的临床分期采取国际妇产科联盟（FIGO，2009）的临床分期标准，治疗前进行，治疗后不再更改（见表5-1）。

表 5-1　子宫颈癌临床分期（FIGO，2009）

Ⅰ期	肿瘤局限在子宫颈(扩展至宫体将被忽略)
ⅠA	镜下浸润癌(所有肉眼可见病灶,包括浅表浸润,均为ⅠB期) 间质浸润深度＜5mm,宽度≤7mm
ⅠA$_1$	间质浸润深度≤3mm,宽度≤7mm
ⅠA$_2$	间质浸润深度＞3mm 且＜5mm,宽度≤7mm
ⅠB	临床癌灶局限于子宫颈,或镜下病灶＞ⅠA期
ⅠB$_1$	临床癌灶≤4cm
ⅠB$_2$	临床癌灶＞4cm
Ⅱ期	肿瘤超越子宫,但未达到盆壁或未达阴道下 1/3
ⅡA	肿瘤侵犯阴道上 2/3,无明显宫旁浸润
ⅡA$_1$	临床可见癌灶直径≤4cm
ⅡA$_2$	临床癌灶直径＞4cm
ⅡB	有明显宫旁浸润,但未达到盆壁
Ⅲ期	肿瘤已扩展到骨盆壁,在进行直肠指诊时,在肿瘤和盆壁之间无间隙。肿瘤累及阴道下 1/3,由肿瘤引起的肾盂积水或肾无功能的所有病例,除非已知由其他原因所引起
ⅢA	肿瘤累及阴道下 1/3,没有扩展到骨盆壁
ⅢB	肿瘤扩展到骨盆壁,或引起肾盂积水或肾无功能
Ⅳ期	肿瘤超出了真骨盆范围,或侵犯膀胱和(或)直肠黏膜
ⅣA	肿瘤侵犯邻近的盆腔器官
ⅣB	远处转移

二、护理评估

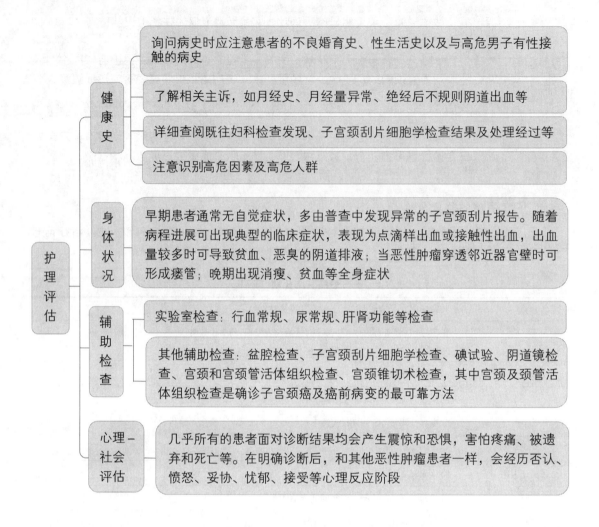

护理评估

健康史
- 询问病史时应注意患者的不良婚育史、性生活史以及与高危男子有性接触的病史
- 了解相关主诉，如月经史、月经量异常、绝经后不规则阴道出血等
- 详细查阅既往妇科检查发现、子宫颈刮片细胞学检查结果及处理经过等
- 注意识别高危因素及高危人群

身体状况
- 早期患者通常无自觉症状，多由普查中发现异常的子宫颈刮片报告。随着病程进展可出现典型的临床症状，表现为点滴样出血或接触性出血，出血量较多时可导致贫血、恶臭的阴道排液；当恶性肿瘤穿透邻近器官壁时可形成瘘管；晚期出现消瘦、贫血等全身症状

辅助检查
- 实验室检查：行血常规、尿常规、肝肾功能等检查
- 其他辅助检查：盆腔检查、子宫颈刮片细胞学检查、碘试验、阴道镜检查、宫颈和宫颈管活体组织检查、宫颈锥切术检查，其中宫颈及颈管活体组织检查是确诊子宫颈癌及癌前病变的最可靠方法

心理–社会评估
- 几乎所有的患者面对诊断结果均会产生震惊和恐惧，害怕疼痛、被遗弃和死亡等。在明确诊断后，和其他恶性肿瘤患者一样，会经历否认、愤怒、妥协、忧郁、接受等心理反应阶段

三、护理诊断

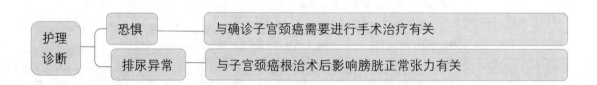

护理诊断

恐惧 —— 与确诊子宫颈癌需要进行手术治疗有关

排尿异常 —— 与子宫颈癌根治术后影响膀胱正常张力有关

四、护理措施

护理措施

- 预防保健 — 积极宣传与子宫颈癌发病相关的高危因素，及时诊治宫颈肿瘤。30岁以上妇女到妇科门诊就医时应常规接受宫颈刮片检查，有异常者及时处理。已婚妇女，特别是绝经前后有月经异常或接触性出血者应及时就医

- 饮食护理 — 评估患者目前营养状况，纠正不良饮食习惯，满足患者营养需求，维持体重不继续下降。术前3天半流质饮食，术前2天流质饮食，术前1天晚22:00后禁食、禁水直至手术

- 注意卫生 — 协助患者勤擦身、更衣，保持床单位清洁，注意室内空气流通。指导患者勤换会阴垫，定期会阴护理

- 术前护理 — 具体见下方"术前护理"

- 术后康复 — 具体见下方"术后康复"

- 对症护理 — 具体见下方"对症护理"

- 化疗药物毒副反应护理 — 具体见下方"化疗药物不良反应护理"

术前护理

- 术前3天选用消毒剂或氯己定等消毒宫颈和阴道

- 菜花型癌患者有活动性出血可能，需用消毒纱条填塞止血，并认真交班

- 术前夜做好清洁灌肠，保证肠道呈清洁、空虚状态

- 拟行全子宫切除术者，手术日晨阴道常规冲洗后，用1%甲紫涂宫颈、阴道穹隆及坐位手术中切除子宫的标记

- 发现异常及时与手术医生联系

术后康复

- 每15～30min观察记录患者的生命体征及出入液量，待病情平稳后改为每4h 1次

- 注意保持导尿管、腹腔及盆腔各种引流管通畅，认真观察引流液的色、质、量

- 通常于术后48～72h取出引流管，术后7～14天拔除导尿管

- 拔除导尿管前3天训练膀胱功能，促进恢复正常排尿功能

- 拔除导尿管后不能自行排尿或残余尿量超过100ml，需继续留置导尿管

- 指导卧床患者进行床上肢体活动，正确穿着抗血栓弹力袜

- 鼓励患者参与生活自理，渐进性地增加活动量

- 术后需接受放疗、化疗者按照相关内容进行护理

对症护理	宫颈癌并发大出血时应及时报告医生，备齐急救药品和物品，配合抢救，并以吸收性明胶海绵及纱布填塞阴道，压迫止血
	有大量米汤样或恶臭脓样阴道排液者，可用1:5000高锰酸钾溶液擦洗阴道
	有贫血、消瘦、感染、发热等恶病质表现者，应加强护理，预防肺炎、口腔感染、压疮等并发症，按医嘱行支持疗法和抗生素治疗

化疗药不良反应护理

胃肠道护理	在患者出现恶心、呕吐时应采取舒服的卧位，鼓励患者漱口，注意口腔清洁。遵医嘱予止吐剂，口服止吐剂后应卧床休息半小时至1h后再起床。及时去除呕吐物，保持环境清洁、安静。告知患者化疗前后不要大量进食，饮食清淡，饭后1~2h不要马上卧床
骨髓抑制及护理	密切观察骨髓抑制征象，定时为患者进行血细胞计数和骨髓检查，当白细胞计数 $< 4 \times 10^9/L$，血小板计数下降到 $100 \times 10^9/L$ 时，除停止化疗外，应予以保护性隔离
皮肤、黏膜护理	化疗期间应嘱患者多次饮水。保持口腔清洁，口腔炎发生后应改用2%雷夫诺尔与1%过氧化氢交替漱口，并给予西瓜霜等治疗。嘱患者不要使用牙刷，而使用棉签轻轻擦洗口腔牙齿。给予无刺激性软食，因口腔疼痛而导致进食困难者给予2%普鲁卡因含漱，止痛后再进食
泌尿系统毒性	除医嘱外，应鼓励患者多次饮水，保证每天液体入量 $>4000ml$，尿量 $>3000ml$；对液体入量已够，但尿量少者，应给予利尿剂以促进药排泄。尿碱化时保证尿液 pH值 >6.5

五、健康教育

健康教育	鼓励患者及家属积极参与出院计划的制订，向出院患者说明认真随访的重要性
	一般出院后第1年内，出院后1个月进行首次随访，以后每2~3个月复查1次；出院后第2年，每3~6个月复查1次；出院后3~5年，每半年复查1次；第6年开始，每年复查1次
	患者出现任何症状均应及时就诊
	护士应帮助患者调整自我状态，根据患者具体状况提供有关术后生活方式的指导，性生活的恢复需依术后复查结果而定

第二节　子宫肌瘤患者的护理

　　子宫肌瘤是女性生殖系统中最常见的良性肿瘤，它是一种卵巢激素依赖性肿瘤，通常见于育龄妇女。雌激素通过子宫肌组织内的雌激素受体起作用，雌激素能使得子宫肌细胞增生肥大，肌层变厚，子宫增大。资料统计，在 30 岁以上的妇女约 20％有子宫肌瘤发生，但是多数患者肌瘤小或无症状。临床报道的发病率要远低于真实发病率。

一、临床表现

1. 症状

症状		
	月经改变	出现于半数以上的患者，为子宫肌瘤最主要的症状。表现为经期血量增多、经期延长或周期缩短，亦有非月经周期性的不规则阴道出血
	腹部包块及压迫症状	肌瘤逐渐生长，当其使子宫增大超过3个月妊娠子宫大小或位于宫底部的较大浆膜下肌瘤时，常能在腹部扪到包块，清晨膀胱充盈时更为明显。包块呈实性，可活动，无压痛
	白带增多	子宫腔增大，子宫内膜腺体增多，加之盆腔充血，可使白带增加。子宫或宫颈的黏膜下肌瘤发生溃疡、感染、坏死时，则产生血性或脓性白带
	腰酸腹痛、下腹坠胀	一般情况下子宫肌瘤不引起疼痛，但不少患者可诉有下腹坠胀感、腰背酸痛。当浆膜下肌瘤发生蒂扭转或子宫肌瘤发生红色变性时可产生急性腹痛，肌瘤合并子宫内膜异位症或子宫腺肌症者亦不少见，则可有痛经
	压迫症状	子宫前壁肌瘤贴近膀胱者可产生尿频、尿急；巨大宫颈肌瘤压迫膀胱可引起排尿不畅甚至尿潴留；子宫后壁肌瘤尤其是峡部或宫颈后唇肌瘤可压迫直肠，引起大便不畅、排便后不适感；巨大阔韧带肌瘤可压迫输尿管，甚至引起肾盂积水
	不孕与流产	巨大子宫肌瘤可引起宫腔变形，妨碍孕囊着床及胚胎生长发育；肌瘤压迫输卵管可造成管腔不通畅；黏膜下肌瘤可阻碍孕囊着床或影响精子进入宫腔。子宫肌瘤患者自然流产率高于正常人群，其比例约为4:1
	贫血	较严重的贫血多见于黏膜下肌瘤患者
	其他	极少数子宫肌瘤患者可产生红细胞增多症、低血糖，一般认为与肿瘤产生异位激素有关

2.体征

体征

腹部检查
子宫增大超过3个月妊娠大小或较大宫底部浆膜下肌瘤，可在耻骨联合上方或下腹部正中扪及包块，多为实性、无压痛，如果为多发性子宫肌瘤则肿块外形呈不规则状

盆腔检查
妇科双合诊、三合诊检查子宫呈不同程度增大，欠规则，子宫表面有不规则突起，呈实性，若有变性则质地较软

妇科检查时子宫肌瘤的体征根据其不同类型而异，带蒂浆膜下肌瘤若蒂较长，于宫旁可扪及实质性包块，活动自如，此种情况易与卵巢肿瘤混淆

黏膜下肌瘤下降至宫颈管口处，宫口松，检查者手指伸入宫颈口内可触及光滑球形的瘤体，如果已脱出于宫颈口外则可见到肿瘤，表面呈暗红色，有时有溃疡、坏死

较大的宫颈肌瘤可使宫颈移位及变形，宫颈可被展平或上移至耻骨联合后方

辅助检查
B超检查能区分子宫肌瘤与其他盆腔肿块。MRI检查可准确判断肌瘤大小、数目和位置。如有需要，还可选择宫腔镜、腹腔镜、子宫输卵管造影等协助诊断

二、护理评估

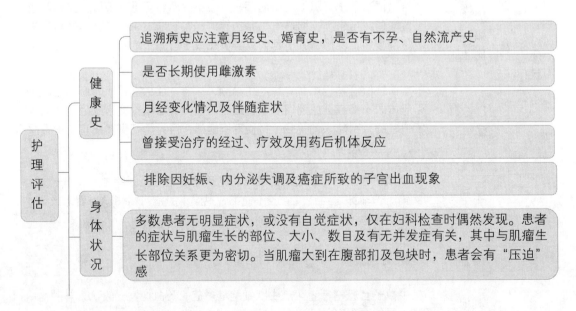

护理评估

健康史
追溯病史应注意月经史、婚育史，是否有不孕、自然流产史

是否长期使用雌激素

月经变化情况及伴随症状

曾接受治疗的经过、疗效及用药后机体反应

排除因妊娠、内分泌失调及癌症所致的子宫出血现象

身体状况
多数患者无明显症状，或没有自觉症状，仅在妇科检查时偶然发现。患者的症状与肌瘤生长的部位、大小、数目及有无并发症有关，其中与肌瘤生长部位关系更为密切。当肌瘤大到在腹部扪及包块时，患者会有"压迫"感

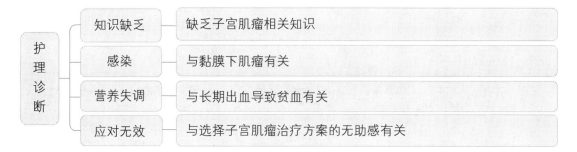

辅助检查

妇科检查：通过双合诊、三合诊发现不同类型子宫肌瘤的相应局部体征。肌瘤体积较小、症状不明显，或诊断有困难者，可借助探针探测宫腔深度及方向

B 超检查是常用的辅助检查，MRI 检查可准确判断肌瘤大小、数目和位置，还可选择宫腔镜、腹腔镜、子宫输卵管造影等协助诊断

心理评估

部分患者得知患有子宫肌瘤时会产生恐惧心理。有些会在明确诊断后为如何选择处理方案而显得迷茫，或因要接受手术治疗而害怕、不安

三、护理诊断

护理诊断

知识缺乏 — 缺乏子宫肌瘤相关知识

感染 — 与黏膜下肌瘤有关

营养失调 — 与长期出血导致贫血有关

应对无效 — 与选择子宫肌瘤治疗方案的无助感有关

四、护理措施

1. 一般护理

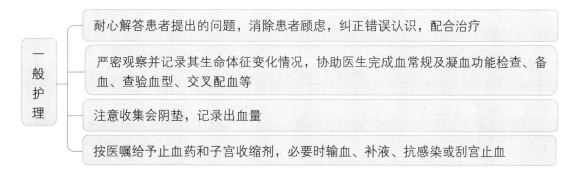

一般护理

耐心解答患者提出的问题，消除患者顾虑，纠正错误认识，配合治疗

严密观察并记录其生命体征变化情况，协助医生完成血常规及凝血功能检查、备血、查验血型、交叉配血等

注意收集会阴垫，记录出血量

按医嘱给予止血药和子宫收缩剂，必要时输血、补液、抗感染或刮宫止血

2. 对症护理

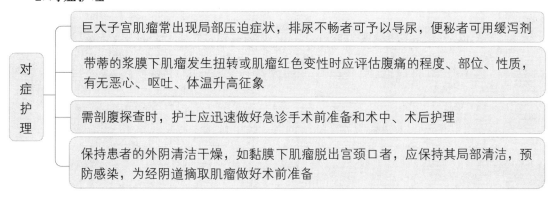

对症护理

巨大子宫肌瘤常出现局部压迫症状，排尿不畅者可予以导尿，便秘者可用缓泻剂

带蒂的浆膜下肌瘤发生扭转或肌瘤红色变性时应评估腹痛的程度、部位、性质，有无恶心、呕吐、体温升高征象

需剖腹探查时，护士应迅速做好急诊手术前准备和术中、术后护理

保持患者的外阴清洁干燥，如黏膜下肌瘤脱出宫颈口者，应保持其局部清洁，预防感染，为经阴道摘取肌瘤做好术前准备

3. 经腹或腹腔镜下行肌瘤切除或子宫切除术患者的护理

（1）床旁交接

床旁交接

> 手术完毕患者被送回病房时，护士应与麻醉医师、手术室护士进行详细的床旁交班，了解患者术中的情况，包括麻醉类型、手术范围、有无特殊护理注意事项

> 及时为患者测体温、血压、脉搏、呼吸；检查患者的输液情况、腹部伤口、阴道出血情况、背部麻醉管是否拔除及引流管是否通畅等，认真做好床旁交接班，详细记录观察情况

（2）体位

体位

> 采用全麻方式的患者，在尚未完全清醒前应有专人守护，去枕平卧，头侧向一旁，稍垫高一侧肩胸

> 蛛网膜下隙麻醉者去枕平卧12h；硬膜外麻醉者去枕平卧 6～8h

> 硬脊膜外腔阻滞麻醉患者术后宜多平卧一段时间

> 病情稳定的受术者，术后次日晨可采取半卧位

（3）切口情况

切口情况

> 根据术式，腹部切口有纵切口和横切口之分，腹腔镜切口在脐孔周围及两侧下腹小切口0.5～1.0cm

> 术后注意观察切口有无渗血、渗液，应用腹带包扎腹部，用 1～2kg 沙袋压迫腹部伤口6～8h

> 术后48h切口疼痛逐渐减轻，若切口持续疼痛则提示有血肿、感染等异常情况，需报告医生及时处理

（4）留置管的观察

留置管的观察
- 根据病情部分患者术后需要在腹腔或盆腔留置引流管，妇科手术后引流管可经腹部或经阴道放置，术后注意固定引流管
- 24h内引流液不超过200ml，性状应为淡血性或浆液性，引流量应逐渐减少
- 根据引流量，引流管一般术后2～3天拔除
- 妇科手术后留置尿管24～48h，在此期间护士应观察并记录尿量、颜色、性质，并保持导尿管通畅
- 导尿管拔出后4～6h应督促并协助患者自行排尿

（5）阴道情况

阴道情况
- 子宫全切患者阴道残端有伤口，应注意观察阴道分泌物的性质、量、颜色
- 术后阴道有少许浆液性分泌物属正常现象
- 注意观察术后阴道出血情况
- 经阴道黏膜下肌瘤摘除术常在蒂部留置止血钳24～48h，取出止血钳后需继续观察阴道出血情况，按阴道手术患者进行护理

五、健康教育

健康教育
- 非手术治疗的患者需定期随访（3～6个月），护士要告知患者随访的目的、意义和随访时间
- 随访注意监测肌瘤生长状况、了解患者症状的变化，如有异常及时和医生联系
- 针对应用激素治疗的患者，护士要向患者讲解药物的相关知识，使患者掌握药物的治疗作用、使用剂量、服用时间、方法、不良反应以及应对措施，避免擅自停药和服药过量引起撤退性出血和男性化
- 指导手术后的患者出院后1个月门诊复查，了解患者术后康复情况，并给予术后性生活、自我保健、日常工作恢复等健康指导
- 嘱患者任何时候出现不适或异常症状，需及时就诊

第三节　子宫内膜癌患者的护理

　　子宫内膜癌发生于子宫体的内膜层，以腺癌为主，又称子宫体癌，是女性生殖器官三大恶性肿瘤之一，约占女性癌症总数的 7%，多见于老年妇女。腺上皮来源的肿瘤通常生长缓慢，发生转移也较晚。随着妇女寿命的延长，在发达国家子宫内膜癌的发病率已经跃居女性生殖器官恶性肿瘤的第一位，在我国，该病的发病率也已明显上升。

一、临床表现

1. 症状

症状	阴道出血	经期前后的不规则阴道出血是子宫内膜癌的主要症状，通常表现为少量至中等量出血，大量出血少见。个别患者也有月经周期延迟，但表现不规律。绝经后患者可出现持续或间断性阴道出血，占本病患者人数的75%。子宫内膜癌患者通常无接触性出血。晚期出血中可杂有烂肉样组织
	阴道排液	子宫内膜癌早期感染机会较子宫颈癌少，初期可能仅有少量血性白带，但如果发生感染、坏死，则有大量恶臭的脓血样液体自阴道排出，排出的液体中可夹杂癌组织的小碎片。倘若宫腔积脓，引起发热、腹痛、白细胞计数增多，一般情况会快速恶化
	疼痛	肿瘤、出血与排液的淤积，会刺激子宫不规则收缩而引起阵发性疼痛，发生率为10%～46%。这种症状大多发生在晚期。晚期癌组织穿透浆膜或侵蚀宫旁结缔组织、膀胱、直肠或压迫宫旁其他组织也可引起疼痛，并呈顽固性、进行性加重，痛感多从腰骶部、下腹向大腿及膝放射
	其他	晚期可触及下腹部增大的子宫，其压迫输尿管可引起肾盂输尿管积水或致肾脏萎缩，也可以出现贫血、消瘦、发热、恶病质等全身衰竭表现

2. 体征

体征	全身表现	部分患者有糖尿病、高血压或肥胖。出血时间较长的患者会发生贫血。患者晚期因肿瘤消耗、疼痛、食欲减退、发热等，出现恶病质表现
	妇科检查	早期盆腔器官多无明显变化，子宫正常者占40%左右，合并肌瘤或病变至晚期，则子宫增大。绝经后患者子宫不显萎缩反而饱满、变硬，需提高警惕。卵巢可正常或增大，可伴有肿瘤。双合诊多无显著异常。晚期肿瘤侵犯子宫颈时，可见癌组织自宫颈口突出
	转移病灶	晚期腹股沟处可触及肿大变硬或融合成块的淋巴结，全身检查或有肺、肝等处转移体征

图解实用妇产科临床护理

二、护理评估

护理评估

- **健康史** 收集病史时应高度关注患者的高危因素。全面复习围绝经期月经紊乱者进一步检查的结果。对确诊为子宫内膜癌者，须详细询问并记录发病经过、有关检查、治术疗及出现症状后机体反应的情况

- **身体状况** 绝经后阴道出血是最典型的症状，通常出血量不多，绝经后患者可表现为持续或间歇性出血。晚期癌症患者常伴全身症状，表现为贫血、消瘦、恶病质、发热或全身衰竭等状况

- **辅助检查** 具体见下方"辅助检查"

- **心理 - 社会评估** 包括心理承受能力、对疾病认知程度及社会支持系统等

辅助检查

- **妇科检查** 早期患者妇科检查时无明显异常。随病程进展，盆腔检查时发现子宫大于其相应年龄应有大小，质稍软。晚期病例则出现与病程相对应的体征

- **分段诊断性刮宫** 是目前早期诊断子宫内膜癌最常用的刮取子宫内膜组织的方法。通常要求先环刮宫颈管，后探宫腔，再行宫腔搔刮内膜，标本分瓶做好标记，送病理检查。病理检查结果是确诊子宫内膜癌的依据

- **细胞学检查** 从阴道后穹隆或宫颈管汲取分泌物做涂片找癌细胞，但阳性率不高。采用特制的宫颈吸管或宫腔刷放入宫腔，汲取分泌物做涂片，阳性率可达90%。但此方法只供筛选，最后确诊仍需依靠病理检查结果

- **宫腔镜检查** 可直接观察子宫内膜病灶的生长情况，并在直视下取可疑病灶活组织送病理检查

- **B 超检查** 典型的子宫内膜癌声像图表现为子宫增大或大于绝经年龄，子宫内见实质不均的回声区，形态不规则，宫腔线消失。有时见肌层内不规则回声紊乱区，边界不清，可提示肌层浸润的程度

- **其他检查** 如癌血清标记物检查、CT、磁共振、淋巴造影检查等

三、护理诊断

护理诊断

- **焦虑** 与住院、需接受的诊治手段有关

- **知识缺乏** 缺乏子宫内膜癌术前常规、术后锻炼及活动方面的知识

- **睡眠型态紊乱** 与环境（住院）变化有关

四、护理措施

1. 疾病护理

疾病护理

- 尽量采用非技术性语言，帮助患者减轻对疾病和手术的焦虑及恐惧，建立信心，能主动配合治疗和护理

- 为患者提供安静、舒适的睡眠环境，减少夜间不必要的治疗程序；教会患者应用放松等技巧促进睡眠，必要时遵医嘱使用镇静剂

- 应加强营养，给予患者高热量、高蛋白、高维生素的饮食

2. 协助患者配合治疗

协助患者配合治疗

- 为需要接受手术治疗的患者提供腹部及阴道手术护理，将手术标本及时送交病理学检查。癌组织还需进行雌、孕激素受体检测。术后6～7天阴道残端羊肠线吸收或感染时可致残端出血，需严密观察并记录出血情况，此期间应减少活动

- 使患者理解放疗的意义，以取得患者的配合。接受盆腔放疗者，事先灌肠并留置尿管。腔内置入放射源期间，保证患者绝对卧床，指导患者进行床上肢体运动。取出放射源后，鼓励患者下床活动，并参与到生活自理项目

3. 激素及其他药物治疗的护理

激素及其他药物治疗的护理

- 对于晚期癌、癌复发者、不能手术切除或年轻、早期、要求保留生育功能患者，都可考虑孕激素治疗。一般用药剂量要大，如醋酸甲羟孕酮200～400mg/d，己酸孕酮500mg/d，至少10～12周方可初步评价有无疗效。在治疗过程中应注意观察药物不良反应，如水钠潴留、水肿、药物性肝炎等，需告诉患者停药后会逐步好转

- 对三苯氧胺治疗的患者，应注意观察药物的不良反应，包括潮热、畏寒，类似更年期综合征的反应；骨髓抑制反应；少数患者可出现阴道出血、恶心、呕吐。如出现不良反应应及时向医生汇报

4. 化疗药物治疗的护理

化疗药物治疗常用于晚期不能手术、放疗或治疗后复发的病例。护理措施详见子宫颈癌患者的护理。

五、健康教育

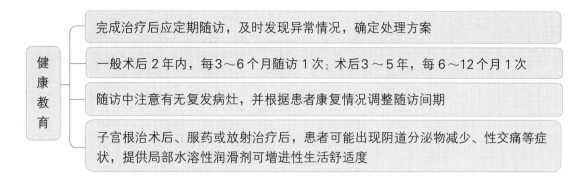

健康教育
- 完成治疗后应定期随访，及时发现异常情况，确定处理方案
- 一般术后 2 年内，每 3～6 个月随访 1 次；术后 3～5 年，每 6～12 个月 1 次
- 随访中注意有无复发病灶，并根据患者康复情况调整随访间期
- 子宫根治术后、服药或放射治疗后，患者可能出现阴道分泌物减少、性交痛等症状，提供局部水溶性润滑剂可增进性生活舒适度

第四节　卵巢肿瘤患者的护理

　　卵巢肿瘤是妇科常见肿瘤，有各种不同的形态和性质，又有良性、交界性及恶性之分。卵巢癌是女性生殖器官常见的恶性肿瘤之一，发病率仅次于子宫颈癌及子宫体癌而位居第 3 位。但卵巢癌的病死率占各类妇科恶性肿瘤的首位，对妇女生命造成严重威胁。因为卵巢的胚胎发育、组织解剖及内分泌功能较复杂，早期症状不典型，所以较难早期发现，术前鉴别卵巢肿瘤的组织类型及良恶性也相当困难。卵巢恶性肿瘤中以上皮性肿瘤最多见，其次是恶性生殖细胞肿瘤。恶性卵巢上皮性肿瘤患者手术中发现肿瘤局限于卵巢的只占 30%，大多数已扩散到子宫、双侧附件、大网膜及盆腔各器官。

一、临床表现

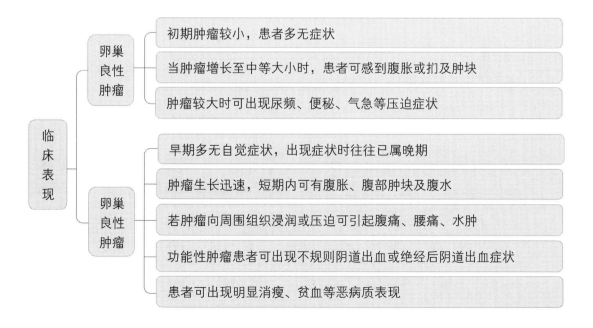

临床表现
- 卵巢良性肿瘤
  - 初期肿瘤较小，患者多无症状
  - 当肿瘤增长至中等大小时，患者可感到腹胀或扪及肿块
  - 肿瘤较大时可出现尿频、便秘、气急等压迫症状
- 卵巢良性肿瘤
  - 早期多无自觉症状，出现症状时往往已属晚期
  - 肿瘤生长迅速，短期内可有腹胀、腹部肿块及腹水
  - 若肿瘤向周围组织浸润或压迫可引起腹痛、腰痛、水肿
  - 功能性肿瘤患者可出现不规则阴道出血或绝经后阴道出血症状
  - 患者可出现明显消瘦、贫血等恶病质表现

二、护理评估

护理评估
├─ 健康史：早期患者多无特殊症状，通常于妇科普查时发现盆腔肿块而就医。注意收集与发病有关的高危因素，根据患者的年龄、病程长短及局部体征初步判断是否为卵巢肿瘤、有无并发症

├─ 身体状况：体积小的卵巢肿瘤不易早期诊断。被确诊为卵巢癌者，在检查中需重视肿瘤增长速度、质地、伴随出现的腹胀、膀胱、直肠等压迫症状，以及营养消耗、食欲减退等恶性肿瘤的临床特征。当出现卵巢肿瘤蒂扭转、破裂、感染等并发症时，患者将出现相应的临床症状和体征

├─ 辅助检查
│   ├─ B超检查：可明确肿瘤的大小、形状、囊实性、部位及与周围脏器的关系
│   ├─ X线检查：必要时肠道造影可了解肿瘤与肠道的关系，并排除胃肠道肿瘤
│   ├─ CT及MRI检查：可了解肿瘤侵犯腹腔或盆腔的范围
│   ├─ 肿瘤标记物：具体见下方"肿瘤标记物"
│   ├─ 腹腔镜检查：可直接观察肿块外观和盆腔、腹腔及横膈等部位
│   └─ 细胞学检查：抽取腹腔积液或腹腔冲洗液和胸腔积液，行细胞学检查

└─ 心理-社会评估：包括心理承受能力、对疾病认知程度及社会支持系统等

肿瘤标记物
├─ 血清CA125：80%卵巢上皮性肿瘤患者血清CA125水平升高。90%以上患者CA125水平与病程进展相关
├─ 血清甲胎蛋白（AFP）：对卵黄囊瘤有特异性诊断价值
├─ 血清HCG：对非妊娠性卵巢绒癌有特异性
├─ 性激素：颗粒细胞瘤、卵泡膜细胞瘤产生较高水平雌激素
└─ 血清人附睾蛋白4：继CA125后被高度认可的卵巢上皮性癌肿瘤标记物

三、护理诊断

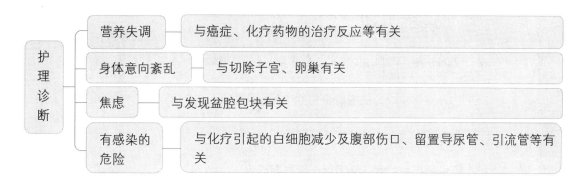

护理诊断
- 营养失调 —— 与癌症、化疗药物的治疗反应等有关
- 身体意向紊乱 —— 与切除子宫、卵巢有关
- 焦虑 —— 与发现盆腔包块有关
- 有感染的危险 —— 与化疗引起的白细胞减少及腹部伤口、留置导尿管、引流管等有关

四、护理措施

1. 心理护理

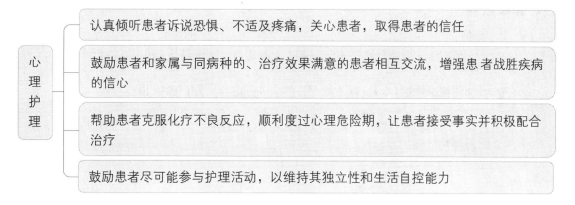

心理护理
- 认真倾听患者诉说恐惧、不适及疼痛，关心患者，取得患者的信任
- 鼓励患者和家属与同病种的、治疗效果满意的患者相互交流，增强患者战胜疾病的信心
- 帮助患者克服化疗不良反应，顺利度过心理危险期，让患者接受事实并积极配合治疗
- 鼓励患者尽可能参与护理活动，以维持其独立性和生活自控能力

2. 检查和治疗

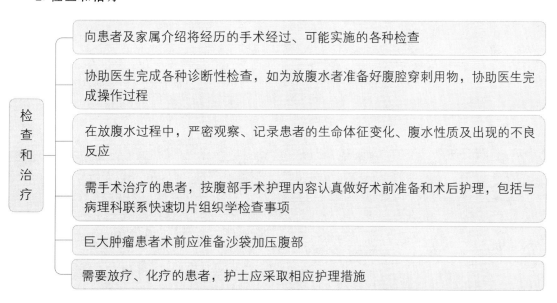

检查和治疗
- 向患者及家属介绍将经历的手术经过、可能实施的各种检查
- 协助医生完成各种诊断性检查，如为放腹水者准备好腹腔穿刺用物，协助医生完成操作过程
- 在放腹水过程中，严密观察、记录患者的生命体征变化、腹水性质及出现的不良反应
- 需手术治疗的患者，按腹部手术护理内容认真做好术前准备和术后护理，包括与病理科联系快速切片组织学检查事项
- 巨大肿瘤患者术前应准备沙袋加压腹部
- 需要放疗、化疗的患者，护士应采取相应护理措施

3. 做好随访工作

做好随访工作
- 卵巢癌手术后常需辅以化疗，但尚无统一化疗方案，多按组织类型制订不同方案，疗程长短因个案情况而定
- 早期患者常采用静脉化疗3～6个疗程，疗程间隔4周
- 晚期患者可采用静脉腹腔联合化疗或静脉化疗6～8个疗程，疗程间隔3周
- 老年患者可用卡铂或紫杉醇单药化疗
- 护士应协助患者克服实际困难，努力完成治疗计划
- 卵巢癌易复发，患者需接受长期随访和监测：术后1年内，每月随访1次；术后第2年，每3个月1次；术后第3～5年根据病情每4～6个月1次

五、健康教育

健康教育
- 大力宣传卵巢癌的高危因素，多进食高蛋白、富含维生素A的食物
- 加强健康体检，30岁以上妇女每年应进行妇科检查，包括B超检查
- 高危人群，如乳腺癌、胃肠道癌患者治疗后应每半年检查1次，必要时检测血清肿瘤标记物

第六章

外阴、阴道手术患者的临床护理

第一节　外阴、阴道创伤患者的护理

　　分娩是导致外阴、阴道创伤的主要原因，也可因外伤所致，如不慎跌倒、外阴触于锐器上等。创伤可伤及阴道或穿过阴道损伤尿道、膀胱或直肠。幼女受到强暴可致软组织受伤；初次性交时处女膜破裂，绝大多数可自行愈合，偶见裂口延至小阴唇、阴道或伤及穹隆，引起大量阴道流血，导致失血性贫血或休克。

一、临床表现

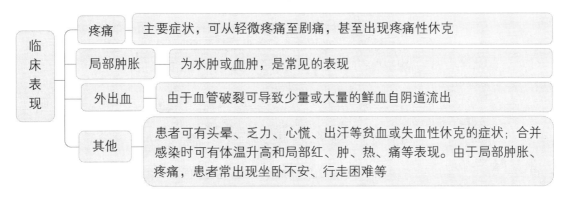

二、护理评估

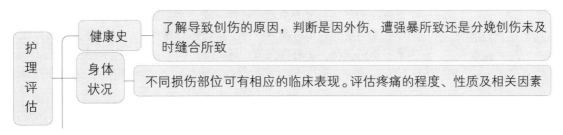

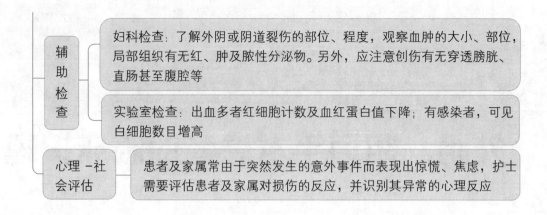

辅助检查	妇科检查：了解外阴或阴道裂伤的部位、程度，观察血肿的大小、部位，局部组织有无红、肿及脓性分泌物。另外，应注意创伤有无穿透膀胱、直肠甚至腹腔等
	实验室检查：出血多者红细胞计数及血红蛋白值下降；有感染者，可见白细胞数目增高
心理 –社会评估	患者及家属常由于突然发生的意外事件而表现出惊慌、焦虑，护士需要评估患者及家属对损伤的反应，并识别其异常的心理反应

三、护理诊断

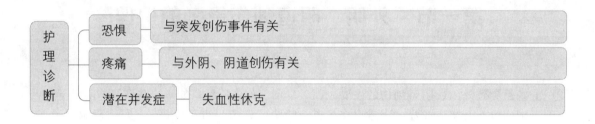

护理诊断	恐惧	与突发创伤事件有关
	疼痛	与外阴、阴道创伤有关
	潜在并发症	失血性休克

四、护理措施

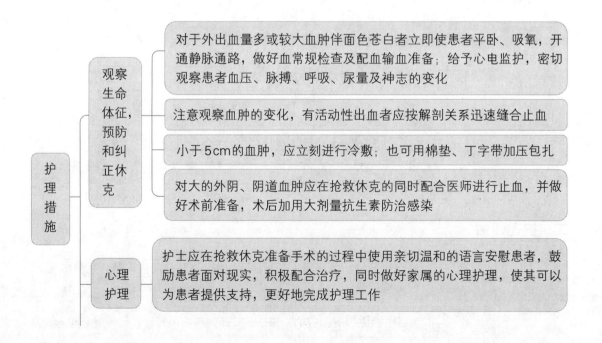

护理措施	观察生命体征，预防和纠正休克	对于外出血量多或较大血肿伴面色苍白者立即使患者平卧、吸氧，开通静脉通路，做好血常规检查及配血输血准备；给予心电监护，密切观察患者血压、脉搏、呼吸、尿量及神志的变化
		注意观察血肿的变化，有活动性出血者应按解剖关系迅速缝合止血
		小于5cm的血肿，应立刻进行冷敷；也可用棉垫、丁字带加压包扎
		对大的外阴、阴道血肿应在抢救休克的同时配合医师进行止血，并做好术前准备，术后加用大剂量抗生素防治感染
	心理护理	护士应在抢救休克准备手术的过程中使用亲切温和的语言安慰患者，鼓励患者面对现实，积极配合治疗，同时做好家属的心理护理，使其可以为患者提供支持，更好地完成护理工作

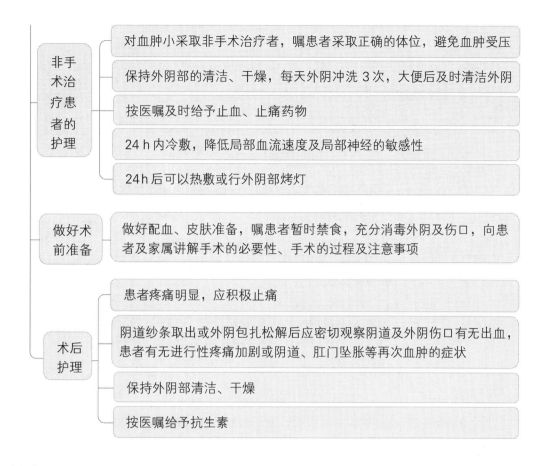

非手术治疗患者的护理
- 对血肿小采取非手术治疗者，嘱患者采取正确的体位，避免血肿受压
- 保持外阴部的清洁、干燥，每天外阴冲洗 3 次，大便后及时清洁外阴
- 按医嘱及时给予止血、止痛药物
- 24 h 内冷敷，降低局部血流速度及局部神经的敏感性
- 24 h 后可以热敷或行外阴部烤灯

做好术前准备
- 做好配血、皮肤准备，嘱患者暂时禁食，充分消毒外阴及伤口，向患者及家属讲解手术的必要性、手术的过程及注意事项

术后护理
- 患者疼痛明显，应积极止痛
- 阴道纱条取出或外阴包扎松解后应密切观察阴道及外阴伤口有无出血，患者有无进行性疼痛加剧或阴道、肛门坠胀等再次血肿的症状
- 保持外阴部清洁、干燥
- 按医嘱给予抗生素

五、健康教育

健康教育
- 介绍手术的名称及过程，解释手术的必要性、注意事项、术前准备的内容、主动配合的技巧等；讲解疾病相关知识、术后保持外阴、阴道清洁的重要性、方法等
- 讲解手术中的体位及术后维持相应体位的重要性

第二节　子宫脱垂患者的护理

　　子宫脱垂是指子宫从正常位置沿阴道下降，至宫颈外口达坐骨棘水平以下，甚至子宫全部脱出于阴道口以外。子宫脱垂常合并有阴道前壁和后壁膨出，以阴道前壁脱垂为多见。子宫脱垂是我国妇女常见病之一，在妇女劳动强度大的山区、丘陵地区发病率高。

一、临床表现

1. 症状

Ⅰ度患者多无症状，Ⅱ度、Ⅲ度患者主要有如下表现。

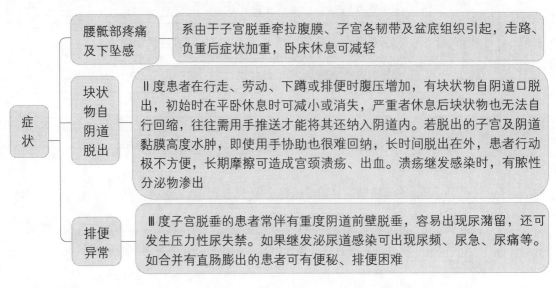

症状

- 腰骶部疼痛及下坠感：系由于子宫脱垂牵拉腹膜、子宫各韧带及盆底组织引起，走路、负重后症状加重，卧床休息可减轻

- 块状物自阴道脱出：Ⅱ度患者在行走、劳动、下蹲或排便时腹压增加，有块状物自阴道口脱出，初始时在平卧休息时可减小或消失，严重者休息后块状物也无法自行回缩，往往需用手推送才能将其还纳入阴道内。若脱出的子宫及阴道黏膜高度水肿，即使用手协助也很难回纳，长时间脱出在外，患者行动极不方便，长期摩擦可造成宫颈溃疡、出血。溃疡继发感染时，有脓性分泌物渗出

- 排便异常：Ⅲ度子宫脱垂的患者常伴有重度阴道前壁脱垂，容易出现尿潴留，还可发生压力性尿失禁。如果继发泌尿道感染可出现尿频、尿急、尿痛等。如合并有直肠膨出的患者可有便秘、排便困难

2. 体征

不能回纳的子宫脱垂常伴有阴道前后壁、膀胱及直肠膨出，阴道黏膜增厚角化、宫颈肥大并延长。

二、护理评估

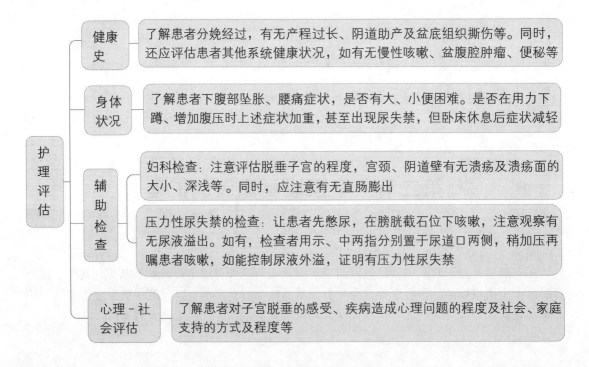

护理评估

- 健康史：了解患者分娩经过，有无产程过长、阴道助产及盆底组织撕伤等。同时，还应评估患者其他系统健康状况，如有无慢性咳嗽、盆腹腔肿瘤、便秘等

- 身体状况：了解患者下腹部坠胀、腰痛症状，是否有大、小便困难。是否在用力下蹲、增加腹压时上述症状加重，甚至出现尿失禁，但卧床休息后症状减轻

- 辅助检查：
  - 妇科检查：注意评估脱垂子宫的程度，宫颈、阴道壁有无溃疡及溃疡面的大小、深浅等。同时，应注意有无直肠膨出
  - 压力性尿失禁的检查：让患者先憋尿，在膀胱截石位下咳嗽，注意观察有无尿液溢出。如有，检查者用示、中两指分别置于尿道口两侧，稍加压再嘱患者咳嗽，如能控制尿液外溢，证明有压力性尿失禁

- 心理-社会评估：了解患者对子宫脱垂的感受、疾病造成心理问题的程度及社会、家庭支持的方式及程度等

三、护理诊断

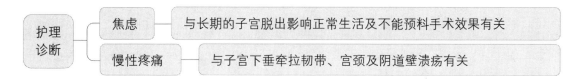

护理诊断
- 焦虑 —— 与长期的子宫脱出影响正常生活及不能预料手术效果有关
- 慢性疼痛 —— 与子宫下垂牵拉韧带、宫颈及阴道壁溃疡有关

四、护理措施

1. 心理护理

心理护理
- 护士应亲切地对待患者，理解患者，鼓励患者说出自己的疾苦
- 讲解子宫脱垂的疾病知识和预后
- 做好家属的工作，让家属理解患者，协助患者早日康复

2. 一般护理

一般护理
- 加强营养，鼓励患者进食高蛋白、高维生素膳食，多饮水和果汁
- 保持外阴清洁、干燥，局部脱出组织每天用1:5000高锰酸钾坐浴，擦干后涂抹含抗生素的软膏于溃疡面上，禁止使用酸性或碱性等刺激性药液
- 选择吸水性、透气性好的卫生垫，使用干净的棉质紧内裤，或用清洁丁字带
- 及时就医并将脱出物还纳，避免长时间摩擦
- 不能还纳者需卧床休息，减少下地活动次数及时间
- 评估患者的生命体征、子宫脱垂程度、表面溃疡程度、膀胱膨出程度等
- 指导患者练习床上仰卧位排尿，必要时放置导管训练膀胱收缩功能

3. 子宫托使用护理

子宫托使用护理
- 为患者选择合适型号的子宫托，教会患者放置的方法
- 保持子宫托及阴道的清洁，子宫托应每天早上放入阴道，睡前取出消毒后备用
- 定期复查，上托后应于第 1、3、6 个月时到医院复查 1 次，以后每 3～6 个月到医院检查 1 次

4. 术前准备

<table>
<tr><td rowspan="6">术前准备</td><td>术前5天开始进行阴道准备，子宫脱垂患者应每天坐浴2次，每次15～20min，一般采取1:5000高锰酸钾或0.2‰聚维酮碘（碘伏）液，也可用温水</td></tr>
<tr><td>对Ⅱ度、Ⅲ度子宫脱垂患者，特别是有溃疡者，需阴道冲洗，应在冲洗以后局部涂40%紫草油或含抗生素的软膏，并更换内裤</td></tr>
<tr><td>应特别注意冲洗液的温度，一般在41～43℃为宜，冲洗后戴上无菌手套将脱垂的子宫还纳于阴道内，让患者平卧于床上半小时</td></tr>
<tr><td>积极治疗局部炎症，按医嘱使用抗生素及含雌激素的软膏</td></tr>
<tr><td>按清洁洗肠要求进行胃肠准备</td></tr>
<tr><td>术晨用消毒液行阴道和宫颈消毒，必要时宫颈涂龙胆紫</td></tr>
</table>

5. 术后护理

<table>
<tr><td rowspan="5">术后护理</td><td>术后除按一般外阴、阴道手术患者的护理外，患者应卧床休息7～10天</td></tr>
<tr><td>导尿管留置3～5天，保持会阴清洁，每天行外阴擦洗</td></tr>
<tr><td>宜采用平卧位，避免增加腹压的动作，如下蹲、咳嗽等</td></tr>
<tr><td>流质或无渣半流质1～2天，后改普食，术后用缓泻剂预防便秘</td></tr>
<tr><td>遵医嘱使用抗生素，注意观察阴道出血量、阴道分泌物和外阴伤口情况</td></tr>
</table>

五、健康教育

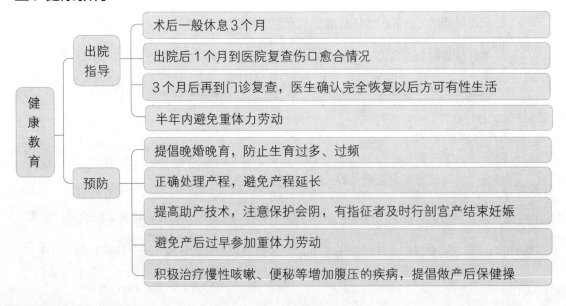

<table>
<tr><td rowspan="9">健康教育</td><td rowspan="4">出院指导</td><td>术后一般休息3个月</td></tr>
<tr><td>出院后1个月到医院复查伤口愈合情况</td></tr>
<tr><td>3个月后再到门诊复查，医生确认完全恢复以后方可有性生活</td></tr>
<tr><td>半年内避免重体力劳动</td></tr>
<tr><td rowspan="5">预防</td><td>提倡晚婚晚育，防止生育过多、过频</td></tr>
<tr><td>正确处理产程，避免产程延长</td></tr>
<tr><td>提高助产技术，注意保护会阴，有指征者及时行剖宫产结束妊娠</td></tr>
<tr><td>避免产后过早参加重体力劳动</td></tr>
<tr><td>积极治疗慢性咳嗽、便秘等增加腹压的疾病，提倡做产后保健操</td></tr>
</table>

第三节　外阴癌患者的护理

外阴癌是女性外阴恶性肿瘤中最常见的一种（约占90％），占女性生殖系统肿瘤的3％～5％，多见于60岁以上妇女，近年发病率有增高趋势。以外阴鳞状细胞癌最常见（约占95％），其他有恶性黑色素瘤、基底细胞癌、前庭大腺癌等。约2/3的外阴癌发生在大阴唇，其余的1/3发生在小阴唇、阴蒂、会阴、阴道等部位。

一、临床表现

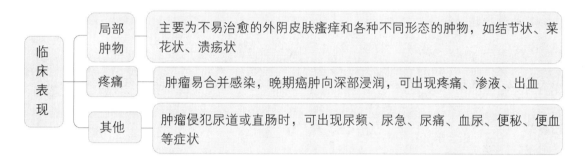

临床表现	局部肿物	主要为不易治愈的外阴皮肤瘙痒和各种不同形态的肿物，如结节状、菜花状、溃疡状
	疼痛	肿瘤易合并感染，晚期癌肿向深部浸润，可出现疼痛、渗液、出血
	其他	肿瘤侵犯尿道或直肠时，可出现尿频、尿急、尿痛、血尿、便秘、便血等症状

二、护理评估

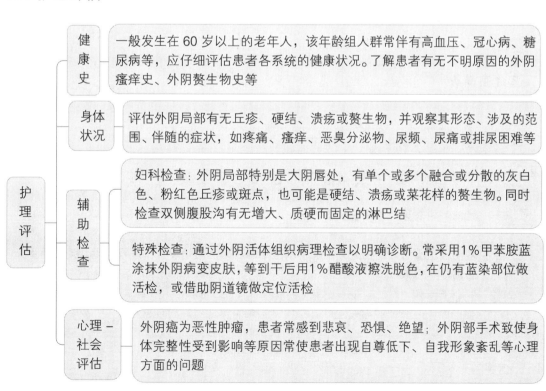

护理评估	健康史	一般发生在60岁以上的老年人，该年龄组人群常伴有高血压、冠心病、糖尿病等，应仔细评估患者各系统的健康状况。了解患者有无不明原因的外阴瘙痒史、外阴赘生物史等
	身体状况	评估外阴局部有无丘疹、硬结、溃疡或赘生物，并观察其形态、涉及的范围、伴随的症状，如疼痛、瘙痒、恶臭分泌物、尿频、尿痛或排尿困难等
	辅助检查	妇科检查：外阴局部特别是大阴唇处，有单个或多个融合或分散的灰白色、粉红色丘疹或斑点，也可能是硬结、溃疡或菜花样的赘生物。同时检查双侧腹股沟有无增大、质硬而固定的淋巴结
		特殊检查：通过外阴活体组织病理检查以明确诊断。常采用1%甲苯胺蓝涂抹外阴病变皮肤，等到干后用1%醋酸液擦洗脱色，在仍有蓝染部位做活检，或借助阴道镜做定位活检
	心理-社会评估	外阴癌为恶性肿瘤，患者常感到悲哀、恐惧、绝望；外阴部手术致使身体完整性受到影响等原因常使患者出现自尊低下、自我形象紊乱等心理方面的问题

三、护理诊断

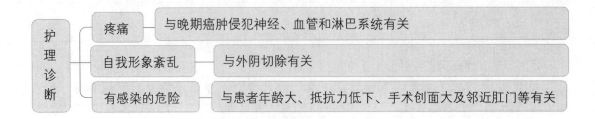

护理诊断
- 疼痛 —— 与晚期癌肿侵犯神经、血管和淋巴系统有关
- 自我形象紊乱 —— 与外阴切除有关
- 有感染的危险 —— 与患者年龄大、抵抗力低下、手术创面大及邻近肛门等有关

四、护理措施

1. 心理护理

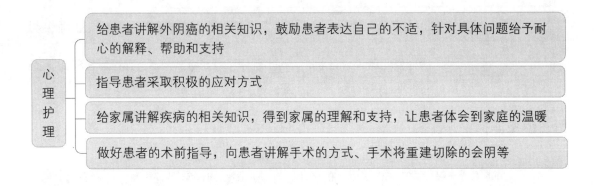

心理护理
- 给患者讲解外阴癌的相关知识，鼓励患者表达自己的不适，针对具体问题给予耐心的解释、帮助和支持
- 指导患者采取积极的应对方式
- 给家属讲解疾病的相关知识，得到家属的理解和支持，让患者体会到家庭的温暖
- 做好患者的术前指导，向患者讲解手术的方式、手术将重建切除的会阴等

2. 术前准备

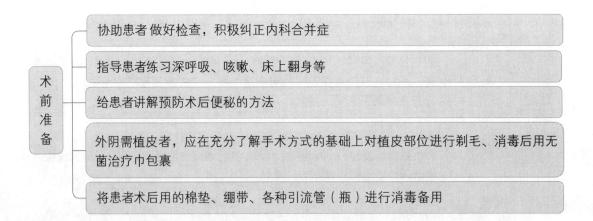

术前准备
- 协助患者做好检查，积极纠正内科合并症
- 指导患者练习深呼吸、咳嗽、床上翻身等
- 给患者讲解预防术后便秘的方法
- 外阴需植皮者，应在充分了解手术方式的基础上对植皮部位进行剃毛、消毒后用无菌治疗巾包裹
- 将患者术后用的棉垫、绷带、各种引流管（瓶）进行消毒备用

3. 术后护理

术后护理

- 除按一般会阴部手术患者护理以外，应给予患者积极止痛
- 术后取平卧、外展、屈膝体位，并在腘窝垫一软垫
- 严密观察切口有无渗血，皮肤有无红、肿、热、痛等感染征象以及皮肤湿度、温度、颜色等移植皮瓣的愈合情况
- 保持引流通畅，注意观察引流物的量、色、性状等
- 按医嘱给予抗生素，外阴切口术后5天开始间断拆线，腹股沟切口术后7天拆线
- 每日行会阴擦洗，保持局部清洁、干燥
- 术后2天起，会阴部、腹股沟部可用红外线照射，每天2次，每次20min，促进切口愈合
- 指导患者合理进食，鼓励患者上半身及上肢活动，预防压疮
- 术后第5天，给予缓泻剂口服使粪便软化

4. 放疗患者的皮肤护理

放疗患者的皮肤护理

- 放射线治疗者常在照射后8~10天出现皮肤的反应
- 护理人员应在患者放疗期间及以后的一段时间内随时观察照射皮肤的颜色、结构及完整性，根据损伤的程度进行护理
- 轻度损伤表现为皮肤红斑，然后转化为干性脱屑，此期在保护皮肤的基础上可继续照射
- 中度损伤表现为水疱、溃烂和组织皮层丧失，此时应停止放疗，待其痊愈，注意保持皮肤清洁、干燥，避免感染，勿刺破水疱，可涂1%甲紫或用无菌凡士林纱布换药
- 重度表现为局部皮肤溃疡，应停止照射，避免局部刺激，除保持局部清洁干燥外，可用生肌散或抗生素软膏换药

五、健康教育

告知患者应于外阴根治术后3个月返回医院复诊以全面评估其术后恢复情况，医师与患者一同商讨治疗及随访计划。

外阴癌放疗以后2年内复发的患者约占80%，5年内约占90%，因此应指导患者具体随访时间，第1年，前6个月每月1次，后6个月每2月1次；第2年，每3个月1次；第3~4年每半年1次；第5年及以后每年1次。随访内容包括放疗的效果、不良反应及有无肿瘤复发的征象等。

第四节 处女膜闭锁患者的护理

处女膜闭锁又称无孔处女膜，临床较常见，系泌尿生殖窦上皮未能贯穿阴道前庭部所致。青春期少女月经来潮时经血无法排出，最初血沉积在阴道，多周期以后逐渐发展至子宫腔积血，甚至引起输卵管或腹腔积血。

一、临床表现

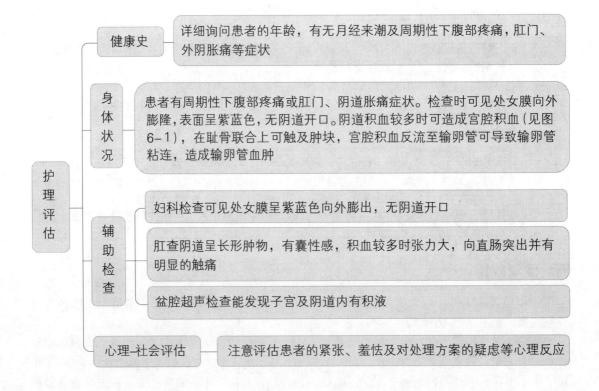

临床表现
- 患者在月经来潮前无症状，绝大多数患者表现为青春期后出现进行性加重的周期性下腹部疼痛而无月经来潮
- 严重者可出现便秘、肛门坠胀、尿频或尿潴留等压迫症状

二、护理评估

护理评估

- **健康史**：详细询问患者的年龄，有无月经来潮及周期性下腹部疼痛，肛门、外阴胀痛等症状

- **身体状况**：患者有周期性下腹部疼痛或肛门、阴道胀痛症状。检查时可见处女膜向外膨隆，表面呈紫蓝色，无阴道开口。阴道积血较多时可造成宫腔积血（见图6-1），在耻骨联合上可触及肿块，宫腔积血反流至输卵管可导致输卵管粘连，造成输卵管血肿

- **辅助检查**：
  - 妇科检查可见处女膜呈紫蓝色向外膨出，无阴道开口
  - 肛查阴道呈长形肿物，有囊性感，积血较多时张力大，向直肠突出并有明显的触痛
  - 盆腔超声检查能发现子宫及阴道内有积液

- **心理-社会评估**：注意评估患者的紧张、羞怯及对处理方案的疑虑等心理反应

图解实用妇产科临床护理

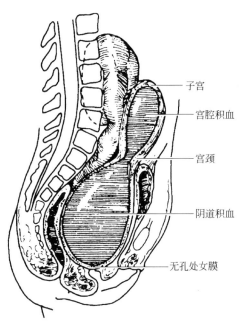

子宫
宫腔积血
宫颈
阴道积血
无孔处女膜

图 6-1　无孔处女膜引起的阴道和宫腔积血（矢状面）

三、护理诊断

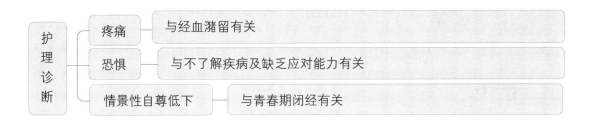

护理诊断	疼痛	与经血潴留有关
	恐惧	与不了解疾病及缺乏应对能力有关
	情景性自尊低下	与青春期闭经有关

四、护理措施

护理措施	心理支持	和蔼对待患者及家属，通过书面资料、挂图等方式给患者和家属讲解疾病的发生、发展过程，讲解手术的方法、良好的预后，让患者和家属理解，减少其紧张情绪。术后认真倾听患者的感受，肯定患者应对的能力，根据不同的心理特点进行护理
	术后体位与活动	术后通常采取头高脚低或半卧位；注意保持阴道引流通畅，防止创缘粘连；12h以后可下床活动
	外阴护理	一般保留尿管1～2天；每日外阴擦洗2次直至积血排尽；教会患者使用消毒卫生垫的方法，按医嘱给予广谱抗生素和甲硝唑预防感染

五、健康教育

健康教育	出院前，教会患者保持外阴部清洁、干燥的方法
	1个月后到门诊复查
	嘱患者及家属注意下个周期月经来潮时经血是否通畅，如仍有下腹部胀痛及肛门坠胀等症状，应及时就诊

第五节　先天性无阴道患者的护理

先天性无阴道为双侧副中肾管发育不全的结果，大部分患者合并无子宫或只有始基子宫，但卵巢一般均正常。

一、临床表现

| 临床表现 | 一般无症状，多数患者系青春期后无月经来潮或婚后性交困难而就诊 |
| | 极少数患者有发育正常的子宫，表现为青春期因宫腔积血而出现周期性下腹部疼痛 |

二、护理评估

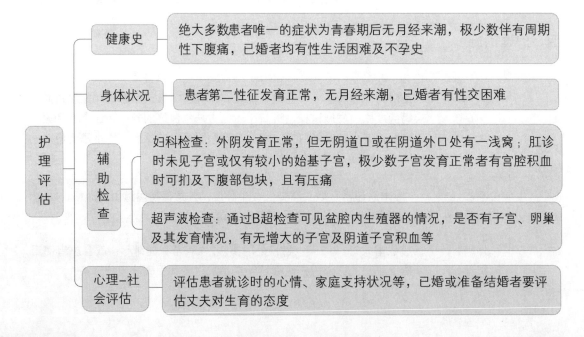

护理评估	健康史	绝大多数患者唯一的症状为青春期后无月经来潮，极少数伴有周期性下腹痛，已婚者均有性生活困难及不孕史
	身体状况	患者第二性征发育正常，无月经来潮，已婚者有性交困难
	辅助检查	妇科检查：外阴发育正常，但无阴道口或在阴道外口处有一浅窝；肛诊时未见子宫或仅有较小的始基子宫，极少数子宫发育正常者有宫腔积血时可扪及下腹部包块，且有压痛
		超声波检查：通过B超检查可见盆腔内生殖器的情况，是否有子宫、卵巢及其发育情况，有无增大的子宫及阴道子宫积血等
	心理-社会评估	评估患者就诊时的心情、家庭支持状况等，已婚或准备结婚者要评估丈夫对生育的态度

图解实用妇产科临床护理

三、护理诊断

护理诊断
- 疼痛 —— 与宫腔积血、手术创伤或更换阴道模型有关
- 自尊低下 —— 与不能生育有关

四、护理措施

1. 心理护理

心理护理
- 同情理解患者，多与患者及家属沟通交流，让患者、家属了解有关知识，让家属（尤其是丈夫）了解疾病的发生、发展过程，积极面对现实，理解患者，并鼓励患者及家属参与手术方案的选择和制订过程
- 术后鼓励患者尽快恢复原来的学习和工作，积极参与集体活动，充分认识自己其他方面的才能，使其对今后的生活充满信心

2. 术前准备

术前准备
- 根据患者的年龄选择适当型号的阴道模型，并为患者准备两个以上的阴道模型及丁字带，消毒后备用
- 对游离皮瓣阴道成形术者，应准备一侧大腿中部皮肤，皮肤进行剃毛及消毒后用无菌治疗巾包裹以备术中使用
- 对于涉及肠道的手术如乙状结肠阴道成形术者应做好肠道准备
- 其他术前准备同一般会阴部手术患者

3. 术后护理

术后护理
- 疼痛护理 —— 遵医嘱给予患者镇痛药；给予患者心理支持，向患者多解释开导，给予患者安慰和鼓励，增强其战胜疾病痛苦的意志
- 尿管护理 —— 术后患者留置尿管，应详细记录尿管中尿液的颜色、性质及量。护士应定时巡视，如果发现有堵塞、脱落等现象，应及时通知医生处理。术后遵医嘱拔除尿管，护士需观察患者排尿情况，如出现尿频、尿急、尿痛等膀胱刺激症状及发生尿潴留时应及时通知医生并处理
- 人工阴道护理 —— 乙状结肠成形术者应观察人工阴道的血供情况，分泌物的量、性状，有无感染，并控制首次排便时间

阴道模具的 使用护理	患者第一次更换阴道模具时疼痛明显，常需在更换前30min用镇痛药。阴道模具应选择适当的型号，并在模具表面涂润滑剂；阴道模具应每天消毒并更换
会阴部 护理	做好会阴部的护理，每天清洗会阴，尤其是排便后用温水清洗会阴部

五、健康教育

	出院前指导患者掌握阴道模具的消毒和放置方法
健康教育	鼓励患者出院以后坚持使用阴道模具，并每天消毒更换；青春期女性需坚持应用阴道模具至结婚有性生活为止
	嘱已婚者术后应到医院复查，阴道伤口完全复合后方可有性生活
	指导患者出院后要保持大便通畅，必要时可口服泻药
	指导患者按医生的要求及时到医院门诊复查

第六节　尿瘘患者的护理

　　尿瘘是指生殖道和泌尿道之间形成的异常通道。根据泌尿生殖瘘发生的部位分为膀胱阴道瘘、膀胱宫颈瘘、尿道阴道瘘、膀胱尿道阴道瘘、膀胱宫颈阴道瘘及输尿管阴道瘘等（见图 6-2）。临床上以膀胱阴道瘘最为常见，有时可并存两种或多种类型尿瘘。

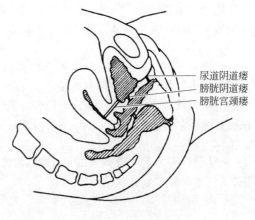

尿道阴道瘘
膀胱阴道瘘
膀胱宫颈瘘

图 6-2　尿瘘

一、临床表现

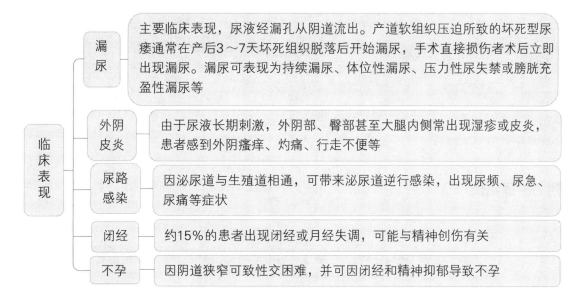

临床表现

- **漏尿**：主要临床表现，尿液经漏孔从阴道流出。产道软组织压迫所致的坏死型尿瘘通常在产后3～7天坏死组织脱落后开始漏尿，手术直接损伤者术后立即出现漏尿。漏尿可表现为持续漏尿、体位性漏尿、压力性尿失禁或膀胱充盈性漏尿等

- **外阴皮炎**：由于尿液长期刺激，外阴部、臀部甚至大腿内侧常出现湿疹或皮炎，患者感到外阴瘙痒、灼痛、行走不便等

- **尿路感染**：因泌尿道与生殖道相通，可带来泌尿道逆行感染，出现尿频、尿急、尿痛等症状

- **闭经**：约15%的患者出现闭经或月经失调，可能与精神创伤有关

- **不孕**：因阴道狭窄可致性交困难，并可因闭经和精神抑郁导致不孕

二、护理评估

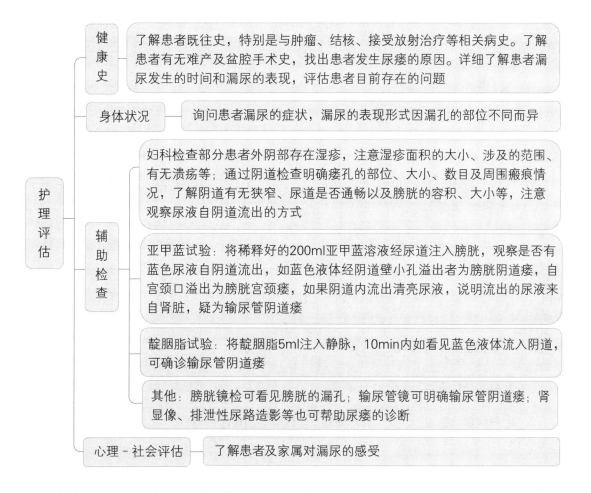

护理评估

- **健康史**：了解患者既往史，特别是与肿瘤、结核、接受放射治疗等相关病史。了解患者有无难产及盆腔手术史，找出患者发生尿瘘的原因。详细了解患者漏尿发生的时间和漏尿的表现，评估患者目前存在的问题

- **身体状况**：询问患者漏尿的症状，漏尿的表现形式因漏孔的部位不同而异

- **辅助检查**：
  - 妇科检查部分患者外阴部存在湿疹，注意湿疹面积的大小、涉及的范围、有无溃疡等；通过阴道检查明确瘘孔的部位、大小、数目及周围瘢痕情况，了解阴道有无狭窄、尿道是否通畅以及膀胱的容积、大小等，注意观察尿液自阴道流出的方式
  - 亚甲蓝试验：将稀释好的200ml亚甲蓝溶液经尿道注入膀胱，观察是否有蓝色尿液自阴道流出，如蓝色液体经阴道壁小孔溢出者为膀胱阴道瘘，自宫颈口溢出为膀胱宫颈瘘，如果阴道内流出清亮尿液，说明流出的尿液来自肾脏，疑为输尿管阴道瘘
  - 靛胭脂试验：将靛胭脂5ml注入静脉，10min内如看见蓝色液体流入阴道，可确诊输尿管阴道瘘
  - 其他：膀胱镜检可看见膀胱的漏孔；输尿管镜可明确输尿管阴道瘘；肾显像、排泄性尿路造影等也可帮助尿瘘的诊断

- **心理-社会评估**：了解患者及家属对漏尿的感受

三、护理诊断

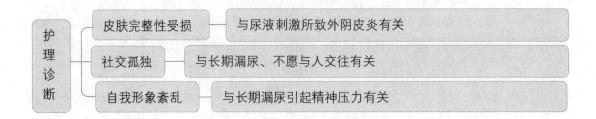

护理诊断
- 皮肤完整性受损 —— 与尿液刺激所致外阴皮炎有关
- 社交孤独 —— 与长期漏尿、不愿与人交往有关
- 自我形象紊乱 —— 与长期漏尿引起精神压力有关

四、护理措施

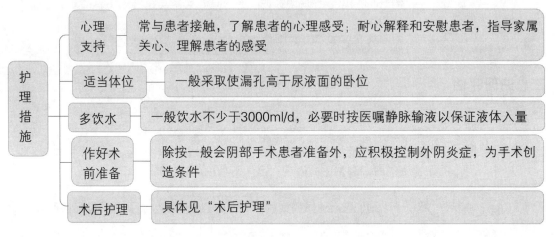

护理措施
- 心理支持 —— 常与患者接触，了解患者的心理感受；耐心解释和安慰患者，指导家属关心、理解患者的感受
- 适当体位 —— 一般采取使漏孔高于尿液面的卧位
- 多饮水 —— 一般饮水不少于3000ml/d，必要时按医嘱静脉输液以保证液体入量
- 作好术前准备 —— 除按一般会阴部手术患者准备外，应积极控制外阴炎症，为手术创造条件
- 术后护理 —— 具体见"术后护理"

术后护理
- 术后必须留置导尿管或耻骨上膀胱造瘘7～14天，注意避免尿管脱落，保持尿管的通畅，发现阻塞及时处理
- 拔管前注意训练膀胱肌张力，拔管后协助患者每1～2h排尿1次，然后逐步延长排尿时间
- 膀胱阴道瘘的漏孔在膀胱后底部者应取俯卧位；漏孔在侧面者应健侧卧位，使漏孔居于高位
- 术后每日补液不少于3000ml
- 保持外阴清洁
- 积极预防咳嗽、便秘，并尽量避免下蹲等增加腹压的动作

五、健康教育

健康教育
- 按医嘱继续服用抗生素或雌激素药物
- 3个月内禁止性生活及重体力劳动
- 尿瘘修补手术成功者妊娠后应加强孕期保健并提前住院分娩
- 如手术失败，应教会患者保持外阴清洁的方法，尽量避免外阴皮肤的刺激，告知下次手术的时间，让患者有信心再次手术

第七章

不孕症及子宫内膜异位症
患者的临床护理

第一节　不孕症患者的护理

凡婚后未避孕、有正常性生活、同居 2 年而未曾受孕者，称为不孕症。按照曾否受孕，不孕症可以分为原发性不孕与继发性不孕。婚后未避孕而从未妊娠者称为原发性不孕；曾有过妊娠而后未避孕连续 2 年不孕者称继发性不孕。按照不孕是否可以纠正又分为绝对不孕与相对不孕。夫妇一方有先天或后天解剖生理方面的缺陷，无法纠正而不能妊娠者称绝对不孕；夫妇一方因某种因素阻碍受孕，导致暂时不孕，一旦得到纠正能受孕者称相对不孕。

一、护理评估

1. 健康史

健康史
- 男方健康史询问包括既往有无影响生育的疾病史及外生殖器外伤史、手术史。了解个人生活习惯、嗜好以及工作、生活环境，详细询问婚育史、性生活情况，有无性交困难
- 女方健康史询问包括年龄、生长发育史、青春期发育史、生育史、同居时间、性生活情况、避孕状况、家族史、手术史、其他病史及既往。重点为月经史、生殖器官炎症史及慢性疾病史。对继发不孕，应了解既往流产或分娩情况，有无感染史等
- 双方的相关资料包括结婚年龄、婚育史、是否两地分居、性生活情况（性交频率、采用过的避孕措施、有无性交困难）、烟酒嗜好等

2. 辅助检查

卵巢功能检查	方法包括基础体温测定、宫颈黏液结晶检查、阴道脱落细胞涂片检查、B超监测卵泡发育、月经来潮前子宫内膜活组织检查、女性激素测定等，了解卵巢有无排卵及黄体功能状态
输卵管功能检查	常用的方法有子宫输卵管通液术、子宫输卵管碘油造影、B超下输卵管过氧化氢溶液通液术、腹腔镜直视下行输卵管通液（美蓝液）等，有条件者也可以采用输卵管镜，了解输卵管通畅情况
宫腔镜检查	了解子宫内膜情况，能发现宫腔粘连、黏膜下肌瘤、内膜息肉、子宫畸形等
腹腔镜检查	直接观察子宫、输卵管、卵巢有无病变或粘连，并可结合输卵管通液术，直视下确定输卵管是否通畅，必要时在病变处取活检
性交后精子穿透力试验	上述检查未见异常时进行性交后试验。根据基础体温表选择在预测的排卵期进行。在试验前3天禁止性交，禁止阴道用药或冲洗。在性交后2~8h内就诊，取阴道后穹隆液检查有无活动精子，验证性交是否成功，再取宫颈黏液观察，每高倍视野有20个活动精子为正常
免疫检查	包括精子抗原、抗精子抗体、抗子宫内膜抗体的检查，有条件者可进一步做体液免疫学检查，包括IgG、IgA、IgM等

（左侧大括号标注：辅助检查）

3. 心理－社会评估

心理影响	一旦妇女被确认患有不孕症之后，立刻出现一种"不孕危机"的情绪状态。不孕妇女的心理反应包括震惊、否认、愤怒、内疚、孤独、悲伤和解脱
生理影响	生理的影响多来源于激素治疗和辅助生殖技术治疗过程。即使不孕的原因在于男性，但大多数的介入性治疗方案（比如试管婴儿）仍由女性承担
社会和宗教的影响	社会和宗教把不孕的责任更多的归结为女性因素，而不论医学最后确诊不孕的因素是在于男方，更有一些宗教因素使人们认为婚姻的目的就是在于传宗接代
经济影响	不孕妇女不断寻求检查和治疗，此过程对妇女在生理、情感和经济方面造成很大的压力和不良影响

（左侧大括号标注：心理－社会评估）

二、护理诊断

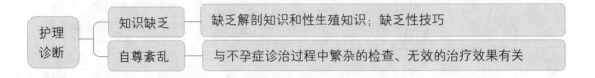

护理诊断	知识缺乏	缺乏解剖知识和性生殖知识；缺乏性技巧
	自尊紊乱	与不孕症诊治过程中繁杂的检查、无效的治疗效果有关

三、护理措施

1. 诊断性检查可能引起的不适

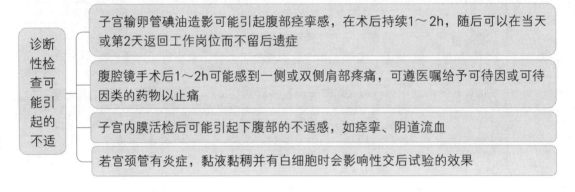

诊断性检查可能引起的不适

- 子宫输卵管碘油造影可能引起腹部痉挛感，在术后持续1～2h，随后可以在当天或第2天返回工作岗位而不留后遗症
- 腹腔镜手术后1～2h可能感到一侧或双侧肩部疼痛，可遵医嘱给予可待因或可待因类的药物以止痛
- 子宫内膜活检后可能引起下腹部的不适感，如痉挛、阴道流血
- 若宫颈管有炎症，黏液黏稠并有白细胞时会影响性交后试验的效果

2. 指导妇女服药

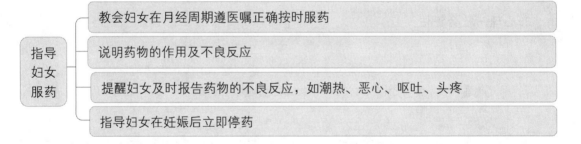

指导妇女服药

- 教会妇女在月经周期遵医嘱正确按时服药
- 说明药物的作用及不良反应
- 提醒妇女及时报告药物的不良反应，如潮热、恶心、呕吐、头疼
- 指导妇女在妊娠后立即停药

3. 注重心理护理

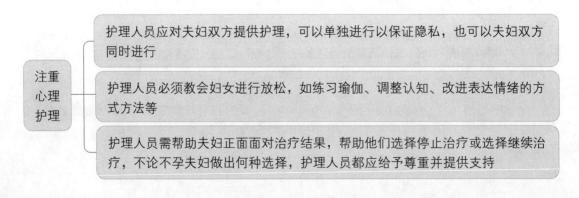

注重心理护理

- 护理人员应对夫妇双方提供护理，可以单独进行以保证隐私，也可以夫妇双方同时进行
- 护理人员必须教会妇女进行放松，如练习瑜伽、调整认知、改进表达情绪的方式方法等
- 护理人员需帮助夫妇正面面对治疗结果，帮助他们选择停止治疗或选择继续治疗，不论不孕夫妇做出何种选择，护理人员都应给予尊重并提供支持

4. 教会妇女提高妊娠的技巧

教会妇女提高妊娠的技巧	保持健康状态，如注重营养、减轻压力、增强体质、纠正营养不良和贫血、戒烟、不酗酒
	与伴侣进行沟通，可以谈论自己的希望和感受
	不要把性生活单纯看作是为了妊娠而进行
	在性交前、中、后勿使用阴道润滑剂或进行阴道灌洗
	不要在性交后立即如厕，而应该卧床，并抬高臀部，持续 20～30 分钟，以使精子进入宫颈
	掌握性知识，学会预测排卵、选择适当日期性交、性交次数适当，在排卵期增加性交次数

5. 协助选择人工辅助生殖技术

医护人员要帮助不孕夫妇了解各种辅助生殖技术的优缺点及其适应证。

许多因素会影响不孕夫妻的决定。

影响因素	社会、文化、宗教信仰因素
	治疗的困难程度，包括危险性、不适感等可涉及生理、心理、地理、时间等方面
	妇女的年龄可以影响成功率
	经济问题：昂贵而长久的治疗费用使不孕家庭将面临经济困窘而影响辅助生殖技术选择

6. 其他

其他	帮助夫妇进行交流	帮助妇女表达自己的心理感受，不要用简单的对或错来评价妇女的情感。同时，鼓励男方讨论他们和女性不同的心理感受
	提高妇女的自我控制感	指导妇女可以采用放松的方式如适当的锻炼、加强营养、提出疑惑等减轻压力，获得自我控制感
	降低妇女的孤独感	护理人员应帮助不孕妇女和她们的重要家人进行沟通，提高自我评价
	提高妇女的自我形象	鼓励妇女维持良性的社会活动，如果妇女存在影响治疗效果的行为也应及时提醒

7. 正视不孕症治疗的结局

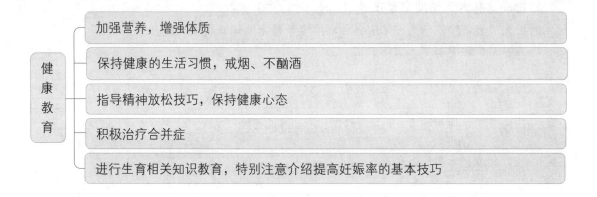

正视不孕症治疗的结局

治疗失败，妊娠丧失，如果妊娠丧失是因为异位妊娠，妇女往往感到失去了一侧输卵管，此时妇女悲伤和疼痛的感触较多

治疗成功，发生妊娠，此时期她们的焦虑并没有减少，常担心在分娩前出现不测，即使娩出健康的新生儿，她们仍需要他人帮助自己确认事实的真实性

治疗失败，停止治疗，一些不孕夫妇因为经济、年龄、心理压力等因素放弃治疗，可能会领养一个孩子。护理人员应对她们的选择给予支持

四、健康教育

健康教育

加强营养，增强体质

保持健康的生活习惯，戒烟、不酗酒

指导精神放松技巧，保持健康心态

积极治疗合并症

进行生育相关知识教育，特别注意介绍提高妊娠率的基本技巧

第二节　子宫内膜异位症患者的护理

子宫内膜组织（腺体和间质）出现在子宫体以外的部位，称为子宫内膜异位症（EMT），简称内异症。异位内膜可累及全身任何部位，如脐、膀胱、肾、输尿管、肺、胸膜、乳腺，甚至手臂、大腿等处，但绝大多数位于盆腔脏器和壁腹膜，以卵巢、宫骶韧带最常见，其次是子宫及其他脏腹膜、阴道直肠膈等部位，因此有盆腔子宫内膜异位症之称。

一、临床表现

1.症状

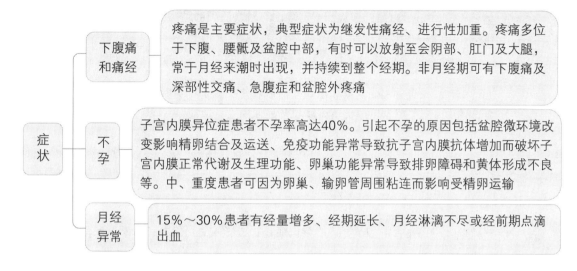

症状
- 下腹痛和痛经：疼痛是主要症状，典型症状为继发性痛经、进行性加重。疼痛多位于下腹、腰骶及盆腔中部，有时可以放射至会阴部、肛门及大腿，常于月经来潮时出现，并持续到整个经期。非月经期可有下腹痛及深部性交痛、急腹症和盆腔外疼痛
- 不孕：子宫内膜异位症患者不孕率高达40%。引起不孕的原因包括盆腔微环境改变影响精卵结合及运送、免疫功能异常导致抗子宫内膜抗体增加而破坏子宫内膜正常代谢及生理功能、卵巢功能异常导致排卵障碍和黄体形成不良等。中、重度患者可因为卵巢、输卵管周围粘连而影响受精卵运输
- 月经异常：15%～30%患者有经量增多、经期延长、月经淋漓不尽或经前期点滴出血

2.体征

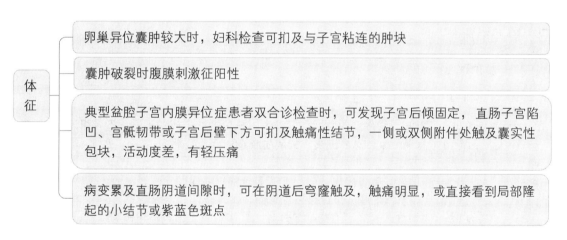

体征
- 卵巢异位囊肿较大时，妇科检查可扪及与子宫粘连的肿块
- 囊肿破裂时腹膜刺激征阳性
- 典型盆腔子宫内膜异位症患者双合诊检查时，可发现子宫后倾固定，直肠子宫陷凹、宫骶韧带或子宫后壁下方可扪及触痛性结节，一侧或双侧附件处触及囊实性包块，活动度差，有轻压痛
- 病变累及直肠阴道间隙时，可在阴道后穹窿触及，触痛明显，或直接看到局部隆起的小结节或紫蓝色斑点

二、护理评估

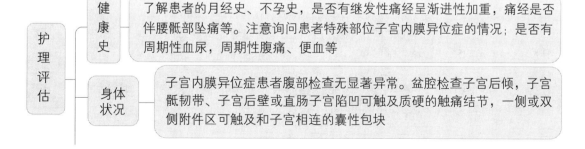

护理评估
- 健康史：了解患者的月经史、不孕史，是否有继发性痛经呈渐进性加重，痛经是否伴腰骶部坠痛等。注意询问患者特殊部位子宫内膜异位症的情况；是否有周期性血尿，周期性腹痛、便血等
- 身体状况：子宫内膜异位症患者腹部检查无显著异常。盆腔检查子宫后倾，子宫骶韧带、子宫后壁或直肠子宫陷凹可触及质硬的触痛结节，一侧或双侧附件区可触及和子宫相连的囊性包块

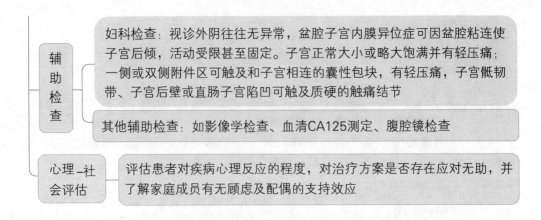

辅助检查

妇科检查：视诊外阴往往无异常，盆腔子宫内膜异位症可因盆腔粘连使子宫后倾，活动受限甚至固定。子宫正常大小或略大饱满并有轻压痛；一侧或双侧附件区可触及和子宫相连的囊性包块，有轻压痛，子宫骶韧带、子宫后壁或直肠子宫陷凹可触及质硬的触痛结节

其他辅助检查：如影像学检查、血清CA125测定、腹腔镜检查

心理—社会评估

评估患者对疾病心理反应的程度，对治疗方案是否存在应对无助，并了解家庭成员有无顾虑及配偶的支持效应

三、护理诊断

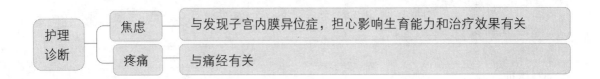

护理诊断

焦虑：与发现子宫内膜异位症，担心影响生育能力和治疗效果有关

疼痛：与痛经有关

四、护理措施

1. 一般护理

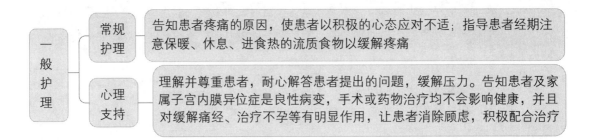

一般护理

常规护理：告知患者疼痛的原因，使患者以积极的心态应对不适；指导患者经期注意保暖、休息、进食热的流质食物以缓解疼痛

心理支持：理解并尊重患者，耐心解答患者提出的问题，缓解压力。告知患者及家属子宫内膜异位症是良性病变，手术或药物治疗均不会影响健康，并且对缓解痛经、治疗不孕等有明显作用，让患者消除顾虑，积极配合治疗

2. 保守疗法护理

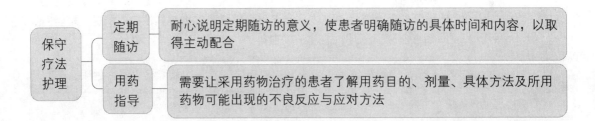

保守疗法护理

定期随访：耐心说明定期随访的意义，使患者明确随访的具体时间和内容，以取得主动配合

用药指导：需要让采用药物治疗的患者了解用药目的、剂量、具体方法及所用药物可能出现的不良反应与应对方法

3. 手术护理

| 手术护理 | 对需要手术治疗的患者，应根据手术要求，配合医生认真做好术前准备 |
| | 由于腹腔镜手术具有创伤小、恢复快和术后粘连少等优点，故腹腔镜手术是子宫内膜异位症的首选治疗方法 |

五、健康教育

健康教育	知识宣教	有先天生殖道畸形的患者应指导其尽早手术；经期避免盆腔检查、重力挤压子宫及性生活，避免过度劳累和剧烈活动
	指导用药	指导育龄妇女正确使用避孕药物，抑制排卵，促进子宫内膜萎缩，减少子宫内膜异位症的发生
	定期随访	定期进行妇科体检，术后2个月随访，治疗结束后若再次出现术前类似的临床症状，如痛经、月经改变、腹部包块等，及时到医院复查
	生育指导	根据患者对生育的要求，一些辅助措施可能更有助于患者尽早怀孕，如家庭自我检测排卵、超声检测排卵、男方精液检查及辅助生育等

第八章

正常妊娠与分娩妇女的临床护理

第一节　妊娠期妇女的护理

　　妊娠是胚胎和胎儿在母体内发育成长的过程。妊娠开始于卵子的受精，终止于胎儿及其附属物自母体排出。妊娠全过程平均为 40 周（280 天），是变化极复杂又非常协调的生理过程。

一、受精及受精卵发育

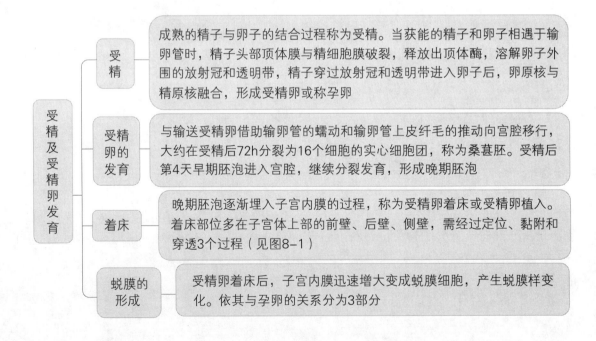

	受精	成熟的精子与卵子的结合过程称为受精。当获能的精子和卵子相遇于输卵管时，精子头部顶体膜与精细胞膜破裂，释放出顶体酶，溶解卵子外围的放射冠和透明带，精子穿过放射冠和透明带进入卵子后，卵原核与精原核融合，形成受精卵或称孕卵
受精及受精卵发育	受精卵的发育	与输送受精卵借助输卵管的蠕动和输卵管上皮纤毛的推动向宫腔移行，大约在受精后72h分裂为16个细胞的实心细胞团，称为桑葚胚。受精后第4天早期胚泡进入宫腔，继续分裂发育，形成晚期胚泡
	着床	晚期胚泡逐渐埋入子宫内膜的过程，称为受精卵着床或受精卵植入。着床部位多在子宫体上部的前壁、后壁、侧壁，需经过定位、黏附和穿透3个过程（见图8-1）
	蜕膜的形成	受精卵着床后，子宫内膜迅速增大变成蜕膜细胞，产生蜕膜样变化。依其与孕卵的关系分为3部分

蜕膜	底蜕膜	底蜕膜即与囊胚及滋养层接触的蜕膜，将发育成胎盘的母体部分
	包蜕膜	包蜕膜是指覆盖在胚泡上面的蜕膜，随着囊胚的发育成长逐渐凸向宫腔，在12周左右与真蜕膜贴近并融合，子宫腔消失，分娩时这两层已无法分开
	真蜕膜	除底蜕膜、包蜕膜以外覆盖子宫腔表面的蜕膜，称为真蜕膜（又称壁蜕膜）

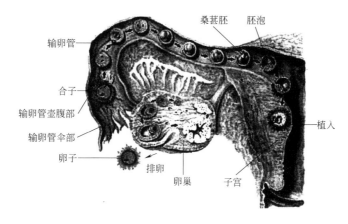

图 8-1　受精与孕卵着床

二、胎儿附属物的形成与功能

胎儿附属物是指除胎儿以外的组织，包括胎盘、胎膜、脐带和羊水（见图 8-2）。

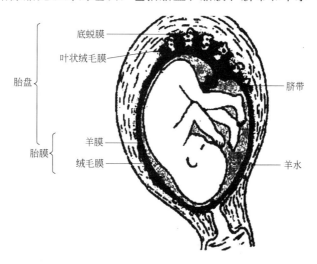

图 8-2　胎儿及其附属物

1.胎盘

（1）胎盘的构成　胎盘是由羊膜、叶状绒毛膜和底蜕膜是构成的。胎盘是母体与胎儿间进行物质交换的重要器官。

胎盘的构成	羊膜	羊膜是胎盘的最内层，构成胎盘的胎儿部分，具有一定的弹性，形成羊膜腔，包绕着羊水和胎儿
	叶状绒毛膜	叶状绒毛膜构成胎盘的胎儿部分，是胎盘的主要部分。在受精卵着床后，滋养层细胞迅速增殖，滋养层增厚并形成许多不规则的突起，称为绒毛。滋养层改称为绒毛膜
	底蜕膜	底蜕膜来自胎盘附着部位的子宫内膜，占胎盘很小部分。固定绒毛的滋养层细胞和底蜕膜共同形成绒毛间隙的底部，称为蜕膜板。从此板向绒毛膜伸出蜕膜间隔，不超过胎盘厚度的2/3，将胎盘母体面分成肉眼可见的20个左右母体叶

（2）胎盘的结构

胎盘的结构	胎盘介于胎儿与母体之间，是维持胎儿在宫内营养、发育的重要器官
	胎盘分为母面和子面
	子面光滑，呈灰白色，表面由羊膜覆盖，脐带附着于胎盘中央或稍偏处；母面表面粗糙，呈暗红色，由18～20个胎盘小叶构成

（3）胎盘的功能　胎盘的主要功能包括代谢、防御、合成及免疫等。通过胎盘进行物质交换及转运的方式有简单扩散、易化扩散、主动转运和较大物质向细胞内移动。

胎盘的功能	气体交换	氧气是维持胎儿生命最重要的物质。母体和胎儿之间氧气及二氧化碳在胎盘以简单扩散的方式进行交换
	营养物质的供应	葡萄糖是胎儿能量的主要来源，胎儿体内的葡萄糖均来自于母体，以易化扩散的方式通过胎盘。胎儿血液内氨基酸浓度高于母血，以主动转运方式通过胎盘。电解质及维生素多以主动转运方式通过胎盘
	排出胎儿代谢产物	胎儿的代谢产物如尿酸、尿素、肌酸等，经过胎盘进入母血，由母体排出体外
	防御功能	胎盘具有屏障作用。胎盘能阻止母体血液中某些有害物质进入胎儿血液内，起到一定的保护作用
	合成功能	胎盘能合成多种激素、酶及细胞因子，对维持正常妊娠有重要作用。具体见"合成功能"

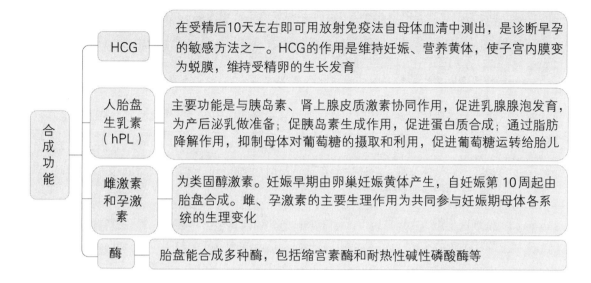

合成功能	HCG	在受精后10天左右即可用放射免疫法自母体血清中测出，是诊断早孕的敏感方法之一。HCG的作用是维持妊娠、营养黄体，使子宫内膜变为蜕膜，维持受精卵的生长发育
	人胎盘生乳素（hPL）	主要功能是与胰岛素、肾上腺皮质激素协同作用，促进乳腺腺泡发育，为产后泌乳做准备；促胰岛素生成作用，促进蛋白质合成；通过脂肪降解作用，抑制母体对葡萄糖的摄取和利用，促进葡萄糖运转给胎儿
	雌激素和孕激素	为类固醇激素。妊娠早期由卵巢妊娠黄体产生，自妊娠第10周起由胎盘合成。雌、孕激素的主要生理作用为共同参与妊娠期母体各系统的生理变化
	酶	胎盘能合成多种酶，包括缩宫素酶和耐热性碱性磷酸酶等

2. 胎膜

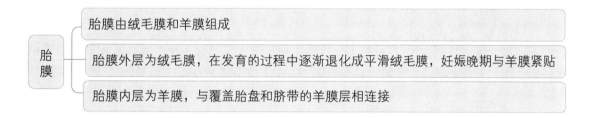

胎膜	胎膜由绒毛膜和羊膜组成
	胎膜外层为绒毛膜，在发育的过程中逐渐退化成平滑绒毛膜，妊娠晚期与羊膜紧贴
	胎膜内层为羊膜，与覆盖胎盘和脐带的羊膜层相连接

3. 脐带

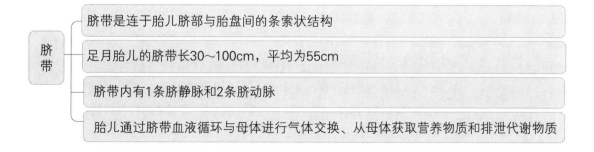

脐带	脐带是连于胎儿脐部与胎盘间的条索状结构
	足月胎儿的脐带长30～100cm，平均为55cm
	脐带内有1条脐静脉和2条脐动脉
	胎儿通过脐带血液循环与母体进行气体交换、从母体获取营养物质和排泄代谢物质

4. 羊水

羊水	羊水为充满羊膜腔内的液体，正常足月妊娠羊水量为1000～1500ml
	妊娠早期的羊水，主要是由母体血清经胎膜进入羊膜腔的透析液
	妊娠中期以后，胎儿尿液是羊水的重要来源
	羊水的吸收约50%由胎膜完成，羊水在羊膜腔内不断进行液体交换以保持羊水量的动态平衡
	母儿间的液体交换主要通过胎盘，每小时约3600ml；母体与羊水的交换主要通过胎膜，每小时约400ml
	羊水与胎儿的交换量较少，主要通过胎儿的消化道、呼吸道、泌尿道等途径进行，故羊水不断更新并保持母体、胎儿、羊水三者间液体平衡
	足月妊娠时羊水外观略混浊，不透明，呈中性或弱碱性，pH值为7.20
	羊水中含有上皮细胞及胎儿的一些代谢产物

三、胎儿发育与生理特点

1. 胎儿发育

受精后 8 周（妊娠 10 周）内的人胚称为胚胎，为主要器官分化发育的时期。从第 9 周起称为胎儿，为各器官进一步发育成熟的时期。胎儿发育的特征大致如下。

胎儿发育	妊娠8周末	胚胎初具人形，头的大小约占整个胎体的一半。可分辨出眼、耳、口、鼻，四肢已具雏形，超声显像检查可见胎心搏动
	妊娠12周末	胎儿身长约9cm，体重约20g。胎儿外生殖器已发育，部分胎儿可分辨出性别
	妊娠16周末	胎儿身长约16cm，体重约100g。从外生殖器可确定性别，头皮已长毛发，胎儿已开始有呼吸运动。部分孕妇自觉有胎动，X线检查可见到胎儿脊柱阴影
	妊娠20周末	胎儿身长约25cm，体重约300g。临床听诊时可听到胎心音，胎儿全身有毳毛，出生后有心跳、呼吸、排尿及吞咽运动。自妊娠 20 周至满28周前娩出的胎儿，称为有生机儿
	妊娠24周末	胎儿身长约30cm，体重约700g。各脏器均已发育，皮下脂肪开始沉积，但皮肤仍呈皱缩状

妊娠 28 周末	胎儿身长约35cm，体重约1000g，皮下脂肪薄，皮肤呈粉红色，可有呼吸运动，但肺泡Ⅱ型细胞中表面活性物质含量低，此期如胎儿出生易患特发性呼吸窘迫综合征
妊娠 32 周末	胎儿身长约40cm，体重约1700g。面部毳毛已脱落，生存能力尚可。若胎儿此期出生，注意加强护理可存活
妊娠 36 周末	胎儿身长约45cm，体重约2500g。皮下脂肪发育良好，毳毛明显减少，指甲已超过指、趾端。若胎儿此期出生能啼哭，有吸吮能力，基本可以存活
妊娠 40 周末	胎儿已发育成熟，身长约50cm，体重约3000g或以上。体形外观丰满，皮肤呈粉红色，男性睾丸已下降至阴囊，女性大、小阴唇发育良好。出生时哭声响亮，吸吮能力强，能很好存活

2. 胎儿的生理特点

（1）循环系统

循环系统	解剖学特点	脐静脉：带有来自胎盘含氧量较高和丰富营养的血液进入胎儿体内
		脐动脉：脐带中其余的2条血管为脐动脉，带有来自胎儿的氧含量低的混合血，注入胎盘与母体进行物质交换
		动脉导管：位于肺动脉与主动脉弓之间，出生后动脉导管闭锁成动脉韧带
		卵圆孔：位于左、右心房之间，出生后数分钟开始关闭
	血液循环特点	来自胎盘的血液经胎儿腹前壁分3支进入体内，1支直接入肝，1支与门静脉汇合入肝，此2支最后由肝静脉入下腔静脉；还有1支由静脉导管直接注入下腔静脉
		胎儿出生后开始自主呼吸，肺循环建立，胎盘循环终止
		脐静脉闭锁为肝圆韧带，脐动脉与相连闭锁的腹下动脉成为腹下韧带

（2）血液系统

血液系统

红细胞 —— 红细胞的生成在妊娠早期主要是来自卵黄囊，妊娠10周时在肝脏，以后在脾脏、骨髓，妊娠足月时至少90%的红细胞产生于骨髓

血红蛋白 —— 胎儿血红蛋白从其结构及生理功能上可分为3种：原始血红蛋白、胎儿血红蛋白和成人血红蛋白。随着妊娠的进展，血红蛋白的合成从数量上增加，从种类上也从原始型向成人型过渡

白细胞 —— 妊娠8周后，胎儿血液循环中即出现白细胞，形成防御细菌感染的第一道防线。白细胞出现后不久，胸腺和脾脏发育，两者均产生淋巴细胞，成为机体内抗体的主要来源，构成对外来抗原的第二道防线

（3）其他

其他

呼吸系统 —— 胎儿期的呼吸功能是由母儿血液在胎盘内进行气体交换完成的。妊娠16周时可见胎儿的呼吸运动，其强度能使羊水进入呼吸道，使肺泡扩张及生长

消化系统 —— 妊娠11周时小肠开始有蠕动，16周时胃肠功能已基本建立。胎儿可吞咽羊水，吸收水分、葡萄糖等可溶性物质

泌尿系统 —— 胎儿肾脏在妊娠11～14周时有排泄功能，妊娠14周的胎儿膀胱内已有尿液。胎儿能排出尿液以控制羊水量。妊娠后半期胎儿尿液成为羊水的重要来源之一

四、妊娠期母体变化

1. 生理变化

（1）生殖系统

生殖系统

子宫 —— 具体见下方"子宫变化"

卵巢 —— 妊娠期略增大，并停止排卵。形成妊娠黄体，合成雌激素与孕激以维持妊娠。妊娠10周后，黄体功能由胎盘取代。妊娠12～16周时，黄体开始萎缩

输卵管 —— 妊娠期输卵管伸长，黏膜上皮细胞变扁平，在肌质中可见蜕膜细胞，有时黏膜可见蜕膜反应

阴道 —— 妊娠期黏膜着色、增厚、皱襞增多，结缔组织变松软，伸展性增加。阴道脱落细胞增多，分泌物增多呈糊状。阴道上皮细胞中糖原和乳酸含量增加，使阴道的pH值降低，有利于防止感染

外阴 —— 妊娠时，大、小阴唇色素沉着加深，局部充血，皮肤增厚；大阴唇结缔组织疏松，伸展性增加

	子宫体	子宫明显增大变软，妊娠早期子宫呈球形且不对称，妊娠12周时，子宫增大均匀并超出盆腔。妊娠晚期子宫出现不同程度的右旋，与盆腔左侧被乙状结肠占据有关。子宫大小由非妊娠时的7cm×5cm×3cm增大至妊娠足月时的35cm×22cm×25cm。子宫壁厚度在非妊娠时为1cm，妊娠中期逐渐增厚，妊娠末期又渐薄，妊娠足月时厚度为0.5～1.0cm
子宫变化	子宫峡部	非妊娠期长约1cm，随着妊娠的进展，峡部逐渐被拉长变薄，成为子宫腔的一部分，形成子宫下段，临产时长7～10cm
	子宫颈	妊娠早期因充血、组织水肿，宫颈外观肥大、着色，质地软。宫颈管内腺体肥大，宫颈黏液分泌增多，形成黏稠的黏液栓，保护宫腔不受感染

（2）乳房

	妊娠期乳腺管和腺泡增生，脂肪沉积
乳房	妊娠早期乳房开始增大，充血明显，孕妇自觉乳房发胀，有触痛和麻刺感
	乳头增大、着色、易勃起，乳晕着色
	在妊娠后期，尤其是近分娩期，挤压乳房时可能有少量乳汁溢出
	分娩后乳汁大量分泌，在哺喂婴儿时期乳房能够维持泌乳相当长一段时间

（3）循环系统及血液系统

	心脏	妊娠期增大的子宫将横膈上推，心脏向左、向上、向前移位，心尖搏动左移1～2cm，心浊音界稍扩大
循环系统及血液系统	心输出量和血容量	心输出量约自妊娠10周开始增加，至妊娠32～34周达高峰，维持这个水平直至分娩。临产后，尤其在第二产程阶段，心输出量显著增加。循环血容量在妊娠6周起开始增加，至妊娠32～34周达高峰，约增加35%，平均增加1500ml，维持此水平直到分娩。血浆的增加多于红细胞的增加，致使血液稀释，孕妇可出现生理性贫血
	静脉压	妊娠期右旋增大的子宫压迫下腔静脉使血液回流受阻，孕妇下肢、外阴及直肠的静脉压增高，加上妊娠期静脉壁扩张，孕妇容易发生下肢、外阴静脉曲张和痔疮。孕妇如果长时间处于仰卧位姿势，可引起回心血量减少，心输出量降低，血压下降，称为仰卧位低血压综合征
	血液成分	妊娠期骨髓不断产生红细胞，网织红细胞轻度增多，血细胞比容下降，白细胞计数稍增多，主要为中性粒细胞增多。妊娠期血液处于高凝状态，对预防产后出血有利

（4）泌尿系统和呼吸系统

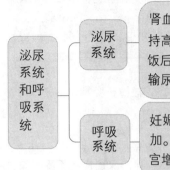

泌尿系统和呼吸系统

泌尿系统：肾血浆流量及肾小球滤过率于妊娠早期均增加，并在整个妊娠期间维持高水平，而肾小管对葡萄糖再吸收能力无法相应增加，约15%孕妇饭后可出现生理性糖尿。受孕激素影响，泌尿系统平滑肌张力降低，输尿管有尿液逆流现象，孕妇容易患急性肾盂肾炎，以右侧多见

呼吸系统：妊娠早期孕妇的胸廓即发生改变，横膈上升，呼吸时膈肌活动幅度增加。孕妇妊娠中期肺通气量增加大于耗氧量，呼吸深大。妊娠后期子宫增大，膈肌活动幅度减少，孕妇以胸式呼吸为主

（5）消化系统和内分泌系统

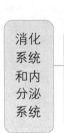

消化系统和内分泌系统

消化系统：妊娠早期约50%的孕妇出现不同程度的早孕反应，通常于妊娠12周左右自行消失。妊娠期受大量雌激素影响，孕妇可出现牙龈充血、水肿、增生，刷牙时易出血。牙齿易松动及出现龋齿。孕妇常有唾液增多，有时流涎

内分泌系统：妊娠期垂体增大。嗜酸性粒细胞肥大、增多，形成"妊娠细胞"，约于产后10天恢复。产后有出血性休克者，可使增生、肥大的垂体缺血、坏死，导致席汉综合征

（6）其他

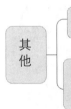

其他

体重：妊娠早期孕妇体重增加不明显。从妊娠13周至妊娠足月，平均每周增加约350g，妊娠足月时体重平均增加12.5kg

皮肤：孕妇面颊、乳头、乳晕、腹白线、外阴等处出现色素沉着。随妊娠子宫增大，孕妇腹壁皮肤弹力纤维过度伸展而断裂，使腹壁皮肤出现紫色或淡红色不规则平行的裂纹，称为妊娠纹。产后妊娠纹变为银白色，持久不退

2. 心理－社会调适

妊娠不仅会造成孕妇身体各系统的生理改变，心理也会随着妊娠而发生变化。妊娠期的心理评估是产前护理非常重要的一部分。对于妇女来说，妊娠和分娩是人生中的重要事件，一般会经历以下几个心理阶段。

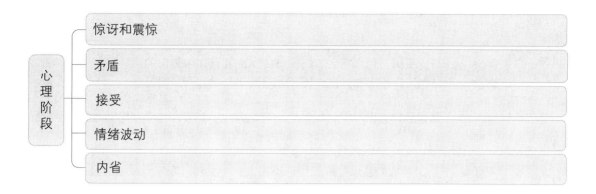

五、妊娠诊断

1. 妊娠诊断

在临床上将其分为 3 个时期：妊娠 12 周末以前称为早期妊娠，13～27 周末称为中期妊娠，28 周及其以后称为晚期妊娠。

（1）早期妊娠诊断

① 病史

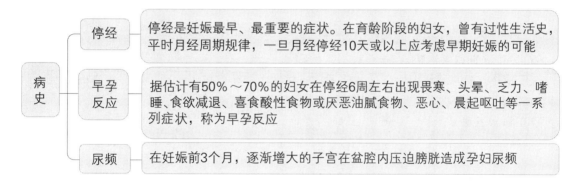

② 临床表现

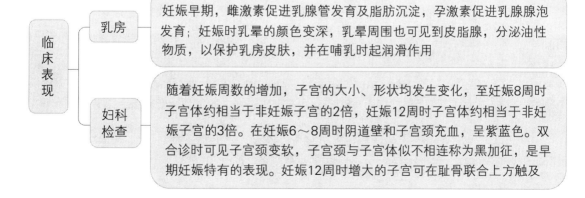

③ 诊断检查

<table>
<tr><td rowspan="5">诊断检查</td><td>妊娠试验</td><td>根据受精卵着床后滋养细胞分泌HCG并从尿中排出的原理，用免疫学方法测定受检者血、尿中HCG水平可以协助诊断早期妊娠</td></tr>
<tr><td>超声检查</td><td>这是目前诊断早期妊娠快速准确的方法。在增大的子宫轮廓内见到圆形或椭圆形光环，最早在妊娠6周可见到胚芽和原始心管搏动</td></tr>
<tr><td>宫颈黏液检查</td><td>早孕者的宫颈黏液量少、质稠，拉丝度差，涂片干燥后镜检见排列成行的椭圆体，而无羊齿结晶</td></tr>
<tr><td>黄体酮试验</td><td>此试验是利用孕激素在体内突然撤退能引起子宫出血的原理，对疑为早孕的妇女，每天肌内注射黄体酮20mg，连续3～5天。如果停药后7天仍没有出现阴道流血，则早孕可能性大；如停药后3～7天出现阴道流血，则排除早孕的可能</td></tr>
<tr><td>基础体温测定</td><td>每天清晨（夜班工作者于休息6～8h后），在未起床且无进食及谈话等任何活动之前，测体温5min，并记录，将一个月的测量结果连成曲线。具有双相型体温的妇女，停经后高温相持续18天不见下降者，早孕可能性大</td></tr>
</table>

（2）中晚期妊娠诊断

① 病史：有早期妊娠的经过，且子宫明显增大，孕妇可感觉到胎动，检查时可触及胎体，听诊时听到胎心音，此期容易确诊。

② 临床表现

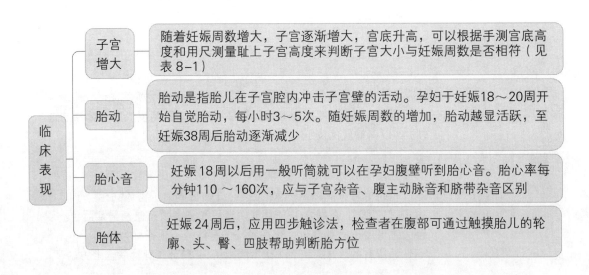

<table>
<tr><td rowspan="4">临床表现</td><td>子宫增大</td><td>随着妊娠周数增大，子宫逐渐增大，宫底升高，可以根据手测宫底高度和用尺测量耻上子宫高度来判断子宫大小与妊娠周数是否相符（见表8-1）</td></tr>
<tr><td>胎动</td><td>胎动是指胎儿在子宫腔内冲击子宫壁的活动。孕妇于妊娠18～20周开始自觉胎动，每小时3～5次。随妊娠周数的增加，胎动越显活跃，至妊娠38周后胎动逐渐减少</td></tr>
<tr><td>胎心音</td><td>妊娠18周以后用一般听筒就可以在孕妇腹壁听到胎心音。胎心率每分钟110～160次，应与子宫杂音、腹主动脉音和脐带杂音区别</td></tr>
<tr><td>胎体</td><td>妊娠24周后，应用四步触诊法，检查者在腹部可通过触摸胎儿的轮廓、头、臀、四肢帮助判断胎方位</td></tr>
</table>

表 8-1　不同妊娠周数的子宫底高度及子宫长度

妊娠周数	妊娠月份	手测子宫底高度	尺测耻上子宫底高度
满 12 周	3 个月末	耻骨联合上 2～3 横指	
满 16 周	4 个月末	脐耻之间	
满 20 周	5 个月末	脐下 1 横指	18(15.3～21.4)cm
满 24 周	6 个月末	脐上 1 横指	24(22.0～25.1)cm
满 28 周	7 个月末	脐上 3 横指	26(22.4～29.0)cm
满 32 周	8 个月末	脐与剑突之间	29(25.3～32.0)cm
满 36 周	9 个月末	剑突下 2 横指	32(29.8～34.5)cm
满 40 周	10 个月末	脐与剑突之间或略高	33(30.0～35.3)cm

③ 辅助检查：B 超检查不仅能显示胎儿数目、胎方位、胎心搏动和胎盘位置，且能测定胎头双顶径、股骨长度、胎盘位置、羊水量等，观察胎儿体表有无畸形。

2. 胎产式、胎先露、胎方位

胎儿在子宫内的姿势，称为胎姿势。正常为胎头朝下并俯屈，颏部贴近胸壁，脊柱略前弯，四肢屈曲交叉弯曲于胸腹部前方。妊娠 32 周后，胎儿姿势和位置相对恒定，也有极少数在妊娠晚期发生改变的。

（1）胎产式

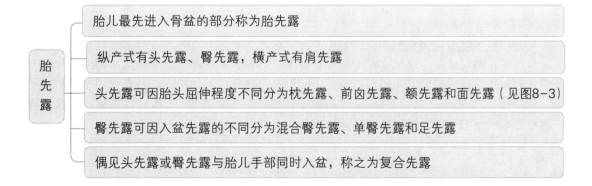

胎产式	胎儿身体纵轴与母体身体纵轴之间的关系称为胎产式
	两轴平行者称为纵产式，此产式占妊娠足月分娩总数的99.75%
	两轴垂直者称为横产式，仅占妊娠足月分娩总数的0.25%
	两轴交叉者称为斜产式，多属于暂时的，在分娩过程中会转为纵产式，偶尔转为横产式

（2）胎先露

胎先露	胎儿最先进入骨盆的部分称为胎先露
	纵产式有头先露、臀先露，横产式有肩先露
	头先露可因胎头屈伸程度不同分为枕先露、前囟先露、额先露和面先露（见图8-3）
	臀先露可因入盆先露的不同分为混合臀先露、单臀先露和足先露
	偶见头先露或臀先露与胎儿手部同时入盆，称之为复合先露

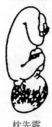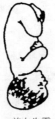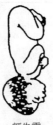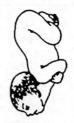

| 枕先露 | 前囟先露 | 额先露 | 面先露 |

图 8-3　头先露的种类

（3）胎方位　胎儿先露部指示点与母体骨盆之间的关系称为胎方位。枕先露以枕骨、面先露以颏骨、肩先露以肩胛骨为指示点。根据指示点与母体骨盆左、右、前、后、横的关系而有不同的胎方位（见表8-2）。

表 8-2　胎产式、胎先露和胎方位的关系及种类

胎产式	胎先露		胎方位
纵产式	头先露	枕先露	枕左前(LOA)、枕左横(LOT)、枕左后(LOP) 枕右前(ROA)、枕右横(ROT)、枕右后(ROP)
		面先露	颏左前(LMA)、颏左横(LMT)、颏左后(LMP) 颏右前(RMA)、颏右横(RMT)、颏右后(RMP)
	臀先露		骶左前(LSA)、骶左横(LST)、骶左后(LSP) 骶右前(RSA)、骶右横(RST)、骶右后(RSP)
横产式	肩先露		肩左前(LS$_C$A)、肩左后(LS$_C$P) 肩右前(RS$_C$A)、肩右后(RS$_C$P)

第二节　妊娠期妇女的护理

定期产前检查的目的是明确孕妇和胎儿的健康状况，及早发现及治疗妊娠合并症及并发症，及时纠正胎位异常，及早发现胎儿发育异常。产前护理评估主要是通过定期产前检查来实现，收集完整的病史资料，体格检查，为孕妇提供连续的整体护理。从确诊早孕开始，妊娠28周前每4周检查一次，妊娠28周后每2周检查一次，妊娠36周后每周检查一次。属于高危妊娠的孕妇，应酌情增加产前检查次数。

一、护理评估

1. 病史

（1）健康史

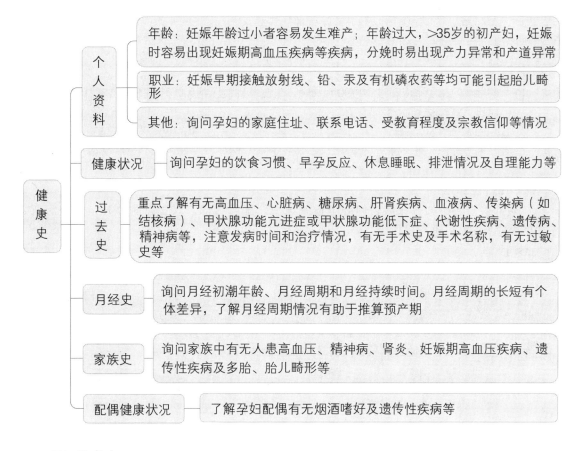

健康史 ── 个人资料 ── 年龄：妊娠年龄过小者容易发生难产；年龄过大，>35岁的初产妇，妊娠时容易出现妊娠期高血压疾病等疾病，分娩时易出现产力异常和产道异常

职业：妊娠早期接触放射线、铅、汞及有机磷农药等均可能引起胎儿畸形

其他：询问孕妇的家庭住址、联系电话、受教育程度及宗教信仰等情况

健康状况 ── 询问孕妇的饮食习惯、早孕反应、休息睡眠、排泄情况及自理能力等

过去史 ── 重点了解有无高血压、心脏病、糖尿病、肝肾疾病、血液病、传染病（如结核病）、甲状腺功能亢进症或甲状腺功能低下症、代谢性疾病、遗传病、精神病等，注意发病时间和治疗情况，有无手术史及手术名称，有无过敏史等

月经史 ── 询问月经初潮年龄、月经周期和月经持续时间。月经周期的长短有个体差异，了解月经周期情况有助于推算预产期

家族史 ── 询问家族中有无人患高血压、精神病、肾炎、妊娠期高血压疾病、遗传性疾病及多胎、胎儿畸形等

配偶健康状况 ── 了解孕妇配偶有无烟酒嗜好及遗传性疾病等

（2）孕产史

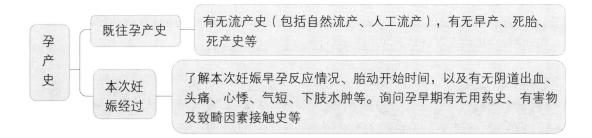

孕产史 ── 既往孕产史 ── 有无流产史（包括自然流产、人工流产），有无早产、死胎、死产史等

本次妊娠经过 ── 了解本次妊娠早孕反应情况、胎动开始时间，以及有无阴道出血、头痛、心悸、气短、下肢水肿等。询问孕早期有无用药史、有害物及致畸因素接触史等

（3）预产期的推算　预产期的计算方法为末次月经第1天起，月份减3或加9，日期加7。如为农历（阴历），月份减3或加9，日期加15。在孕37周以后分娩为足月分娩。如孕妇记不清末次月经时间，可根据孕妇早孕反应出现的时间、胎动开始时间以及子宫底高度等加以估计。

2. 身体评估

（1）全身检查

全
身
检
查
- 观察孕妇发育、营养、精神状态、身高及步态
- 身材矮小者（140cm以下）常伴有骨盆狭窄
- 检查心、肺功能有无异常，乳房发育情况，脊柱及下肢有无畸形
- 正常孕妇血压不应超过140/90mmHg，或与基础血压相比，升高不超过30/15mmHg，超过者属于病理状态
- 孕妇体重在妊娠晚期每周增加不应超过500g，超过者应注意水肿或隐性水肿的发生

（2）产科检查

① 腹部检查：孕妇排尿后，仰卧于检查床上，暴露腹部，双腿屈曲分开，放松腹肌，检查者站在孕妇右侧进行操作。

a. 视诊

视
诊
- 注意孕妇腹形及大小，腹部有无妊娠纹、手术瘢痕和水肿
- 对腹部过大者，应考虑多胎、羊水过多、巨大儿的可能；对腹部过小、宫底高度过低者，应考虑胎儿生长受限、孕周推算错误等
- 如孕妇站立时腹部向前突出或向下悬垂应考虑有骨盆狭窄的可能，尖腹常见于初产妇，悬垂腹常见于经产妇

b. 触诊：注意腹部肌肉紧张度，有无腹直肌分离，注意羊水量的多少和子宫敏感度。用产科腹部四步触诊法分别查清子宫宫底、大小、形态和胎方位、胎先露及先露入盆情况。用皮尺测量耻骨联合上缘至宫底的高度及过脐测量腹围并且记录。四步触诊法前3步检查操作时，检查者站在孕妇右侧并面向孕妇，第4步检查操作时，检查者应面向孕妇足端。

四步触诊法检查方法如下（见图8-4）。

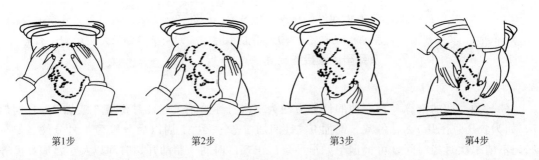

第1步　　　　　第2步　　　　　第3步　　　　　第4步

图 8-4　四步触诊法

四步触诊法	第1步手法	检查者两手放置在宫底部，测量宫底高度，估计胎儿大小是否与妊娠周数相符。用两手相对在宫底处轻轻触摸，判断在宫底部的胎儿部分。如果为胎头则硬而圆，有浮球感；如果为胎儿臀部则软而宽，呈现不规则的形状
	第2步手法	检查者两手分别放置于孕妇腹部两侧，一只手固定，另一只手轻轻深按检查，两手交替进行，触到平坦部分为胎儿背部，并确定胎背的方向。触到高低不平可变形的部分为胎儿肢体，有时触摸时可感到胎动
	第3步手法	检查者右手拇指与其余手指分开，放在耻骨联合上方握住胎先露部分，进一步查清是胎头或胎臀，并向左右推动以确定先露部是否和骨盆衔接。如果儿先露部仍可左右移动，表示尚未衔接入盆。如果不能移动，则表明先露部已衔接
	第4步手法	检查者面向孕妇足端，左右手分别放置在胎先露部的两侧，沿骨盆入口向下轻轻深按，进一步核实胎先露部分与第1步手法判断是否相符，并确定胎先露部入盆程度

c. 听诊

听诊	听取胎心音并测数1分钟的胎心数，注意胎心最响亮的部位、是否规律及有无杂音
	胎心音可在靠近胎背侧上方的孕妇腹壁上听到，根据妊娠周数不同、胎儿大小不同，听胎心音的部位也不同
	妊娠中期胎心音在耻骨联合到肚脐之间，随妊娠周数增大，移至脐周
	妊娠末期测量胎心音部位则因胎产式、胎位不同而不同

② 骨盆测量：进行检查前应先向孕妇解释施行此项检查的目的，请孕妇将内裤脱下并躺在检查床上，双腿分开，两脚放在脚蹬上取膀胱截石位，注意保护孕妇隐私。在妊娠34周时进行骨盆内测量，测量骶耻内径、坐骨棘间径及坐骨切迹宽度等，了解骨盆形态、有无骨盆狭窄等。

a. 骨盆外测量

骨盆外测量	髂棘间径	测量时，孕妇取仰卧位，双腿伸直，测量骨盆两侧髂前上棘外缘的距离，正常值为23～26cm
	髂嵴间径	测量时，孕妇取仰卧位，双腿伸直，测量骨盆两侧髂嵴外缘最宽的距离，正常值为25～28cm。以上两径线值可间接推测骨盆入口横径的长度
	骶耻外径	测量时，孕妇取左侧卧位，右腿伸直，左腿屈曲，测量第5腰椎棘突下凹处（米氏菱形窝的上角）至耻骨联合上缘中点的距离，正常值是18～20cm，骶耻外径可间接推测骨盆入口前后径长短，是骨盆外测量中最重要的径线（见图8-5）

坐骨结节间径	测量时，孕妇取仰卧位，两腿屈曲，双手抱膝。测量两侧坐骨结节内侧缘之间的距离，正常值为8.5～9.5cm，平均值9cm。坐骨结节间径又称出口横径。如果出口横径＜8cm，应测量出口后矢状径（坐骨结节间径中点至骶骨尖），正常值为9cm。出口横径和出口后矢状径之和＞15cm者，一般胎儿可以正常娩出	
耻骨弓角度	测量时，孕妇体位同测量坐骨结节间径。测量者用两拇指尖斜着对拢，放在耻骨联合下缘，左右两手拇指平放在耻骨弓降支的上面，测量两拇指之间的角度即为耻骨弓角度。正常为90°角，＜80°角者为异常	

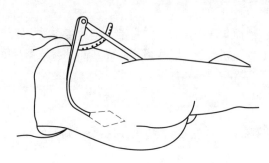

图 8-5　测量骶耻外径

　　b. 骨盆内测量：骨盆内测量适用于骨盆外测量有狭窄者。测量时，孕妇取膀胱截石位，外阴消毒，检查者戴手套并涂润滑剂。常用的骨盆内测量径线如下。

骨盆内测量	骶耻内径	检查者一手示指、中指伸入阴道，用中指指尖触及骶岬上缘中点，示指紧贴耻骨联合下缘，并标记示指与耻骨联合下缘的接触点。中指尖至这个接触点的距离即为对角径。正常值为12.5～13cm，此值减去1.5～2cm，即为真结合径值，正常值是11cm。如触不到骶岬，说明此径线＞12cm。选择妊娠后期阴道松软时进行测量为宜，36周后测量应在消毒情况下进行
	坐骨棘间径	测量时，取上述体位。测量两侧坐骨棘间的距离。正常值约10cm。检查者一手的示指、中指伸入阴道内，分别触及两侧坐骨棘，估计其间的距离（见图8-6）
	坐骨切迹宽度	为坐骨棘与骶骨下部间的距离，即骶骨韧带的宽度，代表骨盆后矢状径。检查者将伸入阴道内的示指、中指并排放置在韧带上，如能容纳3横指(5～5.5cm)为正常，否则预示中骨盆狭窄

　　　　　图解实用妇产科临床护理

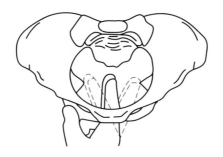

图 8-6　测量坐骨棘间径

③ 阴道检查：早期妊娠时进行盆腔双合诊检查。妊娠后期及临产后，应避免不必要的检查。必须检查时，需消毒外阴及戴无菌手套，以防止感染。

④ 肛门检查：通过肛门检查可以了解胎先露部、骶骨前面弯曲度、坐骨棘和坐骨切迹宽度及骶骨关节活动度。

3. 心理-社会评估

妊娠早期重点评估孕妇对妊娠的态度，妊娠中、晚期评估孕妇对妊娠有无不良的情绪反应，对即将为人母或分娩有无焦虑和恐惧心理。

二、护理诊断

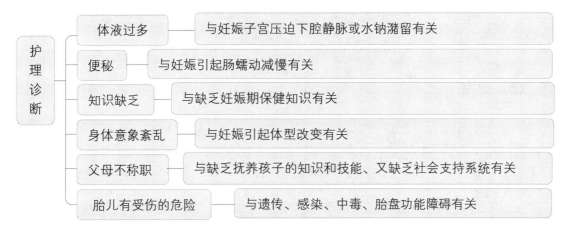

三、护理措施

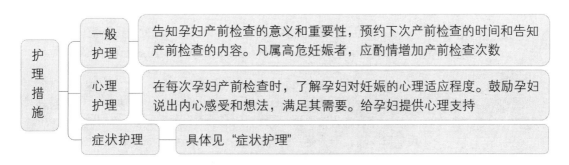

症状护理	恶心、呕吐	孕吐是妊娠早期的不适症状之一。在此期间应避免空腹,起床时宜缓慢,少食多餐,进食清淡饮食
	尿频、尿急	①确定这是妊娠的正常反应,不要紧张和忧虑;②减少睡前液体摄入量,但每天液体的总摄入量不能减少
	阴道分泌物增多	鼓励孕妇做好外阴部清洁卫生,每天沐浴,勤换内裤
	便秘	①养成每天定时排便的习惯以建立适当的胃-结肠反射;②注意摄取足够的水分及富含纤维质的食物,忌食辛辣食物;③一有便意就应去厕所排便;④适当运动以促进胃肠蠕动;⑤不要自行服用(或使用)泻剂
	下肢水肿	孕妇应避免长时间站或坐,休息时取左侧卧位,将下肢适当垫高能促进下肢血液回流,饮食应适当限制食盐的摄入,水分不必限制
	下肢痉挛	指导孕妇多活动、晒太阳,饮食中增加含钙食物的摄入,必要时在医生的指导下服用钙剂
	腰背痛	穿平跟鞋,少抬举重物;休息时,腰背部可用枕头、靠垫等支撑
	失眠	加强心理护理,减轻孕妇的焦虑、紧张情绪,嘱其每天坚持户外散步,睡前饮用热牛奶、用温水泡脚等
	贫血	多食富含铁的食物

四、健康教育

健康教育	异常症状的判断	妊娠期间孕妇出现腹部疼痛、阴道出血、妊娠3个月以后仍出现持续的呕吐、发热、头痛、目眩、视物不清、心悸、气短、液体突然从阴道流出及胎动次数突然减少等情况应及时到医院就诊
	营养指导	注意自身的营养,保证胎儿的生长发育;但也要注意避免营养过剩
	清洁和舒适	注意个人的清洁卫生,进食后应漱口、刷牙(使用软毛刷);要勤洗浴,勤换贴身内衣。孕妇衣服穿着应宽松、柔软、舒适、冷暖适宜
	活动与休息	妊娠28周后宜适当减少工作量,避免长时间站立或进行重体力劳动。每天应保证8h的睡眠,卧床时宜左侧卧位。孕期应保证适量的运动
	孕期自我监护	妊娠后期,孕妇可以自己数胎动数,每天早、中、晚各计数1h,每小时胎动数应不少于3次,胎动数<10次或胎动次数突然减少应及时到医院就诊。临近预产期的孕妇,如果出现阴道分泌物中混有血液或出现规律腹痛,则为临产先兆。如果阴道突然有大量液体流出(胎膜早破),应使孕妇平卧,并立即前往医院

第三节　分娩期妇女的护理

分娩是指妊娠满 28 周（196 天）及以上，胎儿及其附属物自临产开始到由母体娩出的全过程。妊娠满 28 周至不满 37 周（196～258 天）期间分娩，为早产；妊娠满 37 周至不满 42 周（259～293 天）期间分娩，为足月产；妊娠满 42 周（294 天）及以上分娩，为过期产。

一、决定分娩的因素

决定分娩的因素有 4 个，分别是产力、产道、胎儿及产妇的精神心理因素。只有这 4 个因素均正常并能相互适应和相互协调，胎儿才能顺利经阴道自然娩出，称为正常分娩。

1. 产力因素

产力是指将胎儿及其附属物从宫腔内逼出的力量，是分娩的动力。产力主要包括子宫收缩力、腹肌及膈肌收缩力和肛提肌收缩力。

（1）子宫收缩力　临产后的产力主要是子宫收缩力，贯穿在分娩的全过程。临产后子宫有规律的收缩，使得子宫颈管逐渐缩短，最后消失，宫颈口扩张，胎儿先露部下降，最终胎儿及胎儿附属物（胎盘、脐带）经阴道娩出母体外。正常子宫收缩力包括以下 3 个特点：节律性、对称性和极性、缩复作用。

① 节律性

节律性	子宫收缩的节律性是临产的重要标志
	正常子宫收缩为子宫体肌肉有节律的、不随意的阵发性收缩并伴有痛感。每次宫缩由弱变强，到达最强时维持一段时间后，随之由强逐渐变弱，直至消失。间歇期子宫肌肉恢复松弛状态。间歇一段时间以后，下一次宫缩开始出现。如此反复直至分娩结束
	临产初期，每次宫缩持续时间约为30s，间歇期为5～6min。随着产程进展，宫缩持续时间逐渐延长，间歇时间逐渐缩短。当达到第二产程宫口开全时，每次宫缩持续时间可达60s，间歇期可缩短到1～2min。宫缩强度也会随着产程进展而逐渐增强。子宫收缩时，宫腔压力升高。宫腔压力临产初期为25～30mmHg，到第一产程末时为40～60mmHg，到了第二产程宫缩时可达100～150mmHg，宫缩间歇期宫腔压力又回落至6～12mmHg。子宫收缩引起的疼痛感随着宫腔压力的升高而增加

② 对称性和极性

对称性和极性	正常宫缩起自两侧子宫角部，以微波形式迅速向宫底中线集中，左右对称，然后向子宫下段扩散，约需要15s均匀协调地遍布整个子宫，此为子宫收缩的对称性(见图8-7)
	子宫收缩时以子宫底部收缩最强、最持久，向下逐渐减弱，宫底部的收缩强度几乎达到子宫下段的2倍，此为子宫收缩的极性
	此特点有利于胎儿向宫口方向移动，最终使胎儿和附属物排出母体外

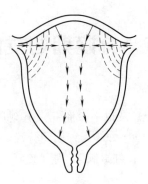

图 8-7　子宫收缩的对称性

③ 缩复作用

| 缩复作用 | 正常子宫收缩时肌纤维缩短变宽，宫缩间歇是肌纤维松弛但不能完全恢复到原来长度 |
| | 如此反复收缩，子宫肌纤维变得越来越短，子宫上部的肌肉变得越来越厚，宫腔容积逐渐缩小，子宫下段被逐渐拉长、扩张，迫使胎先露下降及宫颈管逐渐缩短直至消失 |

（2）腹肌及膈肌收缩力

腹肌及膈肌收缩力	腹肌及膈肌收缩力（简称腹压）是第二产程娩出胎儿时的重要辅助力量
	当子宫在子宫收缩力的作用下宫口开全，胎先露部已经下降至盆底时，每次宫缩，前羊膜囊（未破膜时）、胎先露压迫盆底组织及直肠，产妇此时产生强烈排便感，反射性地引起排便动作
	宫缩来临时产妇主动屏气向下用力，腹肌及膈肌收缩使腹腔内压增高，促使（向下推胎儿）胎儿娩出
	腹肌及膈肌收缩力在第三产程也可协助已剥离的胎盘娩出，减少产后出血的发生

（3）肛提肌收缩力

肛提肌收缩力	产程中，肛提肌收缩力可以协助胎先露在骨产道内旋转（适应骨盆形态）
	当胎头枕部到达耻骨弓下时，肛提肌收缩力协助胎头仰伸
	第三产程胎盘剥离降至阴道时，可以协助胎盘娩出

图解实用妇产科临床护理

2.产道因素

（1）骨产道

① 骨盆各平面及其径线：详见第一章骨盆的平面及径线（见图8-8）。

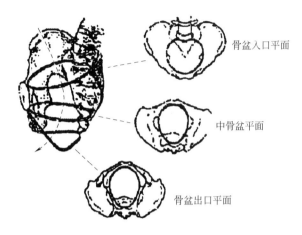

图 8-8　骨产道

右侧标注：骨盆入口平面、中骨盆平面、骨盆出口平面

② 骨盆轴与骨盆倾斜度

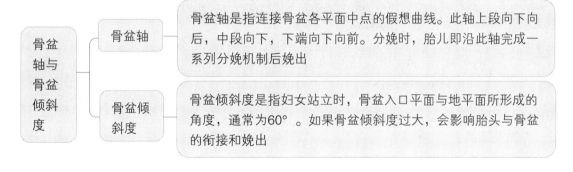

| 骨盆轴与骨盆倾斜度 | 骨盆轴 | 骨盆轴是指连接骨盆各平面中点的假想曲线。此轴上段向下向后，中段向下，下端向下向前。分娩时，胎儿即沿此轴完成一系列分娩机制后娩出 |
| | 骨盆倾斜度 | 骨盆倾斜度是指妇女站立时，骨盆入口平面与地平面所形成的角度，通常为60°。如果骨盆倾斜度过大，会影响胎头与骨盆的衔接和娩出 |

（2）软产道

① 子宫下段

子宫下段	子宫下段由子宫峡部伸展而成
	妊娠12周后子宫峡部逐渐扩展成宫腔的一部分，至妊娠末期被逐渐拉长形成子宫下段
	临产后进一步拉长至7～10cm，该部分肌壁变薄成为软产道的一部分
	由于子宫肌纤维的缩复作用，子宫上、下段肌壁厚薄不同，在两者交界处的子宫腔内面形成一环状隆起，称为生理缩复环

② 宫颈

宫颈	宫颈管消失	临产前宫颈管变软，长度为2~3cm。临产后，宫缩使宫颈内口的子宫肌纤维向上向外扩张，宫颈管形成漏斗形，随后宫颈管逐渐缩短、展平，直到消失。初产妇临产后宫颈管的变化特点是先缩短消失，之后宫口扩张开大；经产妇宫颈管的变化则是宫颈管缩短消失和宫口扩张同时进行
	宫口扩张	未临产时，初产妇的宫颈外口只能容纳一个手指尖。经产妇可容纳一个手指。临产后，子宫收缩和缩复作用向上牵拉使得宫口逐渐扩张，加上子宫下段处的蜕膜发育不良，胎膜容易与该处的蜕膜分离而向宫颈管内突出形成前羊水囊（又称前羊膜囊）。当宫缩来临时，胎先露部推动前羊水囊协助扩张宫口。胎膜多在宫口近开全时自然破裂

③ 骨盆底、阴道及会阴

骨盆底、阴道及会阴	临产后，前羊膜囊及下降的胎先露部压迫骨盆底，使软产道下段扩张呈现一个向前弯曲的管状结构
	分娩时，会阴体虽然有一定的弹性，但如果产妇用力过猛，致胎头娩出过快，可造成严重的会阴裂伤
	接产者应指导产妇正确用力，并适当控制胎头娩出速度，适时保护会阴，减轻会阴撕裂程度

3. 胎儿因素

（1）胎儿大小　胎儿大小是决定能否顺利分娩的重要因素之一。胎儿过大时，胎头各径线过大；胎儿过度成熟时，胎儿颅骨过硬胎头不易变形。如存在上述情况，即使产妇骨盆大小正常，也可以因为相对头盆不称导致分娩困难。

① 胎儿颅骨

胎儿颅骨	胎儿头部由2块顶骨、额骨、颞骨及1块枕骨组成
	颅骨之间膜状缝隙为颅缝
	颅缝与囟门处有软组织覆盖，使骨板有一定的活动余地，胎头具有可塑性
	在分娩时，相邻的颅骨可轻度移位重叠使头颅变形，体积缩小，有利于胎头娩出

② 胎头径线：胎儿径线主要有 4 条，即双顶径、枕额径、枕下前囟径、枕颏径（见图 8-9）。

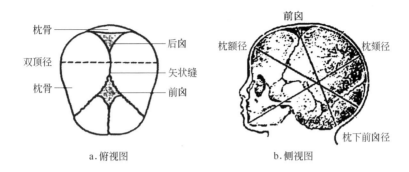

a.俯视图　　　　　　　　b.侧视图

图 8-9　胎头径线

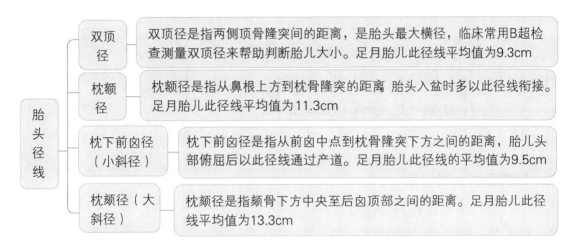

胎头径线
- 双顶径：双顶径是指两侧顶骨隆突间的距离，是胎头最大横径，临床常用B超检查测量双顶径来帮助判断胎儿大小。足月胎儿此径线平均值为9.3cm
- 枕额径：枕额径是指从鼻根上方到枕骨隆突的距离 胎头入盆时多以此径线衔接。足月胎儿此径线平均值为11.3cm
- 枕下前囟径（小斜径）：枕下前囟径是指从前囟中点到枕骨隆突下方之间的距离，胎儿头部俯屈后以此径线通过产道。足月胎儿此径线的平均值为9.5cm
- 枕颏径（大斜径）：枕颏径是指颏骨下方中央至后囟顶部之间的距离。足月胎儿此径线平均值为13.3cm

（2）胎位

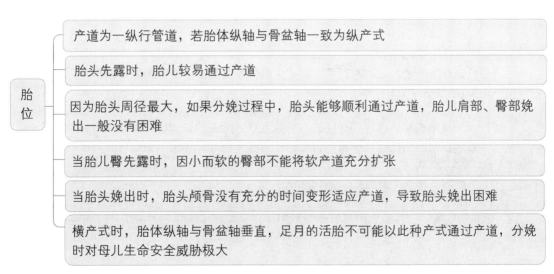

胎位
- 产道为一纵行管道，若胎体纵轴与骨盆轴一致为纵产式
- 胎头先露时，胎儿较易通过产道
- 因为胎头周径最大，如果分娩过程中，胎头能够顺利通过产道，胎儿肩部、臀部娩出一般没有困难
- 当胎儿臀先露时，因小而软的臀部不能将软产道充分扩张
- 当胎头娩出时，胎头颅骨没有充分的时间变形适应产道，导致胎头娩出困难
- 横产式时，胎体纵轴与骨盆轴垂直，足月的活胎不可能以此种产式通过产道，分娩时对母儿生命安全威胁极大

（3）胎儿发育异常　若胎儿身体某一部分发育异常，如脑积水、连体双胎，使胎头或胎体过大，通过产道时常发生困难。

4. 精神心理因素

精神心理因素	产妇对分娩充满焦虑和恐惧,这种情绪随着预产期的临近而加剧
	紧张焦虑的情绪有时会表现为躯体症状,特别是在临产后,过度的焦虑紧张会导致产妇病理生理反应,如呼吸急促、心率加快、气体交换不足或过度换气,造成子宫缺氧而致收缩乏力、宫口扩张缓慢、胎先露下降受阻、产程延长、体力过度消耗;同时可使神经、内分泌发生变化,交感神经兴奋,释放儿茶酚胺,血压升高,导致胎儿缺血缺氧,出现胎儿窘迫
	产科工作人员应为产妇和家属提供妊娠期分娩知识的健康教育,让其了解正常分娩过程、注意事项及缓解产痛的方法等
	鼓励孕妇及家属一同听课,使孕妇获得家庭成员的支持,在临产前尽可能消除孕妇对分娩的焦虑、紧张情绪,树立正常分娩的信心
	分娩室应提供家庭式产房、非药物镇痛措施、允许产妇家属陪伴等服务,使产妇在分娩时得到全方位的支持,顺利完成分娩

二、枕先露的分娩机制

分娩机制是指胎儿先露部随着骨盆各平面的不同形态,被动进行的一连串适应性转动,最终以其最小径线通过产道的过程。临床上,枕先露衔接占 95.55%～97.55%,其中以枕左前(LOA)最多见,因此以枕左前位的分娩机制为例进行说明。

1. 衔接

衔接	胎头双顶径进入骨盆入口平面,胎头颅骨最低点接近或达到坐骨棘水平,称为衔接(见图8-10)
	胎头呈半俯屈状态以枕额径进入骨盆入口,胎头的矢状缝与骨盆入口的右斜径一致,这时胎头枕骨位于母体骨盆的左前方(因此,称为胎先露枕左前)
	初产妇多在预产期前1～2周内胎头衔接
	若初产妇临产后胎头仍没有与骨盆衔接,应警惕可能存在头盆不称,需密切观察

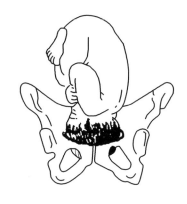

图 8-10 胎头衔接

2. 下降

下降

- 胎头沿着骨盆轴前进的动作称为下降
- 下降动作贯穿于整个分娩过程中，与其他动作相伴随
- 下降动作呈间歇性，胎头在宫缩的推动下下降，宫缩间歇时胎头又稍回缩
- 临床上，通过观察胎头下降程度作为判断产程进展的重要标志

3. 俯屈

当胎头以枕额径进入骨盆腔至骨盆底时，处于半俯屈状态的胎头枕部遇到盆底阻力（肛提肌），借助杠杆作用胎头进一步俯屈，使下颏向胸部贴近，使枕额径变为枕下前囟径，以适应产道，有利于胎头进一步下降。

4. 内旋转

内旋转

- 胎头围绕骨盆纵轴向前旋转，使胎头矢状缝与中骨盆及出口前后径相一致的动作称为内旋转
- 内旋转从中骨盆平面开始至出口平面完成，以适应中骨盆及出口平面横径短、前后径长的特点
- 枕先露时，胎头枕部到达骨盆底最低位置时，肛提肌收缩力将胎头枕部推向阻力小的前方，枕左前位的胎头向骨盆前方旋转45°角，通过俯屈和旋转，胎头后囟转至耻骨弓下方
- 胎头于第一产程末完成内旋转动作

5. 仰伸

仰伸	胎头完成内旋转后，当充分俯屈的胎头下降到达阴道外口时，宫缩与腹压继续使胎头下降，而肛提肌收缩则将胎头向前推进，两者的合力使胎头沿骨盆轴下段向下向前的方向行进
	当胎头枕骨达耻骨联合下缘时，以耻骨弓为支点，胎头逐渐仰伸，胎头的顶部、额、鼻、口、颏依次由会阴前缘娩出
	在胎头仰伸的同时，胎儿双肩径沿左斜径进入骨盆入口

6. 复位及外旋转

复位及外旋转	胎头娩出时，胎儿双肩径沿骨盆入口左斜径下降
	胎头与双肩呈扭曲状态
	胎头娩出后，作用于胎头的阻力消失，胎头与胎肩恢复正常关系
	胎头枕部再向左旋转45°角，该动作称为复位
	胎肩在骨盆内继续下降，前（右）肩向前向骨盆中线方向旋转45°角，胎儿双肩径与骨盆出口前后径一致，胎头枕部随之在外继续向左旋转45°角，以恢复胎头与胎肩径的垂直关系，称为外旋转

7. 胎儿娩出

胎头完成外旋转后，随之胎儿前（右）肩在耻骨弓下先娩出，后（左）肩从会阴前缘娩出，胎儿躯干、臀部及下肢随之娩出。

为了便于理解胎儿娩出的过程，上述分 7 点进行讲解，但是分娩机制是一个连续的过程，各动作之间不是截然分开进行的，下降动作始终贯穿在整个分娩过程中，胎头的各种适应性转动都伴随着下降进行。

三、临产先兆症状及临产诊断

1. 临产先兆症状

临产先兆症状	不规律宫缩	在真正临产之前，孕妇常出现不规律宫缩，痛感不强烈，为逐渐的宫缩规律。也有一部分孕妇会出现"假临产"现象，表现为宫缩没有规律，宫缩持续时间短，间歇时间长，宫缩的强度不增加，常在夜间出现，白天消失。临床上，通过给予孕妇镇静剂观察宫缩是否能被抑制，如果使用镇静剂后宫缩消失，说明是"假临产"
	见红	大多数孕妇在临产前出现见红症状，预示将在之后的241~48h（少数周内）临产。如果阴道出血量超出月经量应与阴道出血鉴别

2. 临产诊断

临产开始的标志为有规律的子宫收缩且逐渐增强，宫缩持续时间约 30s，间歇时间约 5min，同时伴有进行性宫颈管消失、宫口扩张和胎先露下降。

四、产程的划分和临床表现

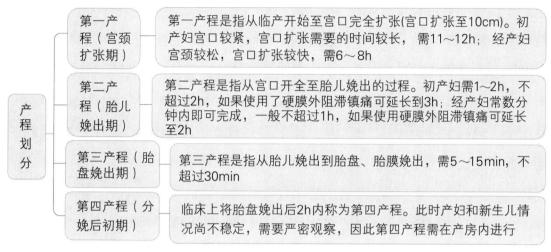

产程划分

第一产程（宫颈扩张期）：第一产程是指从临产开始至宫口完全扩张(宫口扩张至10cm)。初产妇宫口较紧，宫口扩张需要的时间较长，需11～12h；经产妇宫颈较松，宫口扩张较快，需6～8h

第二产程（胎儿娩出期）：第二产程是指从宫口开全至胎儿娩出的过程。初产妇需1～2h，不超过2h，如果使用了硬膜外阻滞镇痛可延长到3h；经产妇常数分钟内即可完成，一般不超过1h，如果使用硬膜外阻滞镇痛可延长至2h

第三产程（胎盘娩出期）：第三产程是指从胎儿娩出到胎盘、胎膜娩出，需5～15min，不超过30min

第四产程（分娩后初期）：临床上将胎盘娩出后2h内称为第四产程。此时产妇和新生儿情况尚不稳定，需要严密观察，因此第四产程需在产房内进行

1. 第一产程产妇的护理

（1）临床表现

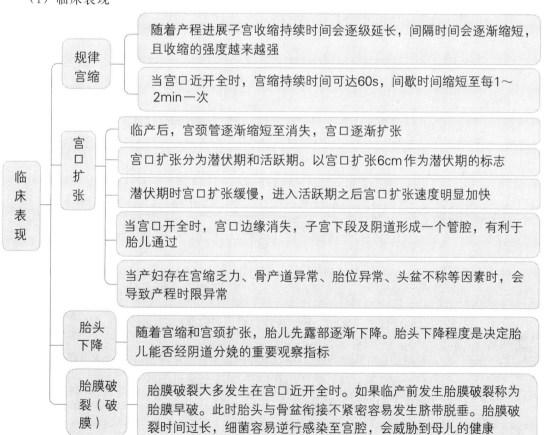

临床表现

规律宫缩：
- 随着产程进展子宫收缩持续时间会逐级延长，间隔时间会逐渐缩短，且收缩的强度越来越强
- 当宫口近开全时，宫缩持续时间可达60s，间歇时间缩短至每1～2min一次

宫口扩张：
- 临产后，宫颈管逐渐缩短至消失，宫口逐渐扩张
- 宫口扩张分为潜伏期和活跃期。以宫口扩张6cm作为潜伏期的标志
- 潜伏期时宫口扩张缓慢，进入活跃期之后宫口扩张速度明显加快
- 当宫口开全时，宫口边缘消失，子宫下段及阴道形成一个管腔，有利于胎儿通过
- 当产妇存在宫缩乏力、骨产道异常、胎位异常、头盆不称等因素时，会导致产程时限异常

胎头下降：
- 随着宫缩和宫颈扩张，胎儿先露部逐渐下降。胎头下降程度是决定胎儿能否经阴道分娩的重要观察指标

胎膜破裂（破膜）：
- 胎膜破裂大多发生在宫口近开全时。如果临产前发生胎膜破裂称为胎膜早破。此时胎头与骨盆衔接不紧密容易发生脐带脱垂。胎膜破裂时间过长，细菌容易逆行感染至宫腔，会威胁到母儿的健康

（2）护理评估

① 健康史

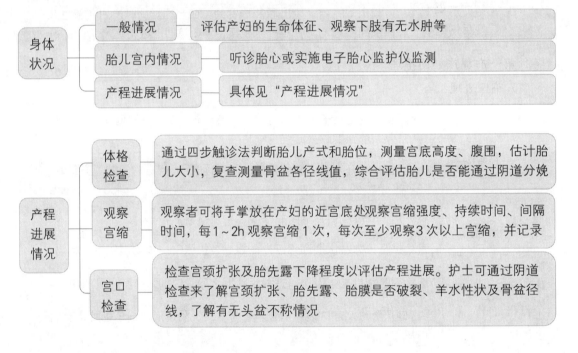

健康史
- 根据产前记录了解产妇的一般情况
- 询问并查阅产妇妊娠期产前检查记录，了解本次妊娠经过，包括末次月经，预产期，妊娠是否有阴道出血、高血压、水肿等异常情况
- 了解临产后是否有宫缩、见红、阴道流液等情况
- 询问以往妊娠次数，如为经产妇应询问以往分娩是否顺利、有无妊娠并发症、新生儿出生情况及体重等

② 身体状况

身体状况
- 一般情况 —— 评估产妇的生命体征、观察下肢有无水肿等
- 胎儿宫内情况 —— 听诊胎心或实施电子胎心监护仪监测
- 产程进展情况 —— 具体见"产程进展情况"

产程进展情况
- 体格检查 —— 通过四步触诊法判断胎儿产式和胎位，测量宫底高度、腹围，估计胎儿大小，复查测量骨盆各径线值，综合评估胎儿是否能通过阴道分娩
- 观察宫缩 —— 观察者可将手掌放在产妇的近宫底处观察宫缩强度、持续时间、间隔时间，每1~2h观察宫缩1次，每次至少观察3次以上宫缩，并记录
- 宫口检查 —— 检查宫颈扩张及胎先露下降程度以评估产程进展。护士可通过阴道检查来了解宫颈扩张、胎先露、胎膜是否破裂、羊水性状及骨盆径线，了解有无头盆不称情况

③ 疼痛程度

疼痛程度
- 观察产妇对宫缩的反应，并认真倾听产妇对疼痛的主诉
- 对正常或低危妊娠的产妇，可以针对具体情况尽早采取非药物镇痛措施，并定时评价镇痛效果。对上述产妇不主张使用硬膜外麻醉镇痛，研究表明硬膜外麻醉镇痛仅对高危妊娠分娩的产妇有益

④ 心理-社会支持状况

心理－社会支持状况	心理状况	初产妇没有分娩经历，产痛容易造成其不舒适和精神紧张。第一产程宫口扩张时间比较长，产妇常感觉身心疲惫。不良的情绪容易导致神经内分泌功能紊乱，造成产妇宫缩乏力等情况，导致产程异常。所以，护士应对产妇进行陪伴和安抚，采取促进舒适的措施，缓解产妇不适
	支持系统	了解和观察产妇家庭成员对产妇的支持情况，特别是产妇的配偶。工作人员应该鼓励和允许家属进入产房对产妇进行陪伴，并且指导陪伴家属对产妇进行帮助和给予情感上的安慰和支持

⑤ 辅助检查：通过血、尿常规，血型及交叉配血试验，肝、肾功能，心电图等各项检查进行监测。

（3）护理诊断

护理诊断	疼痛	与子宫收缩、胎儿下降对组织牵拉有关
	舒适度改变	与子宫收缩、环境改变、体位受限、周围是陌生的医务人员等有关
	紧张、焦虑	与担心自身和胎儿安危有关

（4）护理措施
① 一般护理

一般护理	监测生命体征	每天2次测量产妇体温、脉搏、呼吸。产程中每4～6h测量血压一次。若产妇血压升高或有妊娠高血压疾病，应增加测量次数，并给予相应的处理
	活动和休息	第一产程初期，产妇没有破水、血压升高等情况不应限制其活动，需鼓励产妇采取其认为舒适的体位，最好采取上身直立的体位，如坐、站、跪、蹲等。随着产程进展，当产妇感到疲劳或胎膜破裂时，应安排产妇卧床休息，尽量取左侧或右侧卧位
	产程中入量和出量管理	鼓励产妇适量进食易消化、清淡、高热量的流质或半流质。注意饮水。提醒产妇定时排尿、排便。灌肠已经取消
	清洁与舒适	护士应及时给予产妇擦汗、更换衣服和被服等。产妇胎膜破裂后还要及时帮助其采取更换卫生巾、擦洗会阴等以保持会阴清洁，在促进舒适的同时预防感染

② 观察产程

观察产程	子宫收缩	每1～2h观察宫缩1次，每次观察至少3次以上宫缩。观察内容包括宫缩强度、持续时间和间隔时间
	胎心监测	产妇进入分娩室可以先做胎心监护，如果正常，以后可以每小时听诊胎心1次进行胎心情况的观察
	宫口扩张和胎先露下降	具体见"宫口扩张和胎先露下降"
	胎膜破裂及羊水观察	胎膜多在宫口近开全时自然破裂，前羊水流出。一旦胎膜破裂，应立即听胎心，观察羊水颜色、性状和流出量，并记录破膜时间

宫口扩张和胎先露下降	通过阴道检查来了解
	潜伏期每4h检查1次；活跃期每2h检查1次
	跃期每2h检查1次的关系为标志
	胎头颅骨最低点在坐骨棘平面时，以"0"表示；在坐骨棘平面上1cm时，以"−1"表示；在坐骨棘平面下1cm时，以"+1"表示（见图8-11）
	临床上，为了细致观察产程，及时记录检查结果，多绘制产程图。产程图的横坐标为临产时间(h)，纵坐标左侧为宫口扩张速度(cm)，右侧为先露下降程度(cm)

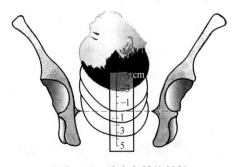

图 8-11　胎头高低的判断

③ 分娩镇痛与心理护理

| 分娩镇痛与心理护理 | 妊娠期时应使产妇和家属（最好是参与陪伴的家属）能够了解分娩的相关知识，并教会减轻和缓解产痛的方法和技巧，如变换体位、按摩、热敷、压迫、水中待产、听音乐等方法 |
| | 护士应给予产妇建议，并帮助产妇寻找适合的减痛体位，鼓励使用非药物镇痛方法，帮助产妇树立分娩信心，达到最终完成阴道分娩的目的 |

2. 第二产程产妇的护理

(1) 临床表现

临床表现

- 子宫颈口开全后宫缩强度增强，宫缩持续时间达60s左右，间歇时间为1～2min

- 此阶段产妇在宫缩时会出现排便的感觉露部已经降至骨盆底压迫直肠引起排便反射

- 随着产程进展，胎先露下降到达骨盆出口，宫缩时可见会阴体逐渐膨隆和变薄，肛门松弛

- 胎头在宫缩时显露于阴道口，宫缩间歇时胎头又回缩至阴道内，这种现象称为胎头拨露

- 当胎头双顶径越过骨盆出口时，宫缩间歇时胎头不再回缩，称为胎头着冠

- 产程继续进展，胎头枕骨到达耻骨弓下，并以耻骨弓下缘为支点开始仰伸，随之胎儿额部、鼻、口、颏部相继娩出，随后胎头发生复位旋转，前肩和后肩娩出，胎体很快娩出，后羊水随之从阴道涌出

- 在此过程中会阴体会被极度扩张变薄，如果胎头娩出速度过快或保护会阴不当可造成会阴不同程度的裂伤，甚至出现严重裂伤

(2) 护理评估

护理评估

- 健康史 —— 了解产程进展和胎儿宫内情况，同时了解第一产程的经过及处理

- 身心状况 —— 了解子宫收缩的持续时间、间歇时间、强度和胎心情况，询问产妇有无便意感，观察胎头拨露与着冠情况，观察是否有宫缩乏力或宫缩过强。宫缩乏力时应加强宫缩；宫缩过强时需警惕胎儿是否出现宫内窘迫，应查找原因及时处理，必要时缩短产程结束分娩

- 评估产妇屏气用力情况 —— 评估产妇体力情况，可补充适量的食物和水。观察和指导产妇正确用力，并给予耐心的指导。产妇用力正确时应及时给予反馈并表扬产妇，使产妇对分娩充满信心

- 评估胎儿情况 —— 宫缩间歇时听胎心，如有异常可使用胎心监护仪进行监测。胎心正常时仅胎心听诊即可，避免因使用监护仪造成胎儿娩出缓慢和胎心监护类型诊断不清而提早增加干预

（3）护理诊断

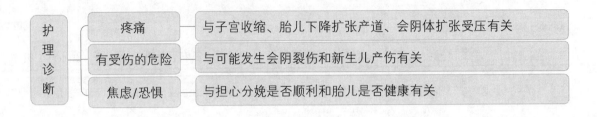

护理诊断
- 疼痛 —— 与子宫收缩、胎儿下降扩张产道、会阴体扩张受压有关
- 有受伤的危险 —— 与可能发生会阴裂伤和新生儿产伤有关
- 焦虑/恐惧 —— 与担心分娩是否顺利和胎儿是否健康有关

（4）护理措施

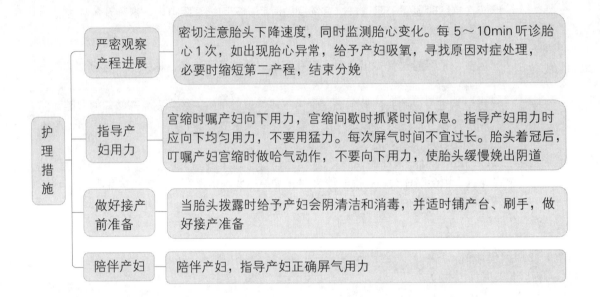

护理措施
- 严密观察产程进展 —— 密切注意胎头下降速度，同时监测胎心变化。每5～10min听诊胎心1次，如出现胎心异常，给予产妇吸氧，寻找原因对症处理，必要时缩短第二产程，结束分娩
- 指导产妇用力 —— 宫缩时嘱产妇向下用力，宫缩间歇时抓紧时间休息。指导产妇用力时应向下均匀用力，不要用猛力。每次屏气时间不宜过长。胎头着冠后，叮嘱产妇宫缩时做哈气动作，不要向下用力，使胎头缓慢娩出阴道
- 做好接产前准备 —— 当胎头拨露时给予产妇会阴清洁和消毒，并适时铺产台、刷手，做好接产准备
- 陪伴产妇 —— 陪伴产妇，指导产妇正确屏气用力

3. 第三产程产妇的护理

（1）临床表现　胎儿娩出后，子宫底降至脐平，产妇略感轻松，子宫暂停收缩，停顿几分钟后再次出现。由于宫腔容积突然变小，胎盘与子宫壁发生错位而剥离。随着子宫收缩，剥离面不断扩大，最后胎盘完全剥离娩出阴道。

① 胎盘剥离征象

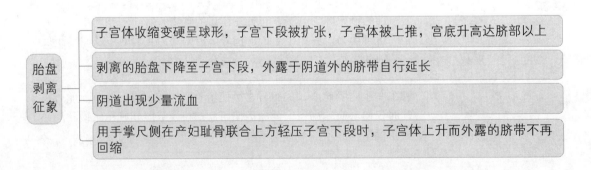

胎盘剥离征象
- 子宫体收缩变硬呈球形，子宫下段被扩张，子宫体被上推，宫底升高达脐部以上
- 剥离的胎盘下降至子宫下段，外露于阴道外的脐带自行延长
- 阴道出现少量流血
- 用手掌尺侧在产妇耻骨联合上方轻压子宫下段时，子宫体上升而外露的脐带不再回缩

② 胎盘娩出方式：包括胎儿面娩出方式和母体面娩出方式。

（2）护理评估

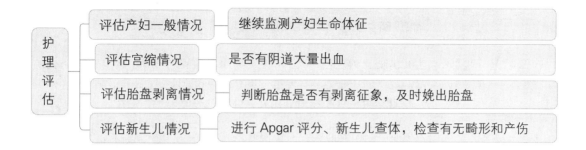

（3）护理诊断

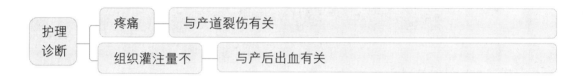

（4）护理措施

① 产妇护理

产妇护理	胎盘剥离后协助胎盘娩出	在胎盘没有完全剥离前不得用力牵拉脐带或按揉宫底，以免造成胎盘部分剥离而发生产后出血或脐带断裂。当出现胎盘征象时应及时娩出胎盘。接产者需嘱咐产妇向下用力，并轻轻牵引脐带协助胎盘娩出。当胎盘娩出至阴道口时，接产者用双手捧住胎盘，向一个方向旋转并缓缓向外牵拉，协助胎膜完全剥离娩出
	检查胎盘和胎膜	将胎盘母体面朝上平铺在产台上，检查胎盘小叶是否缺损或表面毛糙，检查胎膜是否完整，测量胎盘大小，查看胎膜破口距离胎盘边缘的距离、脐带长度及附着部位。检查胎盘胎儿面是否有断裂的血管，便于及时发现副胎盘。检查脐带血管，正常脐带有2条脐动脉和1条脐静脉
	检查软产道	胎盘娩出后，应仔细检查宫颈、阴道壁、会阴、大小阴唇内侧、尿道口周围有无裂伤或血肿，若有裂伤应给予缝合；血肿处应给予缝合、压迫等处理
	观察子宫收缩	胎盘娩出后应检查宫缩和观察阴道出血情况。子宫收缩不佳时可以给予按摩子宫刺激收缩，必要时给予宫缩剂，减少出血

② 新生儿护理

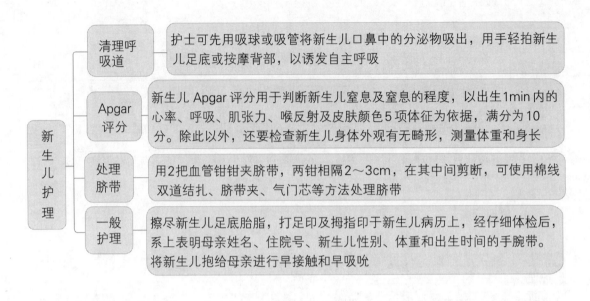

新生儿护理
- 清理呼吸道：护士可先用吸球或吸管将新生儿口鼻中的分泌物吸出，用手轻拍新生儿足底或按摩背部，以诱发自主呼吸
- Apgar评分：新生儿Apgar评分用于判断新生儿窒息及窒息的程度，以出生1min内的心率、呼吸、肌张力、喉反射及皮肤颜色5项体征为依据，满分为10分。除此以外，还要检查新生儿身体外观有无畸形，测量体重和身长
- 处理脐带：用2把血管钳钳夹脐带，两钳相隔2~3cm，在其中间剪断，可使用棉线双道结扎、脐带夹、气门芯等方法处理脐带
- 一般护理：擦尽新生儿足底胎脂，打足印及拇指印于新生儿病历上，经仔细体检后，系上表明母亲姓名、住院号、新生儿性别、体重和出生时间的手腕带。将新生儿抱给母亲进行早接触和早吸吮

4. 第四产程产妇的护理

（1）临床表现　胎盘娩出后，子宫继续收缩，以减少出血。这个阶段产妇与新生儿的情况不稳定，容易发生异常情况，应予严密观察。

（2）护理评估　据临床统计，约80％产后出血发生在产后2h内，因此应在此期间重点观察产妇血压、脉搏、子宫收缩情况、宫底高度、阴道出血量、会阴及阴道有无血肿等，同时注意新生儿肤色、精神状态以及母乳喂养情况。

（3）护理措施

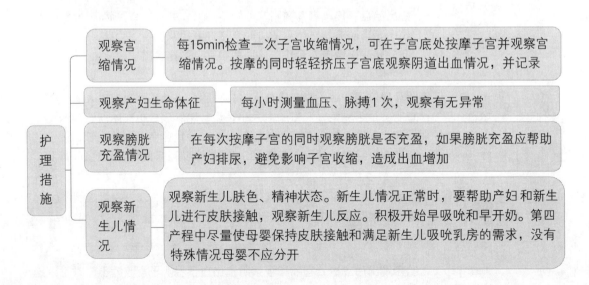

护理措施
- 观察宫缩情况：每15min检查一次子宫收缩情况，可在子宫底处按摩子宫并观察宫缩情况。按摩的同时轻轻挤压子宫底观察阴道出血情况，并记录
- 观察产妇生命体征：每小时测量血压、脉搏1次，观察有无异常
- 观察膀胱充盈情况：在每次按摩子宫的同时观察膀胱是否充盈，如果膀胱充盈应帮助产妇排尿，避免影响子宫收缩，造成出血增加
- 观察新生儿情况：观察新生儿肤色、精神状态。新生儿情况正常时，要帮助产妇和新生儿进行皮肤接触，观察新生儿反应。积极开始早吸吮和早开奶。第四产程中尽量使母婴保持皮肤接触和满足新生儿吸吮乳房的需求，没有特殊情况母婴不应分开

第四节　产褥期妇女的护理

产褥期是指从胎盘娩出至产妇全身除乳腺以外各器官恢复至正常未孕状态所需的时间，通常为 6 周。除了生理变化，随着新生儿的降生，产妇在心理和社会方面也要经历一个调适过程，包括角色的转变和适应新的生活。

一、概述

1. 生殖系统变化

（1）子宫

① 子宫体肌纤维缩复

```
子宫体肌纤维缩复 ┬── 子宫复旧时肌细胞胞质蛋白质被分解排出，导致肌细胞缩小
                 ├── 随着子宫体肌纤维不断缩复，子宫体逐渐缩小，产后1周时，子宫缩小至妊娠12周大小，触诊时在耻骨联合上方可触及
                 ├── 产后10天时子宫高度已经降至骨盆腔内，从腹部已经不能触及宫底
                 ├── 产后6周，子宫恢复至非孕期时的正常大小
                 └── 子宫重量从分娩后的约1000g减至产后1周时的500g，产后6周时子宫重量为50～70g
```

② 子宫内膜再生

```
子宫内膜再生 ┬── 胎盘、胎膜从蜕膜海绵层分离排出后，遗留的蜕膜分为2层，表层发生变性、坏死、脱落，形成恶露自阴道排出
             ├── 接近基层的子宫内膜基底层逐渐再生新的功能层，内膜缓慢再生
             └── 大约在产后3周，除了胎盘附着部位以外，子宫腔表面均由新生内膜修复，至产后6周胎盘附着部位才能全部被修复
```

③ 宫颈及子宫下段变化

宫颈及子宫下段变化	分娩后随着子宫肌纤维缩复，子宫下段逐渐恢复至非孕期的子宫峡部
	分娩后的宫颈外口呈环状，产后1周后，宫颈内口关闭，至产后4周时宫颈管恢复至非孕期时形态

④ 子宫血管变化

子宫血管变化	胎盘娩出后，随着子宫收缩，胎盘附着面缩小，仅为原来面积的一半左右，开放的螺旋动脉和静脉窦压缩变窄，数小时后血管内形成血栓，出血量逐渐减少至停止
	如果胎盘附着面被新生内膜修复期间因子宫复旧不良出现血栓脱落，可引起晚期产后出血

（2）阴道

阴道	经过产道分娩，阴道腔被扩大，阴道黏膜及周围组织水肿，阴道黏膜皱襞因分娩时过度伸展而减少甚至消失，导致阴道壁松弛及肌肉张力下降
	产褥期阴道腔逐渐缩小，阴道壁肌张力逐渐恢复，阴道黏膜皱襞大约在产后3周重新出现，但产后6周时（产褥期结束）阴道尚不能完全恢复至未孕时的状态

（3）外阴

外阴	分娩后的外阴会出现轻度水肿，产后2～3天内逐渐消退
	会阴轻度裂伤或会阴切口缝合后，一般在产后3～4天内愈合，完全愈合需要更长时间
	处女膜在分娩时撕裂或仅有残缺痕（处女膜痕）

（4）盆底组织

盆底组织	分娩过程中，由于胎儿先露部长时间压迫，盆底肌肉及筋膜过度伸展，弹性减弱，并常伴有肌纤维部分断裂
	产褥期适宜锻炼，可以促进盆底肌恢复至接近未孕状态

图解实用妇产科临床护理

2. 乳房变化

乳房变化
- 产后乳房的主要变化是泌乳
- 乳汁的大量、持续分泌依靠婴儿对乳房的频繁吸吮刺激
- 吸吮乳房能反射性地引起垂体释放缩宫素，促使产妇子宫收缩
- 乳汁分泌的质和量与产妇的营养、休息、睡眠、情绪及健康状态有关

3. 血液及循环系统变化

血液及循环系统变化
- 产妇在妊娠期增加的血容量一般在产后2～3周恢复到未孕状态
- 分娩后的72h内，血容量增加15%～25%
- 如果产妇心功能不好，此时容易诱发心力衰竭
- 从妊娠期到产褥早期，产妇血液处于高凝状态
- 纤维蛋白原、凝血酶、凝血酶原在产后2～4周内降至正常
- 红细胞计数及血红蛋白在产后1周逐渐升高
- 白细胞计数在产褥早期仍很高，产后1～2周恢复正常
- 红细胞沉降率在产后3～4周降至正常

4. 其他

其他

消化系统变化	产褥期由于卧床休息时间较长，活动少，腹肌及盆底肌松弛，加之肠蠕动差，容易出现便秘。产后1～2周内产妇宜进流质或半流质，食欲逐渐好转后进正常饮食
泌尿系统变化	产后最初几天常见尿量增加。妊娠期发生的肾盂及输尿管扩张，产后容易发生尿潴留，产后24h内表现最明显
内分泌系统变化	胎盘、胎膜娩出后，雌激素及孕激素水平急剧下降，至产后1周时降至未孕时水平。是否哺乳会影响月经复潮和排卵，不哺乳的产妇通常在产后6～10周月经复潮，在产后10周左右恢复排卵
皮肤	妊娠期出现的皮肤色素沉着，在产褥期会逐渐消退。初产妇腹壁或乳房上出现的紫红色妊娠纹会逐渐变成银白色。腹壁松弛情况将在产后6～8周恢复

二、临床表现及护理

1. 临床表现

	发热	产后妇女体温多在正常范围内。体温可在产后 24 h 内略有升高，一般不超过 38℃，可能与产程中过度消耗有关。产后 3～4 天因为乳房血管、淋巴管极度充盈，乳房胀大，出现低热，称为泌乳热，一般持续 4～16h 后体温下降
临床表现	产后宫缩痛	分娩后的早期因子宫收缩引起下腹部阵发性剧烈疼痛，称为产后宫缩痛。产后 1～2 天感觉比较明显，之后自然消失，经产妇比初产妇明显
	恶露	恶露排出持续 4～6 周，总量为 250～500 ml，无臭味。产后 3～4 天内排出的恶露色鲜红，称为血性恶露。之后子宫出血慢慢减少，浆液增加，转为浆液恶露。通常持续 10 天左右后恶露逐渐减少，质黏稠，色泽较白，含大量白细胞、坏死蜕膜组织、表皮细胞等，称为白色恶露，持续至产后 3 周左右
	排泄	产褥早期，产妇皮肤排泄功能旺盛，排出大量汗液，以夜间睡眠和初醒时更加明显，称为褥汗，属于正常现象，产后 1 周内会慢慢好转。在此期间，产妇尿量增多，是因为妊娠期体内潴留的液体也会逐渐排出。此外，产妇活动减少，造成肠蠕动减弱，容易发生便秘
	会阴伤口	分娩时会阴裂伤或会阴切开等造成会阴部水肿、疼痛，通常在产后 3～4 天逐渐缓解
	乳房问题	乳房肿胀及乳头皲裂是产妇在分娩后最初几天常见的现象，与产妇没有做到早开奶及新生儿没有正确地含接乳房有关
	下肢静脉血栓	由于产妇分娩后初期活动减少，导致下肢静脉回流缓慢，加上产妇此时血液仍处于高凝状态，血液容易淤积在静脉内，导致静脉血栓形成
	产后情绪低落	产妇在分娩后 2～3 天内出现轻度或中度的情绪反应，表现为情绪不稳定、易激惹、哭泣、焦虑、睡眠不足与食欲缺乏，严重时可能发展成为产后抑郁症

2. 护理评估

（1）健康史

健康史	评估产妇身体状况及以往是否有慢性疾病史
	评估产妇妊娠、分娩过程是否顺利、有无并发症及处理经过
	评估分娩过程、分娩方式、会阴等情况
	对新生儿要评估 Apgar 评分和一般情况评估

（2）身体状况

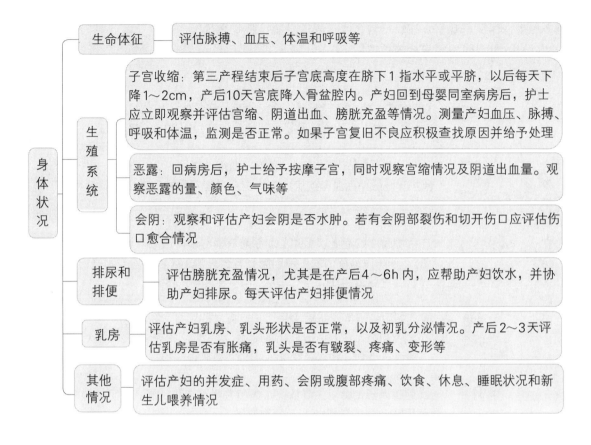

（3）辅助检查　产后常规体检，必要时进行血尿常规检查，了解是否有感染发生。

（4）心理-社会因素　了解患者的感受、心理问题的程度及社会、家庭支持的方式及程度等。

3. 护理诊断

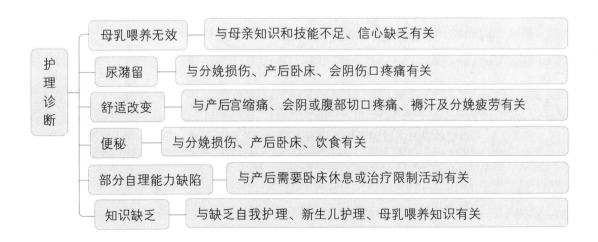

4. 护理措施

（1）观察　胎盘娩出后，护士应分别在第 15min、30min、60min、90min、120min 监测产妇生命体征，观察宫缩、子宫高度、阴道出血、膀胱充盈等情况。

（2）入母婴同室病房后的护理

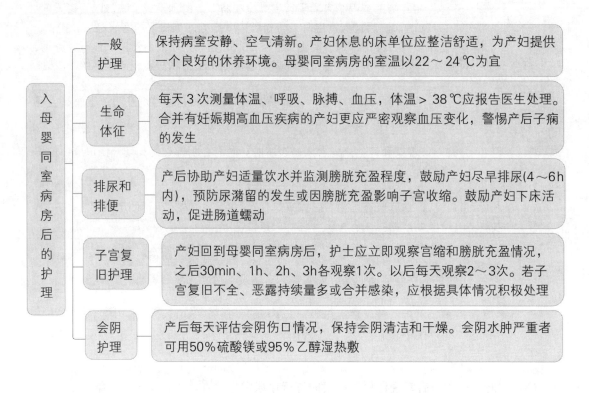

入母婴同室病房后的护理

一般护理：保持病室安静、空气清新。产妇休息的床单位应整洁舒适，为产妇提供一个良好的休养环境。母婴同室病房的室温以22～24℃为宜

生命体征：每天3次测量体温、呼吸、脉搏、血压，体温＞38℃应报告医生处理。合并有妊娠期高血压疾病的产妇更应严密观察血压变化，警惕产后子痫的发生

排尿和排便：产后协助产妇适量饮水并监测膀胱充盈程度，鼓励产妇尽早排尿(4～6h内)，预防尿潴留的发生或因膀胱充盈影响子宫收缩。鼓励产妇下床活动，促进肠道蠕动

子宫复旧护理：产妇回到母婴同室病房后，护士应立即观察宫缩和膀胱充盈情况，之后30min、1h、2h、3h各观察1次。以后每天观察2～3次。若子宫复旧不全、恶露持续量多或合并感染，应根据具体情况积极处理

会阴护理：产后每天评估会阴伤口情况，保持会阴清洁和干燥。会阴水肿严重者可用50%硫酸镁或95%乙醇湿热敷

（3）乳房护理

乳房护理

- 每次哺乳前产妇应洗净双手，乳头上的结痂可涂抹植物油，然后用清洁棉签轻轻去除痂垢，忌强行擦洗

- 哺乳期间可佩戴合适的棉质胸罩支托乳房

- 乳头凹陷的产妇在哺乳之前可以先将乳头牵拉出来再进行哺乳

- 分娩后应尽快开始哺乳，防止发生乳汁淤积和乳房肿痛

- 乳头皲裂的发生多数因新生儿没有正确含接乳房。因此，应及时纠正新生儿含接乳房的姿势

（4）母乳喂养指导

① 加强健康宣教

a. 对婴儿的好处

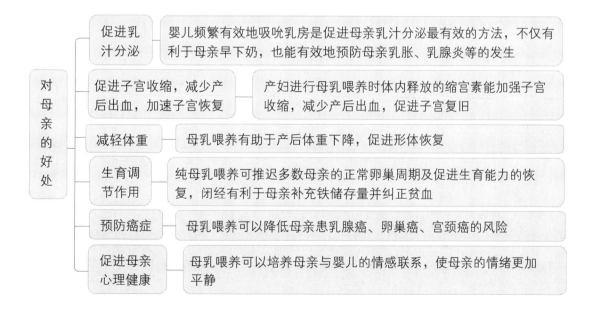

b. 对母亲的好处

c. 对家庭及社会的好处：母乳喂养节约了家庭购买奶粉的费用，减少人工喂养所需的人力和财力，为国家和社会节约了大量的资源和开支。

② 母乳喂养方法的指导

母乳喂养方法的指导
- 早开奶 — 分娩后，母婴都正常的情况下，应在1h内开始母婴皮肤接触和吸吮乳房，做到早开奶。产妇做到按需哺乳、母婴同室。不给母乳喂养的新生儿添加除母乳以外的食物，让婴儿做到频繁有效地吸吮乳房，促进乳汁分泌
- 指导正确的哺乳体位和含接姿势 — 教会产妇坐位、卧位、环抱式等哺乳姿势。婴儿的身体应呈一条直线，脸靠近母亲的胸部、腹部紧贴母亲，下巴应贴在母亲乳房上。婴儿嘴张大，将乳头与大部分乳晕含住，且母亲不应感到乳头疼痛
- 哺乳时间和频次应遵循按需哺乳的原则

（5）新生儿护理　详见第十六章。

（6）产后健康检查　产妇应于产后42天携婴儿去分娩医院做产后健康检查，内容包括测血压、脉搏，查血、尿常规，了解母乳喂养情况，并做妇科检查，观察生殖器官恢复情况。对婴儿进行全身检查，了解生长发育情况。

5. 健康教育

健康教育
- 给予产妇有关饮食起居、活动与休息、清洁卫生、伤口护理、母乳喂养、新生儿护理等方面的知识
- 护士回答产妇的疑问，解除其顾虑，使产妇能更好地护理自己和新生儿，坚持母乳喂养

第九章

妇科常见症状和体征的评估与护理

第一节　阴道出血

阴道出血是女性生殖器官疾病常见的症状之一。出血可来自外阴、阴道、子宫颈和子宫内膜，但以来自子宫出血最为常见。阴道出血量多可危及生命，但若良性疾病所致者预后良好；出血量少，也可能是恶性肿瘤的早期症状，易被忽视而引起不良后果。

一、临床表现

阴道出血常表现为月经过多、经前或经后点滴出血、月经间期出血、接触性出血、停经后阴道出血、绝经后阴道出血、外伤后阴道出血等。

二、护理评估

1.病史

询问病史时要注意患者的年龄。

年龄对病史的影响	新生女婴出生后数天内有少量阴道出血，是因为来自母体的雌激素骤降而引起撤退性出血，一般在数天内即自行停止
	幼儿期和绝经后阴道出血应多考虑恶性肿瘤
	青春期少女阴道出血常为功能性子宫出血
	育龄妇女阴道出血应多考虑与妊娠有关的疾病

2.月经初潮年龄，发病前的月经周期、经期和经血量

了解阴道出血前有无停经史及末次月经的确切日期。

3. 阴道出血是否伴有腹痛及其性质

阴道出血是否伴有腹痛及其性质	阴道出血伴阵发性腹痛多见于流产，持续剧烈腹痛提示宫外孕破裂可能，月经期剧痛应考虑子宫内膜异位症
	阴道出血伴恶臭白带应想到晚期宫颈癌或黏膜下肌瘤并发感染

4. 阴道出血情况

了解出血时限长短、是否呈持续性或间断不规则性流血，出血量的多少及有无伴随组织物排出。

5. 患者评估

评估患者的生命体征、神志、有无体液不足等表现。

三、护理措施

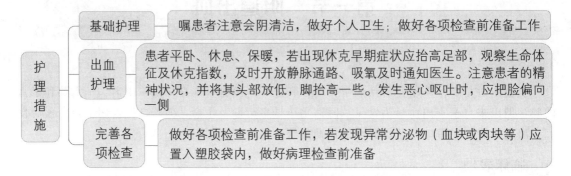

护理措施	基础护理	嘱患者注意会阴清洁，做好个人卫生；做好各项检查前准备工作
	出血护理	患者平卧、休息、保暖，若出现休克早期症状应抬高足部，观察生命体征及休克指数，及时开放静脉通路、吸氧及时通知医生。注意患者的精神状况，并将其头部放低，脚抬高一些。发生恶心呕吐时，应把脸偏向一侧
	完善各项检查	做好各项检查前准备工作，若发现异常分泌物（血块或肉块等）应置入塑胶袋内，做好病理检查前准备

四、健康教育

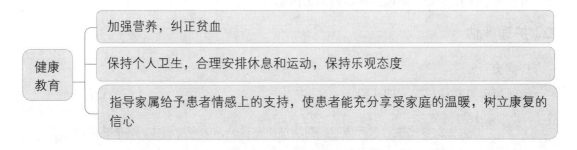

健康教育	加强营养，纠正贫血
	保持个人卫生，合理安排休息和运动，保持乐观态度
	指导家属给予患者情感上的支持，使患者能充分享受家庭的温暖，树立康复的信心

第二节　月经异常

月经异常是指月经周期、经期、经量发生异常，以及伴随月经周期出现的明显不适症状。首先表现在周期上，其次表现在月经的颜色、量以及质地上。许多病理性出血也可表现一定的周期性，但不属于正常月经，因而需要仔细甄别。

一、临床表现

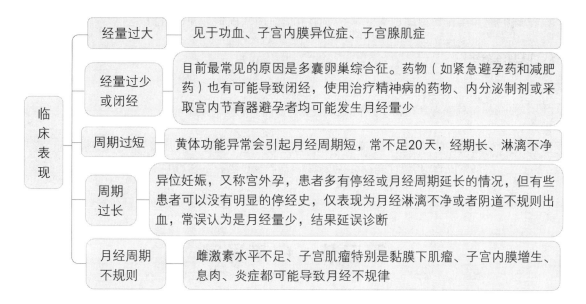

临床表现	经量过大	见于功血、子宫内膜异位症、子宫腺肌症
	经量过少或闭经	目前最常见的原因是多囊卵巢综合征。药物（如紧急避孕药和减肥药）也有可能导致闭经，使用治疗精神病的药物、内分泌制剂或采取宫内节育器避孕者均可能发生月经量少
	周期过短	黄体功能异常会引起月经周期短，常不足20天，经期长、淋漓不净
	周期过长	异位妊娠，又称宫外孕，患者多有停经或月经周期延长的情况，但有些患者可以没有明显的停经史，仅表现为月经淋漓不净或者阴道不规则出血，常误认为是月经量少，结果延误诊断
	月经周期不规则	雌激素水平不足、子宫肌瘤特别是黏膜下肌瘤、子宫内膜增生、息肉、炎症都可能导致月经不规律

二、护理评估

1. 病史

护士除收集一般病史外，尤其要注意收集与出血相关的病史，如子宫出血的色、质、量，出血持续时间等，评估患者的生命体征、神志以及有无体液不足等情况。

2. 辅助检查

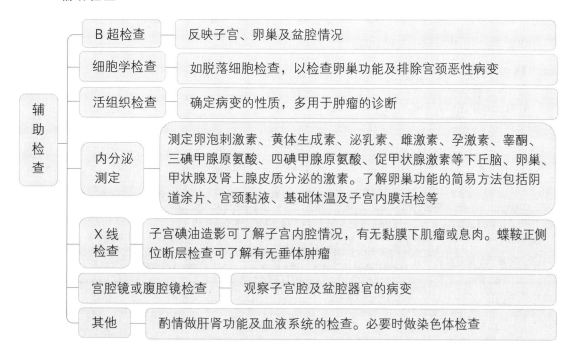

辅助检查	B超检查	反映子宫、卵巢及盆腔情况
	细胞学检查	如脱落细胞检查，以检查卵巢功能及排除宫颈恶性病变
	活组织检查	确定病变的性质，多用于肿瘤的诊断
	内分泌测定	测定卵泡刺激素、黄体生成素、泌乳素、雌激素、孕激素、睾酮、三碘甲腺原氨酸、四碘甲腺原氨酸、促甲状腺激素等下丘脑、卵巢、甲状腺及肾上腺皮质分泌的激素。了解卵巢功能的简易方法包括阴道涂片、宫颈黏液、基础体温及子宫内膜活检等
	X线检查	子宫碘油造影可了解子宫内腔情况，有无黏膜下肌瘤或息肉。蝶鞍正侧位断层检查可了解有无垂体肿瘤
	宫腔镜或腹腔镜检查	观察子宫腔及盆腔器官的病变
	其他	酌情做肝肾功能及血液系统的检查。必要时做染色体检查

三、护理措施

基础护理和出血护理详见本章第一节阴道出血的基础护理和出血护理。

四、健康教育

健康教育	指导患者学习、了解一些卫生常识，消除恐惧及紧张心理
	经期应注意保暖，忌寒冷刺激；注意休息、防止疲劳，加强营养，增强体质；应尽量控制剧烈的情绪波动，避免强烈的精神刺激，保持心情愉快

第三节　白带异常

白带即阴道排液，是由阴道黏膜渗出物、宫颈腺体及子宫内膜腺体分泌物混合而成，内含阴道上皮脱落细胞、白细胞以及一些非致病性细菌。正常情况下，白带的质与量随月经周期而变化。月经期后，白带量少、色白，呈糊状。在月经中期卵巢即将排卵时，因为宫颈腺体分泌旺盛，白带增多、透明，微黏似蛋清样。排卵2～3天后，白带变混浊，稠黏而量少。行经前后，由于盆腔充血，阴道黏膜渗出物增加，白带往往增多。如果白带的色、质、量发生异常改变，称为白带异常。有时白带增多是正常的生理现象，如果白带增多伴有多种病症出现，就要警惕妇科疾病的发生。白带增多分为生理性白带增多和病理性白带增多。

一、临床表现

阴道炎所致白带异常见表9-1。

表9-1　阴道炎所致白带异常的表现

分类	白带异常的表现
细菌性阴道炎	白带呈灰色、均质、黏度低，常均匀附着于阴道前壁或侧壁的黏膜表面，拭去容易
滴虫性阴道炎	白带呈黄色甚至黄绿色，明显脓性，常呈泡沫状
外阴阴道假丝酵母菌病	白带为白色，高度黏稠，呈干酪状或豆腐渣样，黏附在阴道壁上，有时类似白色鹅口疮样斑块，也可能白带很少或类似正常白带，但阴道壁呈白斑状

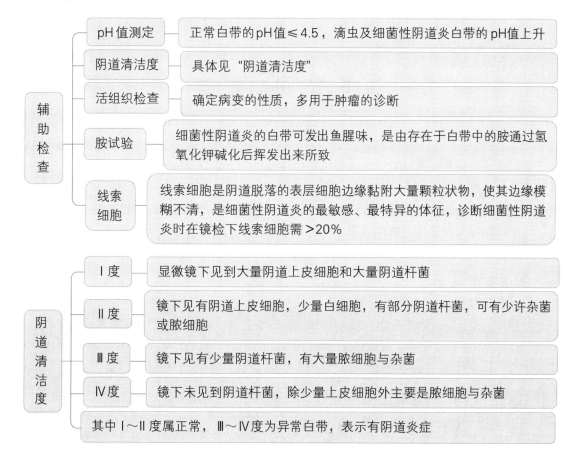

临床表现	无色透明黏性白带	多因应用雌激素药物或体质虚弱所致。表现为白带量多，伴腰酸乏力
	脓性白带	多见于滴虫性阴道炎、慢性宫颈炎、老年性阴道炎、子宫内膜炎、宫腔积液、阴道异物等。常由化脓性细菌感染所引起，表现为黄色或黄绿色，有腥臭味
	豆腐渣样白带	此种白带是外阴阴道假丝酵母菌病所致，伴外阴瘙痒
	血性白带	白带中混有血应高度警惕宫颈癌、子宫内膜癌等恶性肿瘤的可能性。但宫颈息肉、宫颈糜烂、黏膜下肌瘤、功血、尿道肉阜及老年性阴道炎等良性病变也可导致血性白带，宫内节育器引起少量血性白带也较多见

二、护理评估

1. 病史

注意了解患者白带的外观及宫颈分泌物的色、质、量。

2. 辅助检查

辅助检查	pH值测定	正常白带的pH值≤4.5，滴虫及细菌性阴道炎白带的pH值上升
	阴道清洁度	具体见"阴道清洁度"
	活组织检查	确定病变的性质，多用于肿瘤的诊断
	胺试验	细菌性阴道炎的白带可发出鱼腥味，是由存在于白带中的胺通过氢氧化钾碱化后挥发出来所致
	线索细胞	线索细胞是阴道脱落的表层细胞边缘黏附大量颗粒状物，使其边缘模糊不清，是细菌性阴道炎的最敏感、最特异的体征，诊断细菌性阴道炎时在镜检下线索细胞需>20%

阴道清洁度	Ⅰ度	显微镜下见到大量阴道上皮细胞和大量阴道杆菌
	Ⅱ度	镜下见有阴道上皮细胞，少量白细胞，有部分阴道杆菌，可有少许杂菌或脓细胞
	Ⅲ度	镜下见有少量阴道杆菌，有大量脓细胞与杂菌
	Ⅳ度	镜下未见到阴道杆菌，除少量上皮细胞外主要是脓细胞与杂菌
	其中Ⅰ~Ⅱ度属正常，Ⅲ~Ⅳ度为异常白带，表示有阴道炎症	

三、护理措施

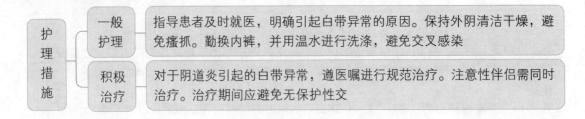

护理措施	一般护理	指导患者及时就医,明确引起白带异常的原因。保持外阴清洁干燥,避免瘙抓。勤换内裤,并用温水进行洗涤,避免交叉感染
	积极治疗	对于阴道炎引起的白带异常,遵医嘱进行规范治疗。注意性伴侣需同时治疗。治疗期间应避免无保护性交

四、健康教育

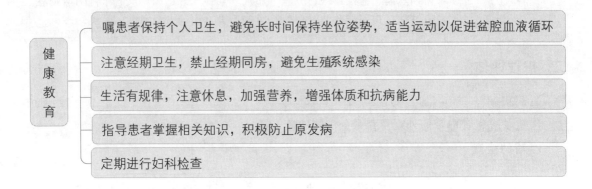

健康教育
- 嘱患者保持个人卫生,避免长时间保持坐位姿势,适当运动以促进盆腔血液循环
- 注意经期卫生,禁止经期同房,避免生殖系统感染
- 生活有规律,注意休息,加强营养,增强体质和抗病能力
- 指导患者掌握相关知识,积极防止原发病
- 定期进行妇科检查

第四节　外阴瘙痒

　　外阴瘙痒是指外阴各种不同病变所引起的一种自觉症状,是许多皮肤病所共有,而非一种特异性的疾病。但也可发生于外阴完全正常者,如只有皮肤瘙痒而无明显的原发性损害时则称为瘙痒病。外阴瘙痒多位于阴蒂、小阴唇,也可累及大阴唇、会阴甚至肛周等皮损区域。长期搔抓可出现抓痕、血痂或继发毛囊炎。当瘙痒严重时,患者多坐卧不安,以致影响生活和工作。

一、临床表现

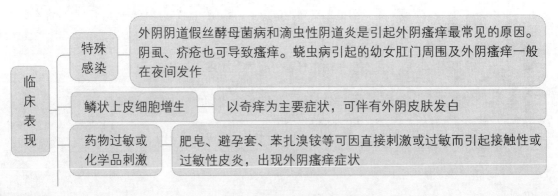

临床表现	特殊感染	外阴阴道假丝酵母菌病和滴虫性阴道炎是引起外阴瘙痒最常见的原因。阴虱、疥疮也可导致瘙痒。蛲虫病引起的幼女肛门周围及外阴瘙痒一般在夜间发作
	鳞状上皮细胞增生	以奇痒为主要症状,可伴有外阴皮肤发白
	药物过敏或化学品刺激	肥皂、避孕套、苯扎溴铵等可因直接刺激或过敏而引起接触性或过敏性皮炎,出现外阴瘙痒症状

图解实用妇产科临床护理

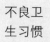

| 不良卫生习惯 | 不注意外阴局部清洁，皮脂、汗腺、经血、白带，甚至尿、粪浸渍长期刺激外阴可引起瘙痒；经期卫生巾使用不当，平时穿不透气化纤内裤均可因细菌滋生诱发瘙痒 |
| 糖尿病 | 由于糖尿对外阴皮肤的刺激，特别是伴发外阴阴道念珠菌病时，外阴瘙痒表现严重。患者常因外阴瘙痒和发红就诊，进一步检查诊断为糖尿病 |

二、护理评估

1. 病史

找出外阴瘙痒的原因，辨别导致外阴瘙痒的疾病。例如，阴道炎、外阴急慢性湿疹、外阴白斑、性病病毒感染。

2. 辅助检查

（1）妇科检查

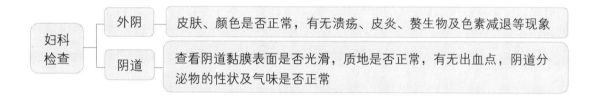

| 妇科检查 | 外阴 | 皮肤、颜色是否正常，有无溃疡、皮炎、赘生物及色素减退等现象 |
| | 阴道 | 查看阴道黏膜表面是否光滑，质地是否正常，有无出血点，阴道分泌物的性状及气味是否正常 |

（2）实验室检查

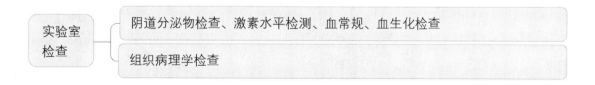

| 实验室检查 | 阴道分泌物检查、激素水平检测、血常规、血生化检查 |
| | 组织病理学检查 |

三、护理措施

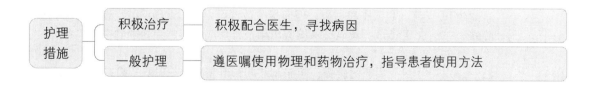

| 护理措施 | 积极治疗 | 积极配合医生，寻找病因 |
| | 一般护理 | 遵医嘱使用物理和药物治疗，指导患者使用方法 |

四、健康教育

健康教育

- 指导患者清淡饮食，注意个人卫生及勤洗手，勤剪指甲
- 避免精神紧张、烦躁，控制情绪变化
- 内裤宜松软、肥大，并以丝织、棉织品为主
- 不滥用止痒药物，应在医生指导下用药
- 定期复诊以了解疾病缓解与治愈情况

第五节 腹 痛

因盆腔器质性或功能性病变引起的下腹疼痛，是妇科疾病常见的主诉症状之一。各生殖器对疼痛的敏感程度不同。会阴、外阴、阴道下段对疼痛十分敏感，而阴道上段则相对不敏感。

一、临床表现

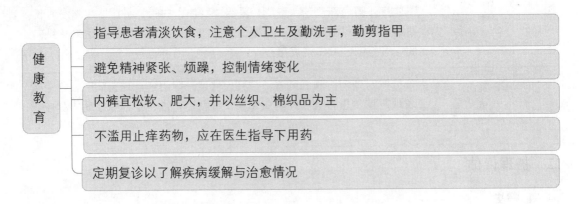

临床表现		
	由炎症引起的腹痛	多见于附件炎和盆腔炎，多发生于育龄妇女，疼痛在一侧或两侧，同时伴有白带增多。慢性者往往表现为隐痛、腰酸痛或有坠胀感；急性者往往表现为腹痛拒按，并伴有发热
	由月经引起的腹痛	妇女在经期出现下腹疼痛和全身不适多是生理现象，若疼痛剧烈则为痛经。青春期多为原发性痛经，可自愈；而经后发作的疼痛多为某种疾病引起的
	由妇科疾病引起的腹痛	如子宫内膜异位症往往在卵巢、子宫、直肠附近形成包块，可使经前期及经期腹痛加剧，性交痛也是其特点之一。又如盆腔出血或瘀血内停，可导致盆腔疼痛，疼痛常位于一侧大腿根部
	由排卵引起的腹痛	在排卵期内出现下腹部胀痛感是由于卵泡破裂所致。疼痛并不影响健康，也无不良后果，但有极少数人因为排卵期卵泡破孔较大，损伤小血管造成卵巢破裂使腹腔内出血，形成妇科急症，须到医院治疗
	由肿瘤引起的腹痛	肿瘤引起的腹痛、腹胀、腰痛和下坠感，一般是持续存在的。若肿瘤发生扭转、破裂、出血，则往往出现突发性腹痛，通常需要立即手术治疗

二、护理评估

了解患者腹痛的部位、特点、程度、持续时间，评估患者的生命体征、神志等情况，从而辨别导致腹痛的常见疾病与临床表现（见表9-2）。

表 9-2　导致腹痛的常见疾病与临床表现

常见疾病	临床表现
痛经	年轻女性发生痛经者高达88%，表现为来月经时下腹部剧烈疼痛，还可伴有恶心、呕吐等
急性盆腔炎	内生殖器及其周围的结缔组织、盆腔腹膜发生急性的炎症，表现为下腹痛、发热、阴道分泌物增多甚至寒战、高热、头痛、食欲减退，如有脓肿形成，可有下腹包块及局部压迫刺激症状，如膀胱刺激症状和直肠刺激症状，呈持续性
附件炎	病菌引起的输卵管炎和卵巢炎称附件炎，其症状为下腹部隐隐作痛、发热，有黄色白带。急性附件炎如拖延不治，会转变成慢性附件炎，表现为时轻时重的下腹痛
子宫内膜异位症	子宫内膜组织随经血流入并种植于卵巢、输卵管等处，引起局部炎症。主要症状为月经期间下腹部钝痛、痉挛性或压迫性疼痛，性交时伴有阴道或盆腔痛
流产	在怀孕早期有阵发性腰酸腹痛或少量阴道出血，为先兆流产；如腹痛越来越重，阴道出血增多，流产已不可避免，称为难免流产
卵巢囊肿蒂扭转	约10%卵巢肿瘤可发生扭转，多见于中等大小、活动度大、蒂较长、重心偏于一侧的囊性畸胎瘤，多在妊娠期、体位突然改变时发生。发生急性扭转后，瘤体静脉回流受阻，随之发生坏死，甚至破裂导致腹膜炎。患者下腹部疼痛剧烈，伴有恶心、呕吐等症状，甚至可引起休克
异位妊娠	患者怀孕40～50天时，突感下腹一侧撕裂样痛伴恶心、便意感、下坠感，由一侧扩展到全腹部。可伴有头晕目眩、面色苍白、血压下降甚至昏迷的症状

三、护理措施

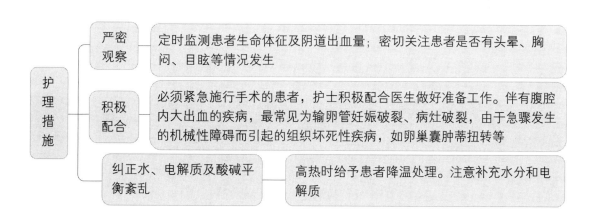

四、健康教育

健康
教育

指导患者健康的生活方式；术后禁盆浴、性生活1个月，定期复诊；若有腹部疼痛时，应尽早到医院诊断、治疗

嘱患者注意严格避孕，避免不洁性生活；注意经期、分娩期及产褥期卫生；避免不必要的妇科检查

第十章

产科常见症状和体征的评估与护理

第一节 腹 痛

腹痛多数由腹部脏器疾病引起，是产科常见的症状之一。在妊娠早期，腹痛的常见病因是流产和异位妊娠；妊娠中晚期和分娩期常见病因是晚期流产、早产、胎盘早剥及子宫破裂；产后则多见于产褥期感染。

一、临床表现

1. 妊娠早期腹痛伴阴道出血

妊娠早期腹痛伴阴道出血	流产	早期流产通常先有阴道出血，再出现腹痛；晚期流产经过阵发性子宫收缩，排出胎儿及胎盘，同时出现阴道出血
	异位妊娠	95%以上输卵管妊娠孕妇以腹痛为主诉就诊。输卵管妊娠未破裂时，常为患侧出现隐痛或胀痛。破裂时突感患侧下腹撕裂样剧痛，疼痛为持续性或阵发性，当血液积聚在直肠子宫凹陷时出现肛门坠胀感（里急后重），异位妊娠破裂处出血多时可导致全腹疼痛
	妊娠滋养细胞疾病	葡萄胎增长迅速和子宫快速扩张常表现为阵发性下腹痛，一般疼痛不剧烈，能够忍受，常发生在阴道出血之前。妊娠滋养细胞肿瘤大多数继发于葡萄胎后，通常无腹痛，但当子宫病灶穿破浆膜层时可引起急性腹痛及腹腔内出血症状

2. 妊娠中晚期腹痛伴阴道出血

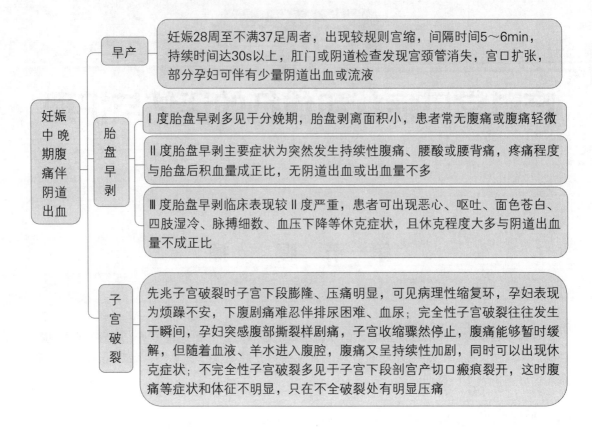

妊娠中晚期腹痛伴阴道出血
- 早产：妊娠28周至不满37足周者，出现较规则宫缩，间隔时间5~6min，持续时间达30s以上，肛门或阴道检查发现宫颈管消失，宫口扩张，部分孕妇可伴有少量阴道出血或流液
- 胎盘早剥：
  - Ⅰ度胎盘早剥多见于分娩期，胎盘剥离面积小，患者常无腹痛或腹痛轻微
  - Ⅱ度胎盘早剥主要症状为突然发生持续性腹痛、腰酸或腰背痛，疼痛程度与胎盘后积血量成正比，无阴道出血或出血量不多
  - Ⅲ度胎盘早剥临床表现较Ⅱ度严重，患者可出现恶心、呕吐、面色苍白、四肢湿冷、脉搏细数、血压下降等休克症状，且休克程度大多与阴道出血量不成正比
- 子宫破裂：先兆子宫破裂时子宫下段膨隆、压痛明显，可见病理性缩复环，孕妇表现为烦躁不安，下腹剧痛难忍伴排尿困难、血尿；完全性子宫破裂往往发生于瞬间，孕妇突感腹部撕裂样剧痛，子宫收缩骤然停止，腹痛能够暂时缓解，但随着血液、羊水进入腹腔，腹痛又呈持续性加剧，同时可以出现休克症状；不完全性子宫破裂多见于子宫下段剖宫产切口瘢痕裂开，这时腹痛等症状和体征不明显，只在不全破裂处有明显压痛

二、护理评估

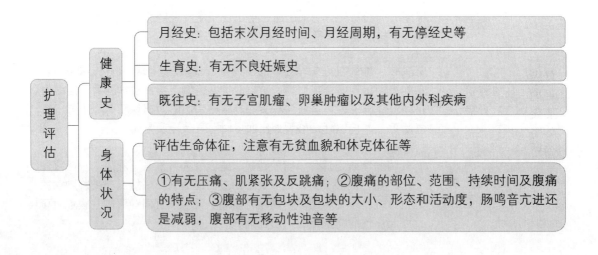

护理评估
- 健康史：
  - 月经史：包括末次月经时间、月经周期，有无停经史等
  - 生育史：有无不良妊娠史
  - 既往史：有无子宫肌瘤、卵巢肿瘤以及其他内外科疾病
- 身体状况：
  - 评估生命体征，注意有无贫血貌和休克体征等
  - ①有无压痛、肌紧张及反跳痛；②腹痛的部位、范围、持续时间及腹痛的特点；③腹部有无包块及包块的大小、形态和活动度，肠鸣音亢进还是减弱，腹部有无移动性浊音等

三、护理措施

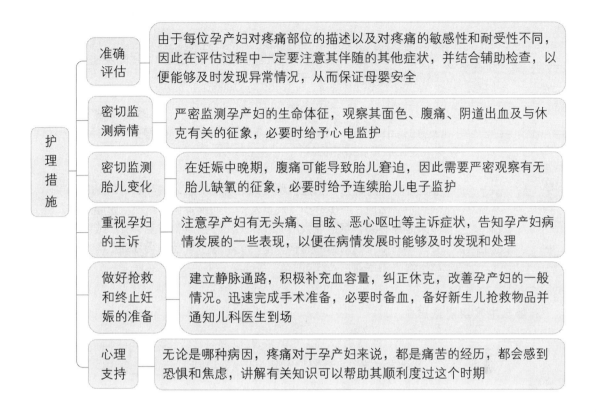

护理措施
- 准确评估：由于每位孕产妇对疼痛部位的描述以及对疼痛的敏感性和耐受性不同，因此在评估过程中一定要注意其伴随的其他症状，并结合辅助检查，以便能够及时发现异常情况，从而保证母婴安全
- 密切监测病情：严密监测孕产妇的生命体征，观察其面色、腹痛、阴道出血及与休克有关的征象，必要时给予心电监护
- 密切监测胎儿变化：在妊娠中晚期，腹痛可能导致胎儿窘迫，因此需要严密观察有无胎儿缺氧的征象，必要时给予连续胎儿电子监护
- 重视孕妇的主诉：注意孕产妇有无头痛、目眩、恶心呕吐等主诉症状，告知孕产妇病情发展的一些表现，以便在病情发展时能够及时发现和处理
- 做好抢救和终止妊娠的准备：建立静脉通路，积极补充血容量，纠正休克，改善孕产妇的一般情况。迅速完成手术准备，必要时备血，备好新生儿抢救物品并通知儿科医生到场
- 心理支持：无论是哪种病因，疼痛对于孕产妇来说，都是痛苦的经历，都会感到恐惧和焦虑，讲解有关知识可以帮助其顺利度过这个时期

四、健康教育

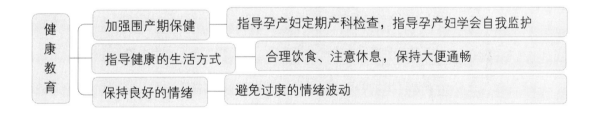

健康教育
- 加强围产期保健：指导孕产妇定期产科检查，指导孕产妇学会自我监护
- 指导健康的生活方式：合理饮食、注意休息，保持大便通畅
- 保持良好的情绪：避免过度的情绪波动

第二节 阴道出血

阴道出血是产科患者常见的症状之一，很多时候直接关系到母婴的安全，因此一旦发现必须积极查找原因，及时给予相应的治疗和护理。

一、临床表现

1. 妊娠早期阴道出血

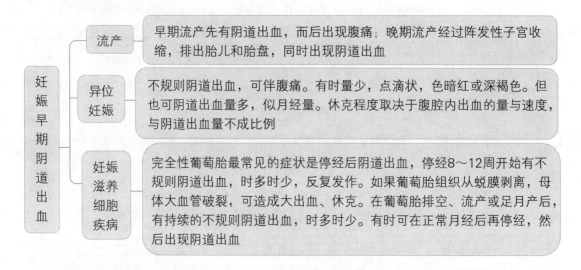

妊娠早期阴道出血

- 流产：早期流产先有阴道出血，而后出现腹痛；晚期流产经过阵发性子宫收缩，排出胎儿和胎盘，同时出现阴道出血
- 异位妊娠：不规则阴道出血，可伴腹痛。有时量少，点滴状，色暗红或深褐色。但也可阴道出血量多，似月经量。休克程度取决于腹腔内出血的量与速度，与阴道出血量不成比例
- 妊娠滋养细胞疾病：完全性葡萄胎最常见的症状是停经后阴道出血，停经8～12周开始有不规则阴道出血，时多时少，反复发作。如果葡萄胎组织从蜕膜剥离，母体大血管破裂，可造成大出血、休克。在葡萄胎排空、流产或足月产后，有持续的不规则阴道出血，时多时少。有时可在正常月经后再停经，然后出现阴道出血

2. 妊娠中晚期阴道出血

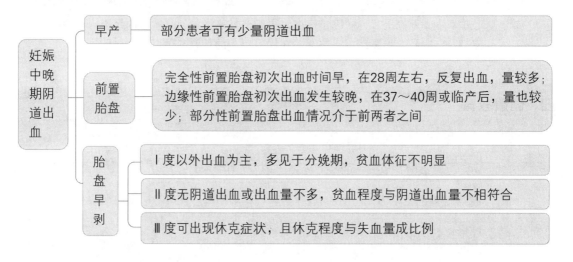

妊娠中晚期阴道出血

- 早产：部分患者可有少量阴道出血
- 前置胎盘：完全性前置胎盘初次出血时间早，在28周左右，反复出血，量较多；边缘性前置胎盘初次出血发生较晚，在37～40周或临产后，量也较少；部分性前置胎盘出血情况介于前两者之间
- 胎盘早剥：
  - Ⅰ度以外出血为主，多见于分娩期，贫血体征不明显
  - Ⅱ度无阴道出血或出血量不多，贫血程度与阴道出血量不相符合
  - Ⅲ度可出现休克症状，且休克程度与失血量成比例

3. 分娩期及产后阴道出血

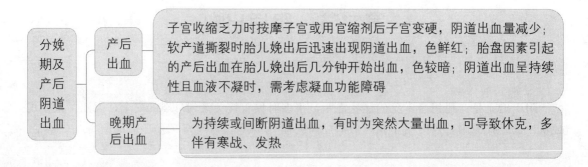

分娩期及产后阴道出血

- 产后出血：子宫收缩乏力时按摩子宫或用宫缩剂后子宫变硬，阴道出血量减少；软产道撕裂时胎儿娩出后迅速出现阴道出血，色鲜红；胎盘因素引起的产后出血在胎儿娩出后几分钟开始出血，色较暗；阴道出血呈持续性且血液不凝时，需考虑凝血功能障碍
- 晚期产后出血：为持续或间断阴道出血，有时为突然大量出血，可导致休克，多伴有寒战、发热

二、护理评估

1. 妊娠早期

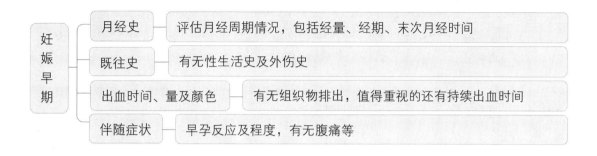

妊娠早期 ── 月经史 ── 评估月经周期情况，包括经量、经期、末次月经时间

妊娠早期 ── 既往史 ── 有无性生活史及外伤史

妊娠早期 ── 出血时间、量及颜色 ── 有无组织物排出，值得重视的还有持续出血时间

妊娠早期 ── 伴随症状 ── 早孕反应及程度，有无腹痛等

2. 妊娠中晚期及产后

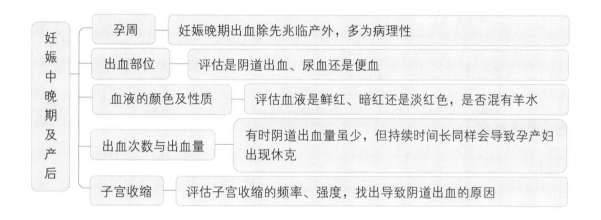

妊娠中晚期及产后 ── 孕周 ── 妊娠晚期出血除先兆临产外，多为病理性

妊娠中晚期及产后 ── 出血部位 ── 评估是阴道出血、尿血还是便血

妊娠中晚期及产后 ── 血液的颜色及性质 ── 评估血液是鲜红、暗红还是淡红色，是否混有羊水

妊娠中晚期及产后 ── 出血次数与出血量 ── 有时阴道出血量虽少，但持续时间长同样会导致孕产妇出现休克

妊娠中晚期及产后 ── 子宫收缩 ── 评估子宫收缩的频率、强度，找出导致阴道出血的原因

3. 评估要点

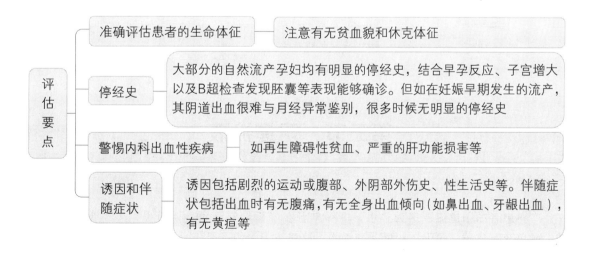

评估要点 ── 准确评估患者的生命体征 ── 注意有无贫血貌和休克体征

评估要点 ── 停经史 ── 大部分的自然流产孕妇均有明显的停经史，结合早孕反应、子宫增大以及B超检查发现胚囊等表现能够确诊。但如在妊娠早期发生的流产，其阴道出血很难与月经异常鉴别，很多时候无明显的停经史

评估要点 ── 警惕内科出血性疾病 ── 如再生障碍性贫血、严重的肝功能损害等

评估要点 ── 诱因和伴随症状 ── 诱因包括剧烈的运动或腹部、外阴部外伤史、性生活史等。伴随症状包括出血时有无腹痛，有无全身出血倾向（如鼻出血、牙龈出血），有无黄疸等

三、护理措施

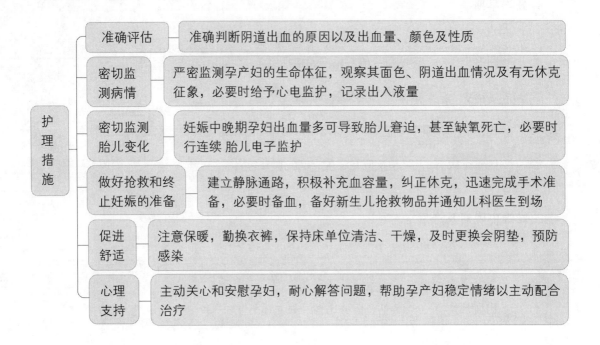

护理措施
- 准确评估 —— 准确判断阴道出血的原因以及出血量、颜色及性质
- 密切监测病情 —— 严密监测孕产妇的生命体征，观察其面色、阴道出血情况及有无休克征象，必要时给予心电监护，记录出入液量
- 密切监测胎儿变化 —— 妊娠中晚期孕妇出血量多可导致胎儿窘迫，甚至缺氧死亡，必要时行连续胎儿电子监护
- 做好抢救和终止妊娠的准备 —— 建立静脉通路，积极补充血容量，纠正休克，迅速完成手术准备，必要时备血，备好新生儿抢救物品并通知儿科医生到场
- 促进舒适 —— 注意保暖，勤换衣裤，保持床单位清洁、干燥，及时更换会阴垫，预防感染
- 心理支持 —— 主动关心和安慰孕妇，耐心解答问题，帮助孕产妇稳定情绪以主动配合治疗

四、健康教育

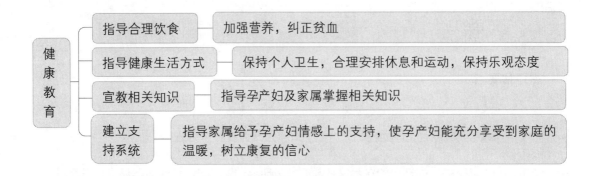

健康教育
- 指导合理饮食 —— 加强营养，纠正贫血
- 指导健康生活方式 —— 保持个人卫生，合理安排休息和运动，保持乐观态度
- 宣教相关知识 —— 指导孕产妇及家属掌握相关知识
- 建立支持系统 —— 指导家属给予孕产妇情感上的支持，使孕产妇能充分享受到家庭的温暖，树立康复的信心

第三节　阴道流液

产科患者的阴道流液多为羊水，也有患者在妊娠期有滴虫性阴道炎，表现为异常的白带，颜色灰黄或黄白色泡沫状稀薄分泌物。这里主要介绍的是羊水。

一、临床表现

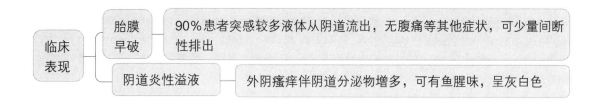

临床表现
- 胎膜早破 —— 90%患者突感较多液体从阴道流出，无腹痛等其他症状，可少量间断性排出
- 阴道炎性溢液 —— 外阴瘙痒伴阴道分泌物增多，可有鱼腥味，呈灰白色

二、护理评估

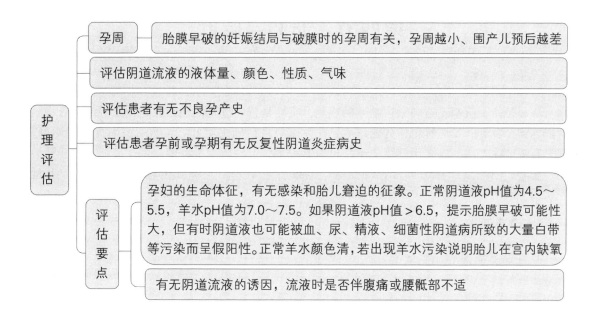

护理评估
- 孕周 —— 胎膜早破的妊娠结局与破膜时的孕周有关，孕周越小、围产儿预后越差
- 评估阴道流液的液体量、颜色、性质、气味
- 评估患者有无不良孕产史
- 评估患者孕前或孕期有无反复性阴道炎症病史
- 评估要点
  - 孕妇的生命体征，有无感染和胎儿窘迫的征象。正常阴道液pH值为4.5～5.5，羊水pH值为7.0～7.5。如果阴道液pH值＞6.5，提示胎膜早破可能性大，但有时阴道液也可能被血、尿、精液、细菌性阴道病所致的大量白带等污染而呈假阳性。正常羊水颜色清，若出现羊水污染说明胎儿在宫内缺氧
  - 有无阴道流液的诱因，流液时是否伴腹痛或腰骶部不适

三、护理措施

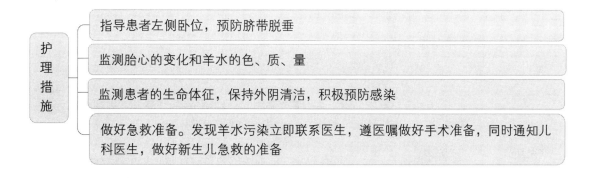

护理措施
- 指导患者左侧卧位，预防脐带脱垂
- 监测胎心的变化和羊水的色、质、量
- 监测患者的生命体征，保持外阴清洁，积极预防感染
- 做好急救准备。发现羊水污染立即联系医生，遵医嘱做好手术准备，同时通知儿科医生，做好新生儿急救的准备

四、健康教育

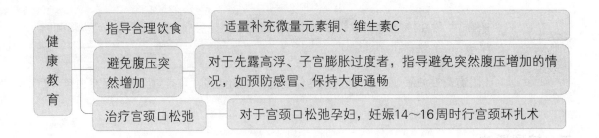

健康教育
- 指导合理饮食 —— 适量补充微量元素铜、维生素C
- 避免腹压突然增加 —— 对于先露高浮、子宫膨胀过度者，指导避免突然腹压增加的情况，如预防感冒、保持大便通畅
- 治疗宫颈口松弛 —— 对于宫颈口松弛孕妇，妊娠14～16周时行宫颈环扎术

第四节 恶心与呕吐

恶心是指上腹部不适和紧迫欲吐的感觉。呕吐是指通过胃的强烈收缩迫使胃或部分小肠的内容物经食管、口腔排出体外的现象。往往恶心之后随之呕吐，但也可只有恶心无呕吐，或只有呕吐无恶心。频繁而剧烈的呕吐可引起脱水、电解质紊乱、酸碱平衡失调、营养障碍等。恶心、呕吐是产科患者常见的症状，但很多时候并不是单独出现，还常伴随着其他症状。

一、临床表现

1. 妊娠早期恶心、呕吐

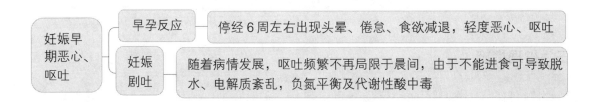

妊娠早期恶心、呕吐
- 早孕反应 —— 停经6周左右出现头晕、倦怠、食欲减退，轻度恶心、呕吐
- 妊娠剧吐 —— 随着病情发展，呕吐频繁不再局限于晨间，由于不能进食可导致脱水、电解质紊乱，负氮平衡及代谢性酸中毒

2. 恶心、呕吐伴阴道出血

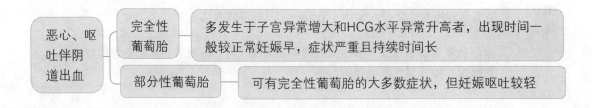

恶心、呕吐伴阴道出血
- 完全性葡萄胎 —— 多发生于子宫异常增大和HCG水平异常升高者，出现时间一般较正常妊娠早，症状严重且持续时间长
- 部分性葡萄胎 —— 可有完全性葡萄胎的大多数症状，但妊娠呕吐较轻

3. 恶心、呕吐伴腹痛

恶心、呕吐伴腹痛

妊娠期高血压疾病	严重者会出现恶心、呕吐、头痛、目眩、持续性上腹部疼痛等
HELLP 综合征	右上腹或上腹部疼痛，恶心、呕吐，须高度警惕
妊娠合并急性阑尾炎	有腹痛、伴恶心、呕吐，发热，右下腹压痛或肌紧张，血白细胞计数增高
妊娠合并急性胆囊炎和胆石症	临床表现基本与非孕期相同，多数为上腹部阵发性绞痛，并可向右肩放射，常伴有恶心、呕吐、发热，常有夜间发病并有进食油腻的诱因
妊娠合并急性肠梗阻	腹部检查可见肠型、肠蠕动波，有腹部振水声，叩诊鼓音，肠鸣音亢进，有气过水声等
妊娠期急性胰腺炎	中上腹疼痛，向腰背部放射，伴阵发性加剧，逐步蔓延至全腹，同时伴有恶心，呕吐。体检见腹部肌肉紧张，有压痛、反跳痛，上腹部最明显
妊娠期病毒性肝炎	肝区疼痛，不明原因的食欲减退、恶心、呕吐、腹胀、乏力、畏寒、发热等；部分患者有皮肤、巩膜黄染，尿色深黄，妊娠早中期可触及肝大并有叩击痛
妊娠期急性脂肪肝	常发生在妊娠晚期，起病急，病情重，病死率高。起病时常有上腹部疼痛、恶心、呕吐等消化系统症状，可发展为急性肝功能衰竭，表现为凝血功能障碍、出血倾向、低血糖、黄疸、肝性脑病等

二、护理评估

护理评估

月经史	了解月经周期情况，经量、经期、末次月经时间等
呕吐情况	了解出现的时间、程度、持续时间
其他表现	了解是否伴有发热、头痛、头晕、耳鸣、眩晕
评估要点	评估恶心呕吐的程度、次数，呕吐物的量、性质及其他特征，对于呕吐程度剧烈或有妊娠期高血压疾病以及伴随阴道出血、腹痛等其他症状者要仔细鉴别
	评估患者的基本生命体征、神志、营养状况等，判断有无脱水表现
	警惕由于颅内高压而发生的呕吐。此类呕吐呈喷射性，呕吐前多无恶心，但伴有剧烈头痛，可有不同程度的意识障碍，可能为妊娠合并脑膜炎、脑炎、脑水肿、颅内占位性病变等

三、护理措施

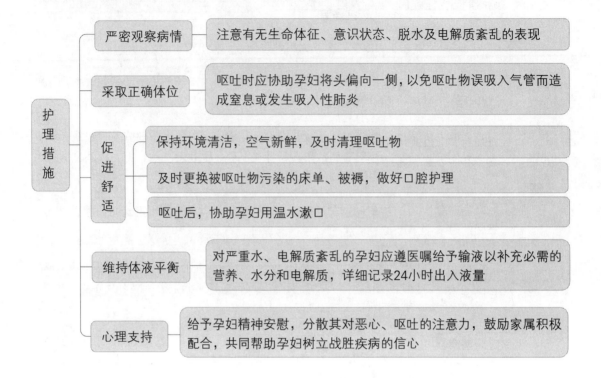

护理措施
- 严密观察病情 —— 注意有无生命体征、意识状态、脱水及电解质紊乱的表现
- 采取正确体位 —— 呕吐时应协助孕妇将头偏向一侧，以免呕吐物误吸入气管而造成窒息或发生吸入性肺炎
- 促进舒适
  - 保持环境清洁，空气新鲜，及时清理呕吐物
  - 及时更换被呕吐物污染的床单、被褥，做好口腔护理
  - 呕吐后，协助孕妇用温水漱口
- 维持体液平衡 —— 对严重水、电解质紊乱的孕妇应遵医嘱给予输液以补充必需的营养、水分和电解质，详细记录24小时出入液量
- 心理支持 —— 给予孕妇精神安慰，分散其对恶心、呕吐的注意力，鼓励家属积极配合，共同帮助孕妇树立战胜疾病的信心

四、健康教育

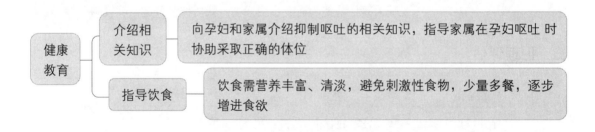

健康教育
- 介绍相关知识 —— 向孕妇和家属介绍抑制呕吐的相关知识，指导家属在孕妇呕吐时协助采取正确的体位
- 指导饮食 —— 饮食需营养丰富、清淡，避免刺激性食物，少量多餐，逐步增进食欲

第五节　便　　秘

便秘是指大便次数减少，一般每周小于 3 次，伴排便困难、粪便干结。便秘也是产科患者的常见症状之一。

一、临床表现

1. 功能性便秘

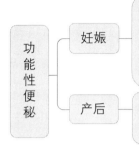

功能性便秘	妊娠 — 因体内黄体酮的分泌增加使平滑肌松弛，胃肠蠕动减缓，腹肌张力缺乏，加之增大的子宫压迫直肠，出现便秘。此外，在产科有些孕妇由于流产、早产、前置胎盘等原因需要卧床休息，保胎治疗，加上孕妇精神紧张也容易出现便秘
	产后 — 由于手术切口或会阴切口的疼痛，长时间的卧床，以及分娩后腹壁松弛肠蠕动减弱而出现便秘

2. 器质性便秘

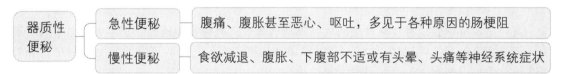

器质性便秘	急性便秘 — 腹痛、腹胀甚至恶心、呕吐，多见于各种原因的肠梗阻
	慢性便秘 — 食欲减退、腹胀、下腹部不适或有头晕、头痛等神经系统症状

二、护理评估

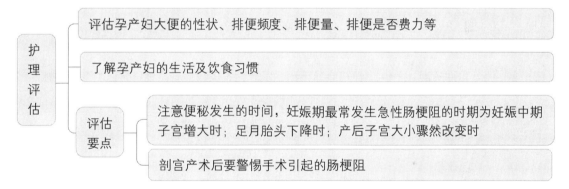

护理评估	评估孕产妇大便的性状、排便频度、排便量、排便是否费力等
	了解孕产妇的生活及饮食习惯
	评估要点 — 注意便秘发生的时间，妊娠期最常发生急性肠梗阻的时期为妊娠中期子宫增大时；足月胎头下降时；产后子宫大小骤然改变时
	剖宫产术后要警惕手术引起的肠梗阻

三、护理措施

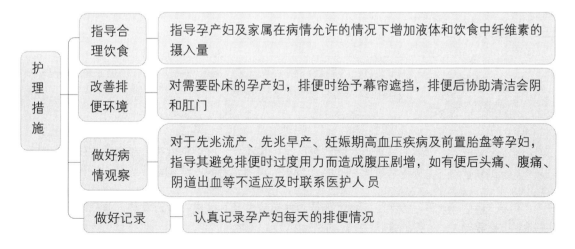

护理措施	指导合理饮食 — 指导孕产妇及家属在病情允许的情况下增加液体和饮食中纤维素的摄入量
	改善排便环境 — 对需要卧床的孕产妇，排便时给予幕帘遮挡，排便后协助清洁会阴和肛门
	做好病情观察 — 对于先兆流产、先兆早产、妊娠期高血压疾病及前置胎盘等孕妇，指导其避免排便时过度用力而造成腹压剧增，如有便后头痛、腹痛、阴道出血等不适应及时联系医护人员
	做好记录 — 认真记录孕产妇每天的排便情况

四、健康教育

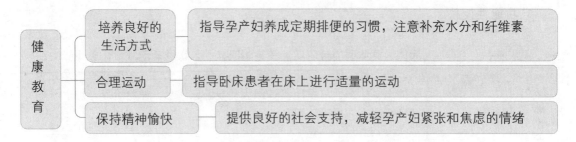

健康教育
- 培养良好的生活方式 —— 指导孕产妇养成定期排便的习惯，注意补充水分和纤维素
- 合理运动 —— 指导卧床患者在床上进行适量的运动
- 保持精神愉快 —— 提供良好的社会支持，减轻孕产妇紧张和焦虑的情绪

第六节 黄 疸

黄疸是血清中胆红素升高致皮肤、黏膜和巩膜黄染的症状和体征。正常人的血清胆红素为 $1.7\sim17.1\mu\text{mol/L}$，$>34.2\mu\text{mol/L}$ 时即出现黄疸。临床上根据黄疸的发生机制将其分为溶血性黄疸、肝细胞性黄疸和胆汁淤积性黄疸。

一、临床表现

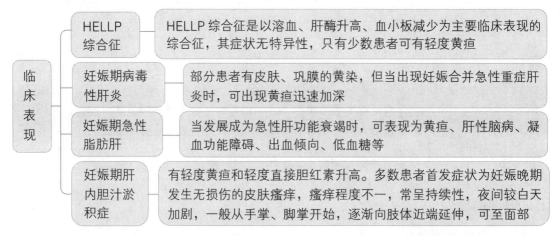

临床表现
- HELLP综合征 —— HELLP 综合征是以溶血、肝酶升高、血小板减少为主要临床表现的综合征，其症状无特异性，只有少数患者可有轻度黄疸
- 妊娠期病毒性肝炎 —— 部分患者有皮肤、巩膜的黄染，但当出现妊娠合并急性重症肝炎时，可出现黄疸迅速加深
- 妊娠期急性脂肪肝 —— 当发展成为急性肝功能衰竭时，可表现为黄疸、肝性脑病、凝血功能障碍、出血倾向、低血糖等
- 妊娠期肝内胆汁淤积症 —— 有轻度黄疸和轻度直接胆红素升高。多数患者首发症状为妊娠晚期发生无损伤的皮肤瘙痒，瘙痒程度不一，常呈持续性，夜间较白天加剧，一般从手掌、脚掌开始，逐渐向肢体近端延伸，可至面部

二、护理评估

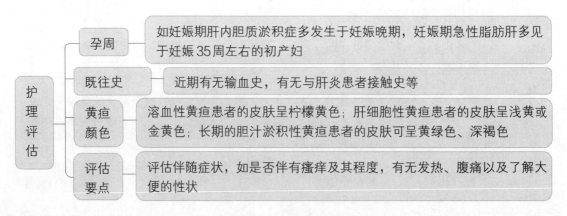

护理评估
- 孕周 —— 如妊娠期肝内胆质淤积症多发生于妊娠晚期，妊娠期急性脂肪肝多见于妊娠35周左右的初产妇
- 既往史 —— 近期有无输血史，有无与肝炎患者接触史等
- 黄疸颜色 —— 溶血性黄疸患者的皮肤呈柠檬黄色；肝细胞性黄疸患者的皮肤呈浅黄或金黄色；长期的胆汁淤积性黄疸患者的皮肤可呈黄绿色、深褐色
- 评估要点 —— 评估伴随症状，如是否伴有瘙痒及其程度，有无发热、腹痛以及了解大便的性状

三、护理措施

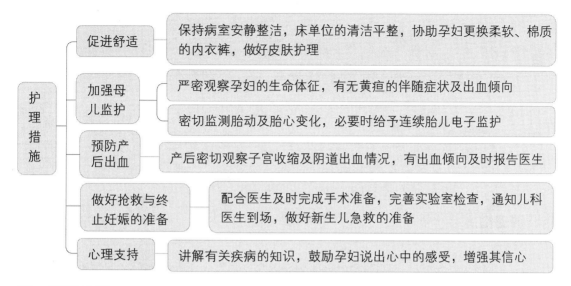

四、健康教育

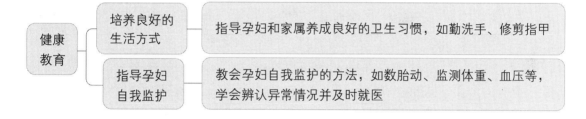

第七节 发 热

发热是常见的临床症状，在产科多见于感染性疾病，一旦发生，对母婴的危害极大，因此在临床护理过程中对发热的产科患者要高度重视。

一、临床表现

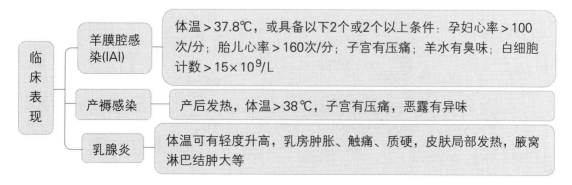

二、护理评估

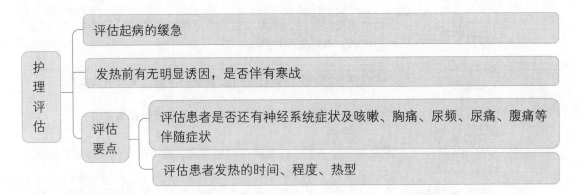

护理评估
- 评估起病的缓急
- 发热前有无明显诱因，是否伴有寒战
- 评估要点
  - 评估患者是否还有神经系统症状及咳嗽、胸痛、尿频、尿痛、腹痛等伴随症状
  - 评估患者发热的时间、程度、热型

三、护理措施

护理措施

- 密切监测体温变化：高热患者应每4h测量1次体温，直至体温正常3天后改为每天测量1次

- 观察病情：在测量体温的同时要观察患者的面色、脉搏、呼吸等体征，观察有无伴随症状，如有异常发现要及时联系医生

- 降低体温：遵医嘱给予药物降温或物理降温。物理降温有局部冷疗法和全身冷疗法

- 合理饮食：鼓励患者进食营养丰富易消化的流质或半流质，少量多餐；多饮水，维持水、电解质平衡

- 监测胎儿情况：妊娠期的感染直接危及胎儿安全，应严密监护胎动和胎心变化，必要时给予连续胎儿电子监护。必要时，配合医生适时终止妊娠，做好新生儿的抢救准备

- 促进舒适
  - 防止受凉，及时协助患者擦干汗液，更换衣服和被单，保持皮肤清洁、干燥
  - 发热时唾液分泌减少，口腔黏膜干燥，有利于病原体生长，应在晨起、餐后、睡前协助患者做好口腔护理

- 心理支持：经常关心、询问患者，关心了解患者感受，耐心解答问题，给予心理上的安慰和支持

四、健康教育

健康教育
├─ 指导正确应对 ── 指导患者和家属正确应对发热，如保证水分的摄入和进行简易的降温操作等
└─ 加强自我监护 ── 指导患者学会自我监护，如自测体温、计数胎动等

第八节　水　　肿

　　水肿是指人体组织间隙有过多的液体积聚使组织肿胀。对于产科患者来说，水肿既可能是妊娠引起的特殊生理变化，也可能与病理情况相关，因此在病情观察时要尤其重视，仔细鉴别。

一、临床表现

临床表现
├─ 妊娠水肿 ── 多发生在妊娠后期，经休息后可消退。下肢血液回流受阻，出现水肿，尤其以足踝部最常见，傍晚较明显，多为正常现象
├─ 妊娠期高血压疾病 ── 水肿是此病的主要临床表现之一，一般为凹陷性水肿，自踝部开始，逐渐向上延伸，经休息后不缓解。另外，还需注意体重的增加。若体重突然每周增加0.5kg以上则可能有隐性水肿的可能
├─ 妊娠合并心脏病 ── 可出现心悸、气短、踝部水肿、乏力、心动过速等临床表现
├─ 妊娠合并慢性肾小球肾炎 ── 表现为不同程度的蛋白尿、血尿、水肿、高血压。以往有慢性肾炎史，在妊娠前或妊娠20周前有持续性蛋白尿、血尿或管型尿、水肿、贫血、血压高和肾功能不全者，可考虑本病
└─ 妊娠合并甲状腺功能降低 ── 下肢黏液性水肿，非凹陷性，可有乏力、易疲劳、怕冷、食欲减退、反应迟钝、记忆力下降、便秘等临床表现

二、护理评估

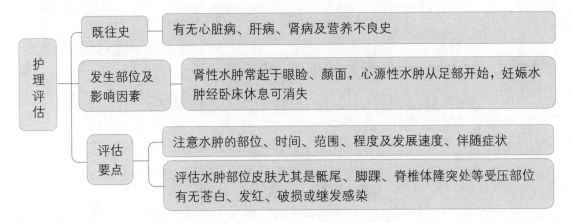

护理评估

既往史 —— 有无心脏病、肝病、肾病及营养不良史

发生部位及影响因素 —— 肾性水肿常起于眼睑、颜面，心源性水肿从足部开始，妊娠水肿经卧床休息可消失

评估要点 ——
- 注意水肿的部位、时间、范围、程度及发展速度、伴随症状
- 评估水肿部位皮肤尤其是骶尾、脚踝、脊椎体隆突处等受压部位有无苍白、发红、破损或继发感染

三、护理措施

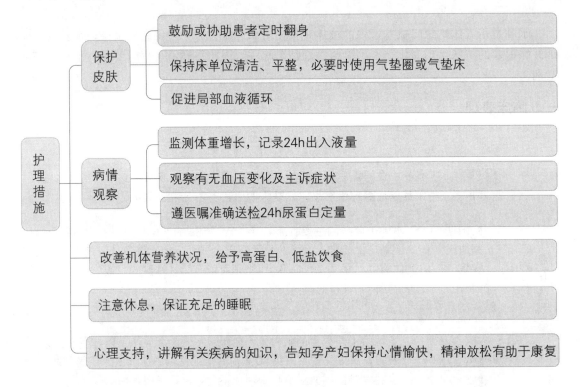

护理措施

保护皮肤 ——
- 鼓励或协助患者定时翻身
- 保持床单位清洁、平整，必要时使用气垫圈或气垫床
- 促进局部血液循环

病情观察 ——
- 监测体重增长，记录24h出入液量
- 观察有无血压变化及主诉症状
- 遵医嘱准确送检24h尿蛋白定量

改善机体营养状况，给予高蛋白、低盐饮食

注意休息，保证充足的睡眠

心理支持，讲解有关疾病的知识，告知孕产妇保持心情愉快，精神放松有助于康复

四、健康教育

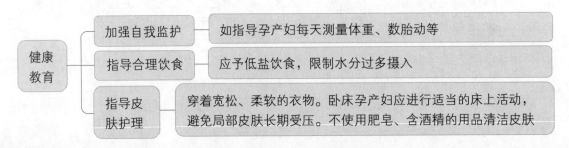

健康教育

加强自我监护 —— 如指导孕产妇每天测量体重、数胎动等

指导合理饮食 —— 应予低盐饮食，限制水分过多摄入

指导皮肤护理 —— 穿着宽松、柔软的衣物。卧床孕产妇应进行适当的床上活动，避免局部皮肤长期受压。不使用肥皂、含酒精的用品清洁皮肤

图解实用妇产科临床护理

第九节　头痛与眩晕

　　头痛是指额、顶、颞及枕部的疼痛。眩晕是指患者感到自身或周围环境物体旋转或动摇的一种主观感觉，常伴有客观的平衡障碍，一般无意识障碍。

一、临床表现

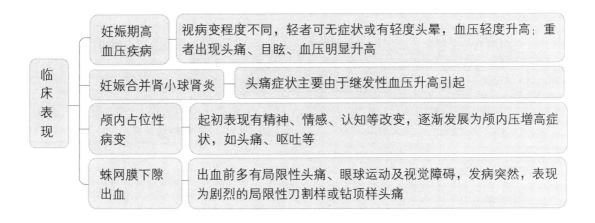

二、护理评估

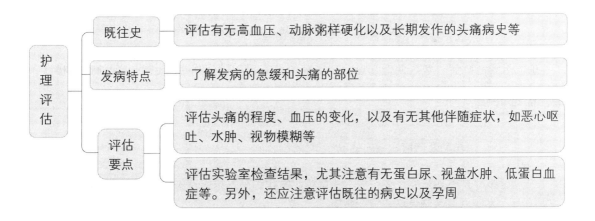

三、护理措施

　　严密观察患者的生命体征，尤其是血压的变化，注意患者主诉症状，警惕子痫的发生。

第十节 抽搐与惊厥

抽搐与惊厥均属于不随意运动。抽搐是指全身或局部成群骨骼肌非自主的抽动或强烈收缩，常可引起关节运动和强直。惊厥是指肌群收缩表现为强直性和阵挛性。

一、临床表现

1.子痫

子痫	典型发作过程为眼球固定，瞳孔散大，随即头扭向一侧，牙关紧闭，继而口角及面部肌肉颤动，数秒钟后发展为全身及四肢强直，双手紧握，双臂屈曲，迅速发生强烈抽动
	抽搐时呼吸暂停，面色发绀，持续1min左右强度减弱，全身肌肉松弛；随即深长吸气，发出鼾声而恢复呼吸。抽搐发作前及抽搐期间，患者神志丧失

2.妊娠合并癫痫

妊娠合并癫痫	最常见类型是全身强直-阵挛性发作
	先有恶心、心悸、眩晕等先兆，持续仅数秒后意识丧失，出现尖叫声、倒地、全身强直、呼吸暂停、面色发绀、眼上翻、瞳孔扩大，光反射消失，10～20s后即发生全身阵挛性抽动，可有大小便失禁。此时呼吸恢复，但不规则，面色趋于正常，持续2～4min后痉挛停止，进入昏睡，以后意识逐渐恢复

妊娠期低钙血症、妊娠期低镁血症、癔症等及其他颅脑疾病患者也可出现抽搐症状。

二、护理评估

护理评估		评估孕期及产前检查的情况
		发作前有无先兆，如头痛、头晕等；发作时有无意识丧失、外伤、大小便失禁等，发作后有无昏迷、昏睡、头痛等
		抽搐发作的时间和持续时间
	评估要点	认真评估患者的血压变化和主诉症状以及与妊娠期高血压疾病相关的辅助检查结果，对于诊断为子痫前期的患者要高度警惕，尤其是妊娠晚期或临产前。同时也不要忽视产后子痫的发生

三、护理措施

在子痫抽搐的过程中，首先是要控制抽搐，避免患者发生唇舌咬伤、摔伤、昏迷中呕吐物造成的窒息或吸入性肺炎。

第十一节　胎动与胎心率异常

胎动与胎心率异常都是胎儿缺氧的表现。胎动是指胎儿在子宫内的活动，孕妇从妊娠20周左右开始自觉胎动，随着孕周增加，胎动次数慢慢增多，至32～34周达高峰，38周后逐渐减少。胎动过频和胎动过少都可为胎儿宫内缺氧征兆。正常胎动是3～5次/小时，≥30次/12小时，胎动减少30%或<30次/12小时都应考虑胎儿缺氧。胎动停止12～48h后胎儿死亡，所以在胎动停止后如能及时发现，可以挽救窘迫的胎儿。剧烈的胎动提示胎儿严重缺氧，可能出现脐带脱垂或是胎盘早剥的情况。胎动监测可作为胎儿宫内缺氧的第一信号，是简单并且有效的监护方法。

正常胎心音是双音，类似钟表的滴答声，每分钟120～160次。胎心率>160次/分为胎儿心动过速；<120次/分为胎儿心动过缓。只靠单一的胎心率听诊诊断胎儿窘迫的价值是有限的。资料显示如果只有胎心率改变，90%的胎儿出生时没有窒息，而如果同时伴有羊水污染，则胎儿出生后发生窒息者约占50%。只有羊水Ⅱ～Ⅲ度污染而无胎心率改变时，仅20%胎儿出生后发生窒息。目前，临床上很少只用胎心率听诊诊断胎儿窘迫，必须结合其他方法。

一、临床表现

胎儿窘迫，主要表现为胎动减少或消失，胎心率异常或胎儿监护异常，羊水粪染。

二、护理评估

护理评估	对于一些具有高危因素的孕妇，要高度警惕有无胎儿缺氧的临床表现和异常辅助检查结果，发现异常要立刻与产科医生联系
	很多时候，尤其是发生急性胎儿窘迫时新生儿的预后与急救速度有直接关系

三、护理措施

具体参见第十一章第十一节胎儿窘迫的护理措施。

四、健康教育

具体参见第十一章第十一节胎儿窘迫的健康教育。

第十一章

异常妊娠妇女的临床护理

第一节 流 产

凡妊娠不足 28 周、胎儿体重不足 1000g 而终止者，称为流产。流产发生于妊娠 12 周以前者称早期流产，发生在妊娠 12 周至不足 28 周者称晚期流产。流产又分为自然流产和人工流产，本节内容仅阐述自然流产。自然流产的发生率占全部妊娠的 10％～15％，其中 80％以上为早期流产。

一、临床表现

停经、腹痛及阴道出血是流产的主要临床症状。

1. 先兆流产

| 先兆流产 | 停经后先出现少量阴道流血，量比月经量少，有时伴有轻微下腹痛，腰痛、腰坠 |
| | 妇科检查：子宫大小与停经周数相符，宫颈口未开，胎膜未破，妊娠产物未排出。经休息及治疗后，若流血停止或腹痛消失，妊娠可继续进行；若流血增多或腹痛加剧，则可能发展为难免流产 |

2. 难免流产

| 难免流产 | 由先兆流产发展而来。表现为阴道流血量增多，阵发性腹痛加重 |
| | 妇科检查：子宫大小与停经周数相符或略小，宫颈口已扩张，但组织尚未排出；晚期难免流产还可有羊水流出或见胚胎组织或胎囊堵于宫口 |

3. 不全流产

不全流产
- 由难免流产发展而来，妊娠产物已部分排出体外，尚有部分残留于宫内，从而影响子宫收缩，致使阴道出血持续不止，严重时可引起出血性休克，下腹痛减轻
- 妇科检查：一般子宫小于停经周数，宫颈口已扩张，不断有血液自宫颈口内流出，有时尚可见胎盘组织堵塞于宫颈口或部分妊娠产物已排出于阴道内，而部分仍留在宫腔内，有时宫颈口已关闭

4. 完全流产

完全流产
- 妊娠产物已完全排出，阴道出血逐渐停止，腹痛随之消失
- 妇科检查：子宫接近正常大小或略大，宫颈口已关闭

5. 稽留流产

稽留流产
- 又称过期流产，是指胚胎或胎儿已死亡滞留在宫腔内尚未自然排出者
- 胚胎或胎儿死亡后，子宫不再增大反而缩小，早孕反应消失，若已至妊娠中期，妇孕不感腹部增大，胎动消失
- 妇科检查：子宫小于妊娠周数，宫颈口关闭。听诊：不能闻及胎心

6. 习惯性流产

习惯性流产
- 习惯性流产是指自然流产连续发生3次或3次以上者
- 近年有学者将连续两次自然流产者称为复发性自然流产
- 患者每次流产多发生于同一妊娠月份，其临床经过与一般流产相同
- 早期流产的原因常为黄体功能不足、甲状腺功能低下、染色体异常等；晚期流产最常见的原因为宫颈内口松弛、子宫畸形、子宫肌瘤等

二、护理评估

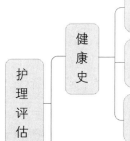

护理评估 — 健康史
- 详细询问孕妇的停经史、早孕反应情况；阴道流血的持续时间与阴道流血量；有无腹痛，腹痛的部位、性质及程度
- 了解阴道有无水样排液，以及排液的色、量、有无臭味，以及有无妊娠产物排出等
- 全面了解孕妇在妊娠期间有无全身性疾病、生殖器官疾病、内分泌功能失调及有无接触有害物质等

身体状况	全面评估孕妇的各项生命体征，判断流产类型，尤其注意与贫血及感染相关的征象

辅助检查	妇科检查：在消毒条件下进行妇科检查，进一步了解宫颈口是否扩张，羊膜是否破裂，有无妊娠产物堵塞于宫颈口内；子宫大小与停经周数是否相符，有无压痛等，并应检查双侧附件有无肿块、增厚及压痛等
	实验室检查：连续测定血HCG、胎盘生乳素（HPL）、孕激素等动态变化
	B型超声显像：超声显像可显示有无胎囊、胎动、胎心等

心理－社会评估	流产孕妇的心理状况常以焦虑和恐惧为特征。孕妇面对阴道流血往往会不知所措，甚至将其过度严重化，同时胎儿的健康也直接影响孕妇的情绪反应，孕妇可能会表现为伤心、郁闷、烦躁不安等

三、护理诊断

护理诊断	有感染的危险	与阴道流血时间过长、宫腔内有残留组织等因素有关
	焦虑	与担心胎儿健康等因素有关

四、护理措施

1. 先兆流产孕妇的护理

先兆流产孕妇的护理	先兆流产孕妇需卧床休息，禁止性生活、灌肠等，以减少各种刺激
	护士除了为其提供生活护理外，通常遵医嘱给孕妇适量镇静剂、孕激素等
	随时评估孕妇的病情变化
	应注意观察孕妇的情绪反应，加强心理护理，从而稳定孕妇情绪，增强保胎信心
	护士需向孕妇及家属讲明以上保胎措施的必要性，以取得孕妇及家属的理解和配合

2. 妊娠不能再继续者的护理

妊娠不能再继续者的护理	及时做好终止妊娠的准备，协助医师完成手术过程，使妊娠产物完全排出，同时开放静脉，做好输液、输血准备
	严密监测孕妇的体温、血压及脉搏，观察其面色、腹痛、阴道流血及与休克有关征象
	有凝血功能障碍者应予以纠正，然后再行引产或手术

3. 预防感染

预防感染
- 监测患者的体温、血象及阴道流血、分泌物的性质、颜色、气味等，并严格执行无菌操作规程，加强会阴部护理
- 指导孕妇使用消毒会阴垫，保持会阴部清洁，维持良好的卫生习惯
- 当护士发现感染征象后应及时报告医师，并按医嘱进行抗感染处理
- 嘱患者流产后1个月返院复查，确定无禁忌证后，方可开始性生活

五、健康教育

健康教育
- 护士应给予同情和理解，帮助患者及家属接受现实，顺利度过悲伤期
- 护士还应与孕妇及家属共同讨论此次流产的原因，并向他们讲解流产的相关知识，帮助他们为再次妊娠做好准备
- 有习惯性流产史的孕妇在下一次妊娠确诊后应卧床休息，加强营养，禁止性生活，补充维生素C、维生素B、维生素E等，治疗期必须超过以往发生流产的妊娠月份
- 病因明确者，应积极接受对因治疗
- 如黄体功能不足者，按医嘱正确使用黄体酮治疗以预防流产；子宫畸形者需在妊娠前先行矫治手术，例如宫颈内口松弛者应在未妊娠前做宫颈内口松弛修补术，如已妊娠，则可在妊娠14～16周时行子宫内口缝扎术

第二节　异位妊娠

受精卵在子宫体腔以外着床称为异位妊娠，俗称宫外孕。异位妊娠是妇产科常见急腹症之一，发病率约为1%，是孕产妇的主要死亡原因之一。异位妊娠依受精卵在子宫体腔外种植部位的不同而分为输卵管妊娠、卵巢妊娠、腹腔妊娠、阔韧带妊娠、宫颈妊娠。其中以输卵管妊娠最多见，占异位妊娠的95%左右。输卵管妊娠中，以壶腹部妊娠最常见，约占78%，其次为峡部、伞部妊娠，间质部妊娠少见（见图11-1）。

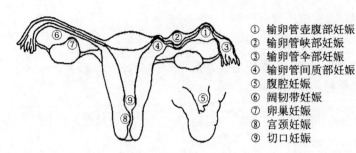

① 输卵管壶腹部妊娠
② 输卵管峡部妊娠
③ 输卵管伞部妊娠
④ 输卵管间质部妊娠
⑤ 腹腔妊娠
⑥ 阔韧带妊娠
⑦ 卵巢妊娠
⑧ 宫颈妊娠
⑨ 切口妊娠

图 11-1　异位妊娠的类型

一、临床表现

1. 症状

典型症状为停经后腹痛与不规则阴道出血。

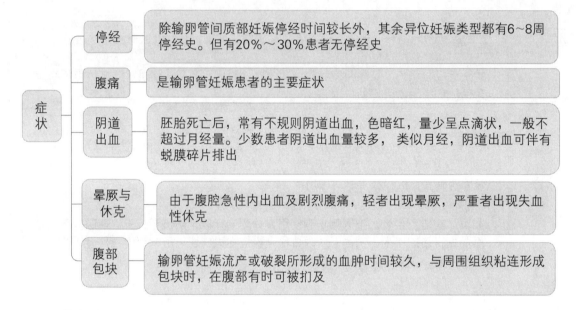

症状	停经	除输卵管间质部妊娠停经时间较长外，其余异位妊娠类型都有6~8周停经史。但有20%~30%患者无停经史
	腹痛	是输卵管妊娠患者的主要症状
	阴道出血	胚胎死亡后，常有不规则阴道出血，色暗红，量少呈点滴状，一般不超过月经量。少数患者阴道出血量较多，类似月经，阴道出血可伴有蜕膜碎片排出
	晕厥与休克	由于腹腔急性内出血及剧烈腹痛，轻者出现晕厥，严重者出现失血性休克
	腹部包块	输卵管妊娠流产或破裂所形成的血肿时间较久，与周围组织粘连形成包块时，在腹部有时可被扪及

2. 体征

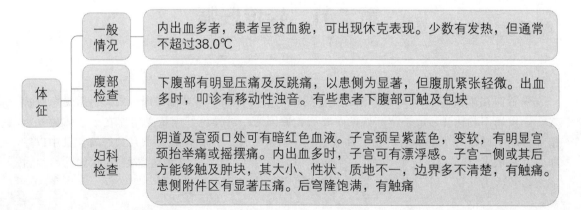

体征	一般情况	内出血多者，患者呈贫血貌，可出现休克表现。少数有发热，但通常不超过38.0℃
	腹部检查	下腹部有明显压痛及反跳痛，以患侧为显著，但腹肌紧张轻微。出血多时，叩诊有移动性浊音。有些患者下腹部可触及包块
	妇科检查	阴道及宫颈口处可有暗红色血液。子宫颈呈紫蓝色，变软，有明显宫颈抬举痛或摇摆痛。内出血多时，子宫可有漂浮感。子宫一侧或其后方能够触及肿块，其大小、性状、质地不一，边界多不清楚，有触痛。患侧附件区有显著压痛。后穹隆饱满，有触痛

二、护理评估

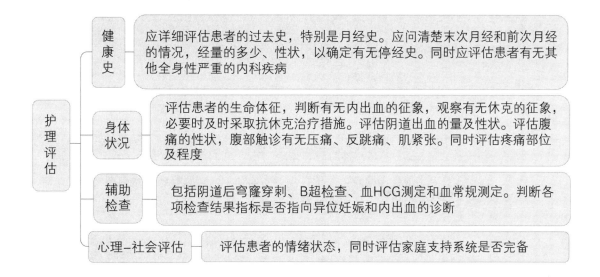

护理评估

- 健康史：应详细评估患者的过去史，特别是月经史。应问清楚末次月经和前次月经的情况，经量的多少、性状，以确定有无停经史。同时应评估患者有无其他全身性严重的内科疾病

- 身体状况：评估患者的生命体征，判断有无内出血的征象，观察有无休克的征象，必要时及时采取抗休克治疗措施。评估阴道出血的量及性状。评估腹痛的性状，腹部触诊有无压痛、反跳痛、肌紧张。同时评估疼痛部位及程度

- 辅助检查：包括阴道后穹窿穿刺、B超检查、血HCG测定和血常规测定。判断各项检查结果指标是否指向异位妊娠和内出血的诊断

- 心理-社会评估：评估患者的情绪状态，同时评估家庭支持系统是否完备

三、护理诊断

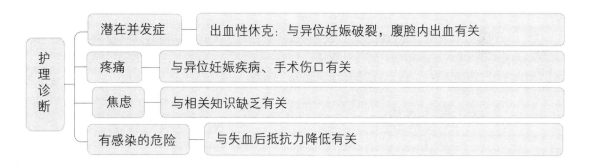

护理诊断

- 潜在并发症：出血性休克：与异位妊娠破裂，腹腔内出血有关

- 疼痛：与异位妊娠疾病、手术伤口有关

- 焦虑：与相关知识缺乏有关

- 有感染的危险：与失血后抵抗力降低有关

四、护理措施

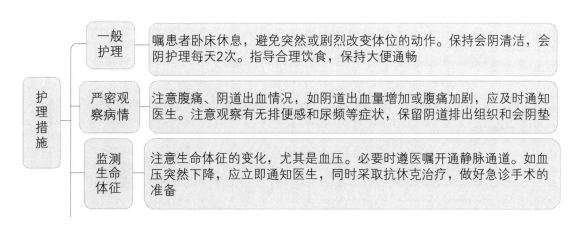

护理措施

- 一般护理：嘱患者卧床休息，避免突然或剧烈改变体位的动作。保持会阴清洁，会阴护理每天2次。指导合理饮食，保持大便通畅

- 严密观察病情：注意腹痛、阴道出血情况，如阴道出血量增加或腹痛加剧，应及时通知医生。注意观察有无排便感和尿频等症状，保留阴道排出组织和会阴垫

- 监测生命体征：注意生命体征的变化，尤其是血压。必要时遵医嘱开通静脉通道。如血压突然下降，应立即通知医生，同时采取抗休克治疗，做好急诊手术的准备

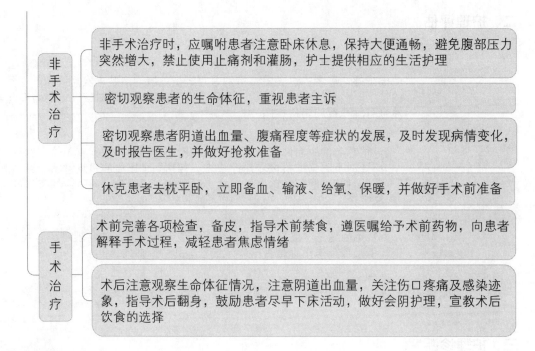

非手术治疗 —— 非手术治疗时，应嘱咐患者注意卧床休息，保持大便通畅，避免腹部压力突然增大，禁止使用止痛剂和灌肠，护士提供相应的生活护理

密切观察患者的生命体征，重视患者主诉

密切观察患者阴道出血量、腹痛程度等症状的发展，及时发现病情变化，及时报告医生，并做好抢救准备

手术治疗 —— 休克患者去枕平卧，立即备血、输液、给氧、保暖，并做好手术前准备

术前完善各项检查，备皮，指导术前禁食，遵医嘱给予术前药物，向患者解释手术过程，减轻患者焦虑情绪

术后注意观察生命体征情况，注意阴道出血量，关注伤口疼痛及感染迹象，指导术后翻身，鼓励患者尽早下床活动，做好会阴护理，宣教术后饮食的选择

五、健康教育

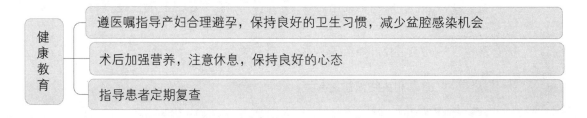

健康教育 —— 遵医嘱指导产妇合理避孕，保持良好的卫生习惯，减少盆腔感染机会

术后加强营养，注意休息，保持良好的心态

指导患者定期复查

第三节 早 产

早产是指妊娠满 28 周至不满 37 足周之间分娩者。此时娩出的新生儿称早产儿，出生体重多小于 2500g，各器官发育尚不够成熟。据统计，早产儿中约有 15％于新生儿期死亡，而且，围生儿死亡中与早产有关者占 75％，防止早产是降低围生儿死亡率的重要环节之一。

一、临床表现

临床表现 —— 主要是子宫收缩，最初为不规则宫缩，常伴有少许阴道血性分泌物或出血

胎膜早破的发生较足月临产多，继之可发展为规律有效宫缩，与足月临产相似，使宫颈管消失和宫口扩张

二、护理评估

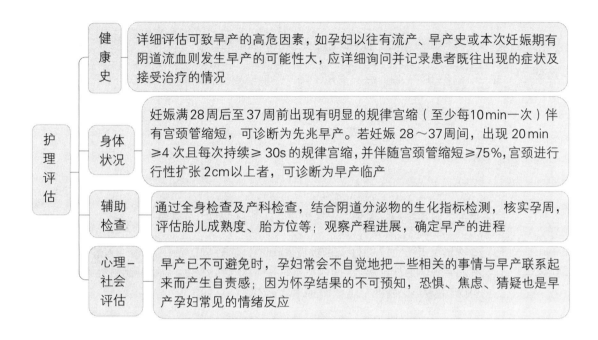

护理评估

健康史 — 详细评估可致早产的高危因素，如孕妇以往有流产、早产史或本次妊娠期有阴道流血则发生早产的可能性大，应详细询问并记录患者既往出现的症状及接受治疗的情况

身体状况 — 妊娠满28周后至37周前出现有明显的规律宫缩（至少每10min一次）伴有宫颈管缩短，可诊断为先兆早产。若妊娠28～37周间，出现20min≥4次且每次持续≥30s的规律宫缩，并伴随宫颈管缩短≥75%，宫颈进行性扩张2cm以上者，可诊断为早产临产

辅助检查 — 通过全身检查及产科检查，结合阴道分泌物的生化指标检测，核实孕周，评估胎儿成熟度、胎方位等；观察产程进展，确定早产的进程

心理-社会评估 — 早产已不可避免时，孕妇常会不自觉地把一些相关的事情与早产联系起来而产生自责感；因为怀孕结果的不可预知，恐惧、焦虑、猜疑也是早产孕妇常见的情绪反应

三、护理诊断

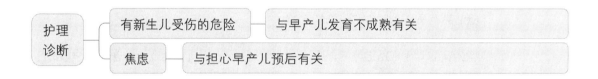

护理诊断

有新生儿受伤的危险 — 与早产儿发育不成熟有关

焦虑 — 与担心早产儿预后有关

四、护理措施

1. 预防早产

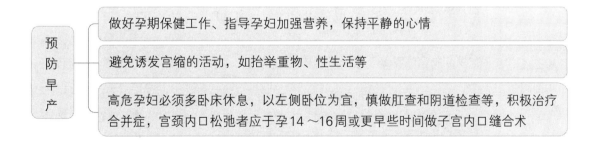

预防早产

做好孕期保健工作、指导孕妇加强营养，保持平静的心情

避免诱发宫缩的活动，如抬举重物、性生活等

高危孕妇必须多卧床休息，以左侧卧位为宜，慎做肛查和阴道检查等，积极治疗合并症，宫颈内口松弛者应于孕14～16周或更早些时间做子宫内口缝合术

2.药物治疗的护理

（1）β-肾上腺素受体激动剂

β-肾上腺素受体激动剂	其作用为激动子宫平滑肌β受体，从而抑制宫缩
	副作用为心跳加快、血压下降、血糖增高、血钾降低、恶心、出汗、头痛等
	常用药物有利托君、沙丁胺醇等

（2）硫酸镁

硫酸镁	镁离子直接作用于肌细胞，使平滑肌松弛，抑制子宫收缩
	首次量为5g，加入25%葡萄糖液20ml中，在5～10min内缓慢注入静脉（或稀释后半小时内静脉滴注），以后以每小时2g静脉滴注，宫缩抑制后继续维持4～6h后改为每小时1g，直到宫缩停止后12h
	使用硫酸镁时，应密切观察患者有无中毒迹象

（3）钙通道阻滞剂

钙通道阻滞剂	阻滞钙离子进入肌细胞而抑制宫缩
	常用硝苯地平10mg舌下含服，每6～8h一次。也可以首次负荷量给予30mg口服，根据宫缩情况再以10～20mg口服
	用药时必须密切注意孕妇心率及血压的变化，对已用硫酸镁者应慎用

（4）前列腺素合成酶抑制剂

前列腺素合成酶抑制剂	前列腺素有刺激子宫收缩和软化宫颈的作用，其抑制剂则有减少前列腺素合成的作用，从而抑制宫缩
	常用药物有吲哚美辛及阿司匹林等
	此类药物可通过胎盘抑制胎儿前列腺素的合成与释放，使胎儿体内前列腺素减少，而前列腺素有维持胎儿动脉导管开放的作用，缺乏时导管可能过早关闭而导致胎儿血液循环障碍，因此，临床已较少用
	必要时仅在孕34周前短期（1周内）选用

3.预防新生儿合并症的发生

预防新生儿合并症的发生
- 在保胎过程中，应每日行胎心监护，教会患者自数胎动，有异常时及时采取应对措施
- 对妊娠35周前的早产者，在分娩前按医嘱给孕妇糖皮质激素如地塞米松、倍他米松等，可促胎肺成熟，明显降低新生儿呼吸窘迫综合征的发病率

4.为分娩做准备

为分娩做准备
- 如早产已不可避免，应尽早决定合理分娩的方式，如臀位、横位，估计胎儿成熟度低，而产程又需较长时间者，可选用剖宫产术结束分娩
- 经阴道分娩者，应考虑使用产钳和会阴切开术以缩短产程，从而减少分娩过程中对胎头的压迫
- 充分做好早产儿保暖和复苏的准备，临产后慎用镇静剂，避免发生新生儿呼吸抑制的情况
- 产程中应给孕妇吸氧
- 新生儿出生后，立即结扎脐带

5.为孕妇提供心理支持

为孕妇提供心理支持
- 护士可安排时间与孕妇进行开放式的讨论，让患者了解早产的发生并非她的过错，有时甚至是无缘由的
- 避免为减轻孕妇的负疚感而给予过于乐观的保证
- 丈夫、家人和护士在身旁提供支持较足月分娩更显重要，并能帮助孕妇重建自尊，以良好的心态承担早产儿母亲的角色

五、健康教育

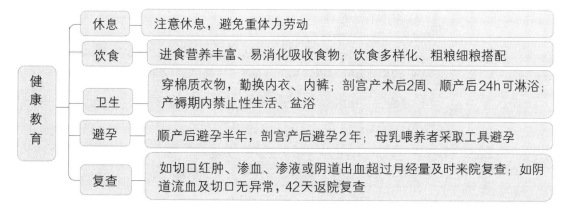

健康教育
- 休息：注意休息，避免重体力劳动
- 饮食：进食营养丰富、易消化吸收食物；饮食多样化、粗粮细粮搭配
- 卫生：穿棉质衣物，勤换内衣、内裤；剖宫产术后2周、顺产后24h可淋浴；产褥期内禁止性生活、盆浴
- 避孕：顺产后避孕半年，剖宫产后避孕2年；母乳喂养者采取工具避孕
- 复查：如切口红肿、渗血、渗液或阴道出血超过月经量及时来院复查；如阴道流血及切口无异常，42天返院复查

第四节 过期妊娠

凡平时月经周期规则，妊娠达到或超过42周（≥294天）尚未分娩者，称为过期妊娠。其发生率占妊娠总数的3%～15%。

一、临床表现

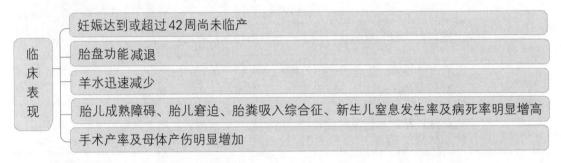

临床表现
- 妊娠达到或超过42周尚未临产
- 胎盘功能减退
- 羊水迅速减少
- 胎儿成熟障碍、胎儿窘迫、胎粪吸入综合征、新生儿窒息发生率及病死率明显增高
- 手术产率及母体产伤明显增加

二、护理评估

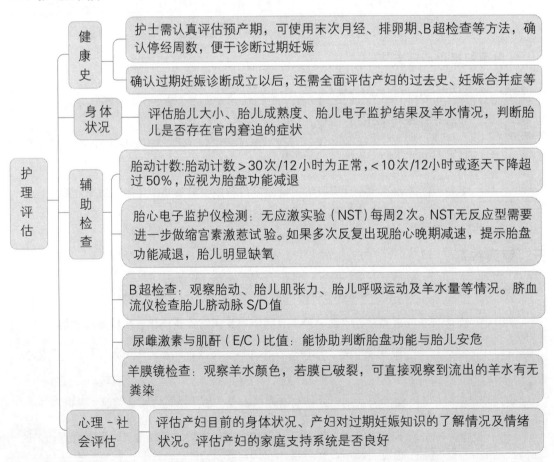

护理评估
- 健康史
  - 护士需认真评估预产期，可使用末次月经、排卵期、B超检查等方法，确认停经周数，便于诊断过期妊娠
  - 确认过期妊娠诊断成立以后，还需全面评估产妇的过去史、妊娠合并症等
- 身体状况
  - 评估胎儿大小、胎儿成熟度、胎儿电子监护结果及羊水情况，判断胎儿是否存在官内窘迫的症状
- 辅助检查
  - 胎动计数:胎动计数>30次/12小时为正常，<10次/12小时或逐天下降超过50%，应视为胎盘功能减退
  - 胎心电子监护仪检测:无应激实验（NST）每周2次。NST无反应型需要进一步做缩宫素激惹试验。如果多次反复出现胎心晚期减速，提示胎盘功能减退，胎儿明显缺氧
  - B超检查:观察胎动、胎儿肌张力、胎儿呼吸运动及羊水量等情况。脐血流仪检查胎儿脐动脉S/D值
  - 尿雌激素与肌酐（E/C）比值:能协助判断胎盘功能与胎儿安危
  - 羊膜镜检查:观察羊水颜色，若膜已破裂，可直接观察到流出的羊水有无粪染
- 心理-社会评估
  - 评估产妇目前的身体状况、产妇对过期妊娠知识的了解情况及情绪状况。评估产妇的家庭支持系统是否良好

三、护理诊断

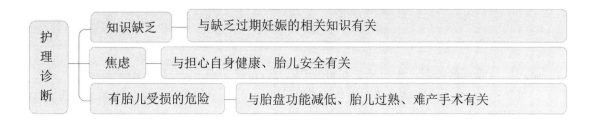

护理诊断
- 知识缺乏 —— 与缺乏过期妊娠的相关知识有关
- 焦虑 —— 与担心自身健康、胎儿安全有关
- 有胎儿受损的危险 —— 与胎盘功能减低、胎儿过熟、难产手术有关

四、护理措施

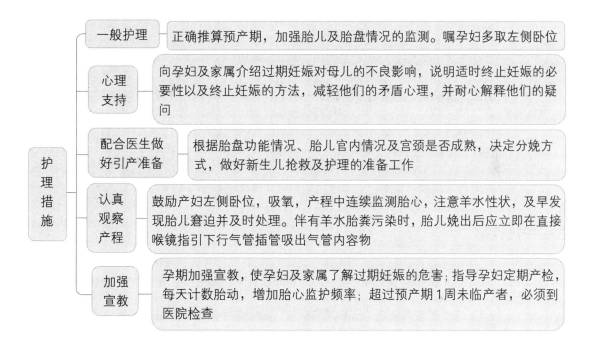

护理措施
- 一般护理 —— 正确推算预产期，加强胎儿及胎盘情况的监测。嘱孕妇多取左侧卧位
- 心理支持 —— 向孕妇及家属介绍过期妊娠对母儿的不良影响，说明适时终止妊娠的必要性以及终止妊娠的方法，减轻他们的矛盾心理，并耐心解释他们的疑问
- 配合医生做好引产准备 —— 根据胎盘功能情况、胎儿官内情况及宫颈是否成熟，决定分娩方式，做好新生儿抢救及护理的准备工作
- 认真观察产程 —— 鼓励产妇左侧卧位，吸氧，产程中连续监测胎心，注意羊水性状，及早发现胎儿窘迫并及时处理。伴有羊水胎粪污染时，胎儿娩出后应立即在直接喉镜指引下行气管插管吸出气管内容物
- 加强宣教 —— 孕期加强宣教，使孕妇及家属了解过期妊娠的危害；指导孕妇定期产检，每天计数胎动，增加胎心监护频率；超过预产期1周未临产者，必须到医院检查

五、健康教育

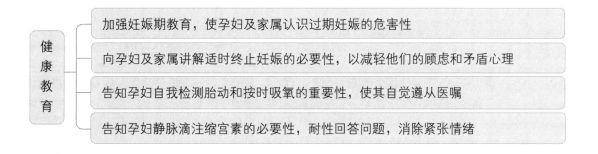

健康教育
- 加强妊娠期教育，使孕妇及家属认识过期妊娠的危害性
- 向孕妇及家属讲解适时终止妊娠的必要性，以减轻他们的顾虑和矛盾心理
- 告知孕妇自我检测胎动和按时吸氧的重要性，使其自觉遵从医嘱
- 告知孕妇静脉滴注缩宫素的必要性，耐性回答问题，消除紧张情绪

第五节　胎膜早破

临产前胎膜自然破裂，称为胎膜早破（PROM）。妊娠满 37 周后的胎膜早破发生率为 10%；妊娠不满 37 周的胎膜早破发生率为 2.0%～3.5%。孕周越小，围生儿预后越差。胎膜早破可引起早产、脐带脱垂及母儿感染等并发症。

一、临床表现

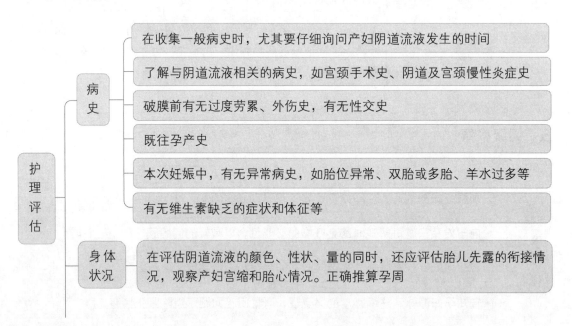

临床表现

- 孕妇突感有较多液体从阴道流出，有时可混有胎脂及胎粪，继而少量间断性排出，无腹痛等其他产兆

- 肛诊时将胎先露部上推，可见阴道流液量增加

- 阴道窥器检查见阴道后穹窿有羊水积聚或有羊水自宫口流出，即可确诊胎膜早破

- 伴羊膜腔感染时，阴道流液有臭味，并有发热，母儿心率增快，子宫压痛，白细胞计数增高、C反应蛋白升高

- 隐匿性羊膜腔感染时，无明显发热，但常出现母儿心率增快

二、护理评估

护理评估

病史

- 在收集一般病史时，尤其要仔细询问产妇阴道流液发生的时间

- 了解与阴道流液相关的病史，如宫颈手术史、阴道及宫颈慢性炎症史

- 破膜前有无过度劳累、外伤史，有无性交史

- 既往孕产史

- 本次妊娠中，有无异常病史，如胎位异常、双胎或多胎、羊水过多等

- 有无维生素缺乏的症状和体征等

身体状况

- 在评估阴道流液的颜色、性状、量的同时，还应评估胎儿先露的衔接情况，观察产妇宫缩和胎心情况。正确推算孕周

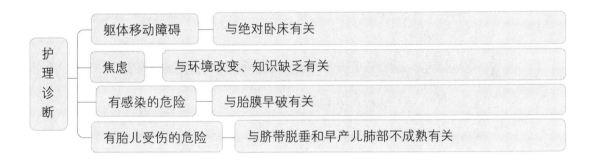

正确判断胎膜早破：以pH试纸测定阴道流出液的酸碱度

产科检查：评估宫缩、胎心情况，给予胎儿心电监护。评估宫颈口扩张及胎儿先露部衔接情况，监测羊水流出的量、色和性状

生命体征监测：检查产妇的体温、脉搏、呼吸和血压的变化。若产妇有体温升高、心率增快的现象，要首先考虑已并发感染的可能

实验室检查：检查产妇的血常规，关注白细胞计数和中性粒细胞分类情况

辅助检查

心理－社会评估 —— 一般产妇出现异常阴道流液后，都会出现紧张、焦虑、不知所措的状况

三、护理诊断

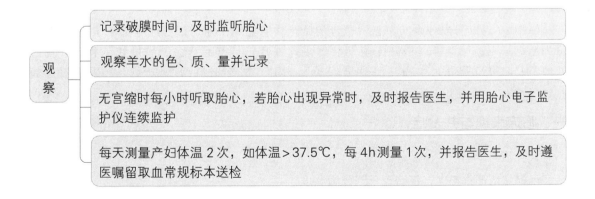

护理诊断

躯体移动障碍 —— 与绝对卧床有关

焦虑 —— 与环境改变、知识缺乏有关

有感染的危险 —— 与胎膜早破有关

有胎儿受伤的危险 —— 与脐带脱垂和早产儿肺部不成熟有关

四、护理措施

1. 观察

观察

记录破膜时间，及时监听胎心

观察羊水的色、质、量并记录

无宫缩时每小时听取胎心，若胎心出现异常时，及时报告医生，并用胎心电子监护仪连续监护

每天测量产妇体温 2 次，如体温 > 37.5℃，每 4h 测量 1 次，并报告医生，及时遵医嘱留取血常规标本送检

2. 对症护理

对症护理	保持会阴清洁，勤换消毒会阴垫，每日会阴护理2次
	对破膜 > 12 h 者应预防性使用抗生素
	对胎先露未入盆或胎位异常者，应抬高孕妇臀部，绝对卧床休息
	胎儿出生后，遵医嘱使用抗生素预防感染。如早产不可避免时，应做好新生儿的抢救准备工作

五、健康教育

健康教育	加强产前检查，发现异常胎位者，应及时纠正。不能纠正或有头盆不称者，在接近临产时，应卧床休息，减少活动，减少不必要的阴道检查
	加强孕期卫生宣教，积极预防和治疗下生殖道感染。妊娠晚期避免性生活，避免重体力劳动和活动
	孕妇若宫颈内口松弛，应卧床休息，并于妊娠14～16周行宫颈环扎术
	加强孕期营养，避免维生素及微量元素的缺乏
	一旦发生突然性阴道流液，应及时就诊。阴道流液量大时，取臀高卧位，及时送医

第六节　胎盘早剥

　　妊娠 20 周以后或分娩期，正常位置的胎盘在胎儿娩出前，部分或全部从子宫壁剥离，称为胎盘早剥。胎盘早剥是妊娠晚期的严重并发症，具有起病急、发展快的特点。如果处理不及时可危及母儿生命。胎盘早剥的发病率，国外报道为 1% ～ 2% ，国内报道为 0.46% ～ 2.1% 。

一、临床表现与并发症

1. 分度
　　根据病情严重程度，将胎盘早剥分为 3 度。

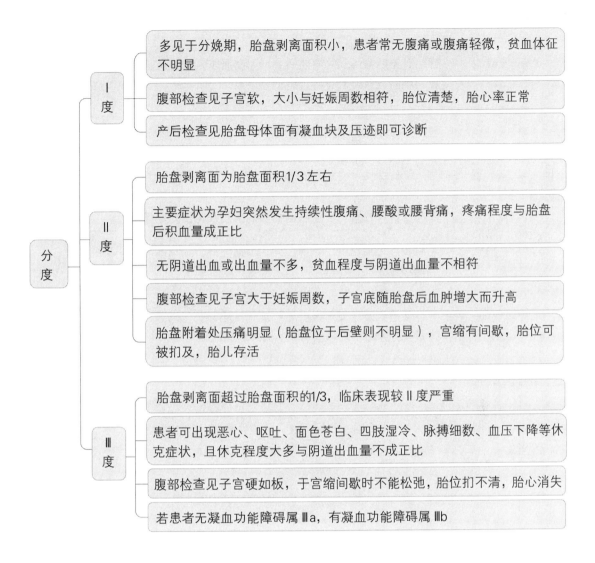

分度

I度
- 多见于分娩期，胎盘剥离面积小，患者常无腹痛或腹痛轻微，贫血体征不明显
- 腹部检查见子宫软，大小与妊娠周数相符，胎位清楚，胎心率正常
- 产后检查见胎盘母体面有凝血块及压迹即可诊断

II度
- 胎盘剥离面为胎盘面积1/3左右
- 主要症状为孕妇突然发生持续性腹痛、腰酸或腰背痛，疼痛程度与胎盘后积血量成正比
- 无阴道出血或出血量不多，贫血程度与阴道出血量不相符
- 腹部检查见子宫大于妊娠周数，子宫底随胎盘后血肿增大而升高
- 胎盘附着处压痛明显（胎盘位于后壁则不明显），宫缩有间歇，胎位可被扪及，胎儿存活

III度
- 胎盘剥离面超过胎盘面积的1/3，临床表现较II度严重
- 患者可出现恶心、呕吐、面色苍白、四肢湿冷、脉搏细数、血压下降等休克症状，且休克程度大多与阴道出血量不成正比
- 腹部检查见子宫硬如板，于宫缩间歇时不能松弛，胎位扪不清，胎心消失
- 若患者无凝血功能障碍属IIIa，有凝血功能障碍属IIIb

2. 并发症

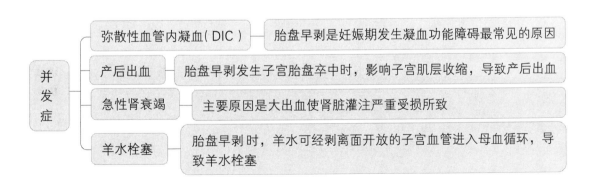

并发症

- 弥散性血管内凝血（DIC）——胎盘早剥是妊娠期发生凝血功能障碍最常见的原因
- 产后出血——胎盘早剥发生子宫胎盘卒中时，影响子宫肌层收缩，导致产后出血
- 急性肾衰竭——主要原因是大出血使肾脏灌注严重受损所致
- 羊水栓塞——胎盘早剥时，羊水可经剥离面开放的子宫血管进入母血循环，导致羊水栓塞

二、护理评估

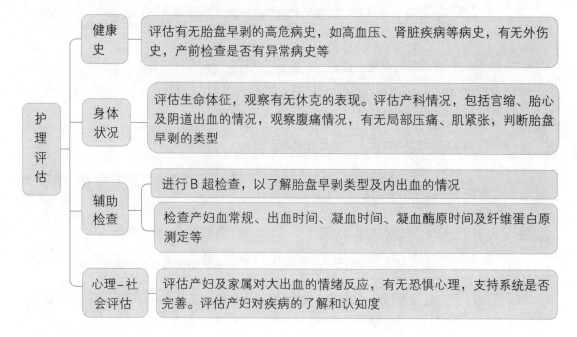

护理评估

健康史	评估有无胎盘早剥的高危病史,如高血压、肾脏疾病等病史,有无外伤史,产前检查是否有异常病史等
身体状况	评估生命体征,观察有无休克的表现。评估产科情况,包括宫缩、胎心及阴道出血的情况,观察腹痛情况,有无局部压痛、肌紧张,判断胎盘早剥的类型
辅助检查	进行B超检查,以了解胎盘早剥类型及内出血的情况 检查产妇血常规、出血时间、凝血时间、凝血酶原时间及纤维蛋白原测定等
心理–社会评估	评估产妇及家属对大出血的情绪反应,有无恐惧心理,支持系统是否完善。评估产妇对疾病的了解和认知度

三、护理诊断

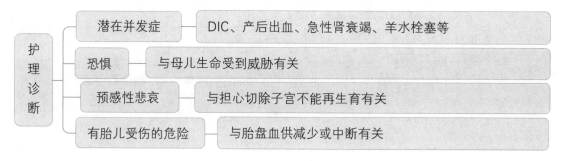

护理诊断

潜在并发症	DIC、产后出血、急性肾衰竭、羊水栓塞等
恐惧	与母儿生命受到威胁有关
预感性悲哀	与担心切除子宫不能再生育有关
有胎儿受伤的危险	与胎盘血供减少或中断有关

四、护理措施

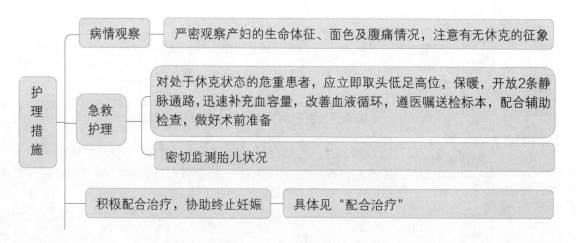

护理措施

病情观察	严密观察产妇的生命体征、面色及腹痛情况,注意有无休克的征象
急救护理	对处于休克状态的危重患者,应立即取头低足高位,保暖,开放2条静脉通路,迅速补充血容量,改善血液循环,遵医嘱送检标本,配合辅助检查,做好术前准备 密切监测胎儿状况
积极配合治疗,协助终止妊娠	具体见"配合治疗"

```
                ┌─────────────────────────────────────────────────────────┐
        ┌──预防──┤ 做好产后大出血的抢救准备，开通静脉通路，分娩后及时使用子宫收 │
        │  产后  │ 缩剂，配合按摩子宫，防止出血                             │
        │  并发  ├─────────────────────────────────────────────────────────┤
        │  症    │ 防止凝血功能障碍的发生，分娩后注意有无全身出血倾向，有无出血 │
        │        │ 不凝的现象                                               │
        │        ├─────────────────────────────────────────────────────────┤
        │        │ 对出血较多的产妇，产后应关注尿量，防止发生肾功能损害      │
        │        └─────────────────────────────────────────────────────────┘
        │        ┌─────────────────────────────────────────────────────────┐
        │  心理  │ 告知患者胎盘早剥的相关知识，如病因、治疗和预后等，以及目前的 │
        ├──支持──┤ 情况对母儿的影响                                         │
        │        ├─────────────────────────────────────────────────────────┤
        │        │ 鼓励患者说出自己内心的感受和担忧，并提供心理支持          │
        │        ├─────────────────────────────────────────────────────────┤
        │        │ 在分娩期间多用鼓励性语言，给患者提供动力和信心            │
        │        └─────────────────────────────────────────────────────────┘
        │        ┌─────────────────────────────────────────────────────────┐
        │  产褥  │ 饮食上注意增加营养，多吃富含蛋白质、维生素、矿物质及丰富膳食 │
        └──期护──┤ 纤维的食物，多食水果和蔬菜                               │
           理    ├─────────────────────────────────────────────────────────┤
                 │ 适当增加补血食物的摄入，如动物肝脏、黑木耳等             │
                 ├─────────────────────────────────────────────────────────┤
                 │ 勤换卫生巾，每天会阴擦洗2次，保持会阴清洁，预防感染       │
                 ├─────────────────────────────────────────────────────────┤
                 │ 根据产妇情况给予合理的母乳喂养和乳房护理的指导            │
                 └─────────────────────────────────────────────────────────┘
```

```
                      ┌──────────────────────────────────────────────────┐
        ┌─经阴道分娩─┤ 先行人工破膜，缓慢流出羊水，缩小子宫容积          │
        │  的轻症患者 ├──────────────────────────────────────────────────┤
        │            │ 用腹带包扎，压迫局部使胎盘不再继续剥离            │
        │            ├──────────────────────────────────────────────────┤
        │            │ 继续监测产妇生命体征、宫底高度、子宫局部压痛、阴道 │
   配   │            │ 出血和胎心变化                                   │
   合   ┤            └──────────────────────────────────────────────────┘
   治   │  短时间内不能经阴道结束分娩者，    ┌───────────────────────┐
   疗   ├─ 或产程无进展，有胎儿宫内窘迫  ────┤ 迅速施行剖宫产术       │
        │                                    ├───────────────────────┤
        │                                    │ 做好产妇及新生儿的抢救工作 │
        │                                    └───────────────────────┘
        └─ 子宫胎盘卒中并治疗无效 ──── 做好子宫全切的手术准备工作
```

五、健康教育

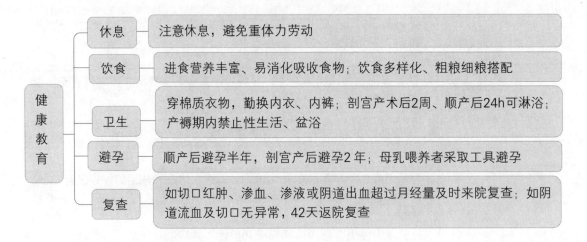

健康教育	休息	注意休息，避免重体力劳动
	饮食	进食营养丰富、易消化吸收食物；饮食多样化、粗粮细粮搭配
	卫生	穿棉质衣物，勤换内衣、内裤；剖宫产术后2周、顺产后24h可淋浴；产褥期内禁止性生活、盆浴
	避孕	顺产后避孕半年，剖宫产后避孕2年；母乳喂养者采取工具避孕
	复查	如切口红肿、渗血、渗液或阴道出血超过月经量及时来院复查；如阴道流血及切口无异常，42天返院复查

第七节　前置胎盘

正常胎盘附着于子宫体部的后壁、前壁或侧壁。孕28周后若胎盘附着于子宫下段，甚至胎盘下缘达到或覆盖宫颈内口处，其位置低于胎儿先露部时，称为前置胎盘。前置胎盘是妊娠晚期出血的主要原因之一，是妊娠期的严重并发症，若处理不当可危及母儿生命。多见于经产妇及多产妇。前置胎盘的发病率，国外报道是0.3%～0.9%，国内报道为0.24%～1.57%。

一、临床表现

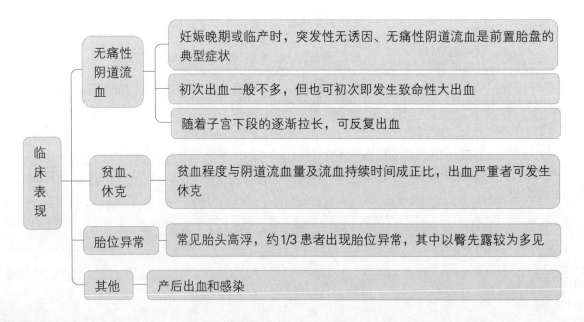

临床表现	无痛性阴道流血	妊娠晚期或临产时，突发性无诱因、无痛性阴道流血是前置胎盘的典型症状
		初次出血一般不多，但也可初次即发生致命性大出血
		随着子宫下段的逐渐拉长，可反复出血
	贫血、休克	贫血程度与阴道流血量及流血持续时间成正比，出血严重者可发生休克
	胎位异常	常见胎头高浮，约1/3患者出现胎位异常，其中以臀先露较为多见
	其他	产后出血和感染

二、护理评估

护理评估
- **健康史**：除个人健康史外，在孕产史中注意识别有无剖宫产术、人工流产术及子宫内膜炎等前置胎盘的易发因素；此外妊娠经过中特别孕28周后，是否出现无痛性、无诱因、反复阴道流血症状，并详细记录具体经过及医疗处理情况
- **身体状况**：患者的一般情况与出血量的多少密切相关。大量出血时可见面色苍白、脉搏细速、血压下降等休克症状
- **辅助检查**
  - 产科检查：子宫大小与停经月份一致，胎方位清楚，先露高浮，胎心可以正常，也可因为孕妇失血过多致胎心异常或消失。前置胎盘位于子宫下段前壁时，可在耻骨联合上方听到胎盘血管杂音。临产后检查，宫缩为阵发性，间歇期子宫肌肉可以完全放松
  - 超声波检查：B超断层像可清楚看到子宫壁、胎头、宫颈和胎盘的位置，胎盘定位准确率达95%以上
  - 阴道检查：只有在近预产期出血不多时，终止妊娠前为除外其他出血原因或明确诊断决定分娩方式前考虑采用，要求阴道检查操作必须在输血、输液和做好手术准备的情况下方可进行。怀疑前置胎盘的个案，切忌肛查
  - 产后检查胎盘及胎膜：胎盘的前置部分可见陈旧血块附着呈黑紫色或暗红色，如果这些改变位于胎盘的边缘，而且胎膜破口处距胎盘边缘小于7cm，则为部分性前置胎盘。如果行剖宫产术，术中可直接了解胎盘附着的部位并确立诊断
- **心理-社会评估**：孕妇及其家属可因突然阴道流血而感到恐惧或焦虑，既担心孕妇的健康，更担心胎儿的安危，可能显得恐慌、紧张、手足无措等

三、护理诊断

护理诊断
- **潜在并发症**：出血性休克
- **有感染的危险**：与前置胎盘剥离面靠近子宫颈口，细菌易经阴道上行感染有关

四、护理措施

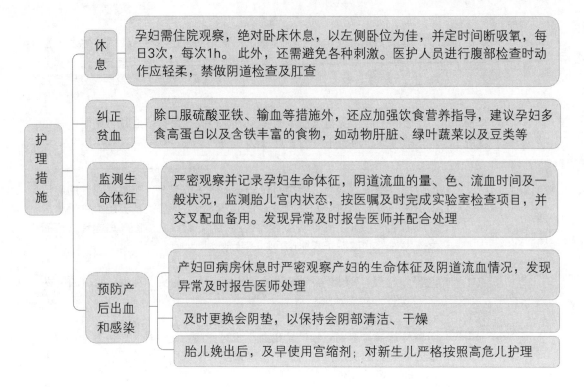

护理措施
- 休息：孕妇需住院观察，绝对卧床休息，以左侧卧位为佳，并定时间断吸氧，每日3次，每次1h。此外，还需避免各种刺激。医护人员进行腹部检查时动作应轻柔，禁做阴道检查及肛查
- 纠正贫血：除口服硫酸亚铁、输血等措施外，还应加强饮食营养指导，建议孕妇多食高蛋白以及含铁丰富的食物，如动物肝脏、绿叶蔬菜以及豆类等
- 监测生命体征：严密观察并记录孕妇生命体征，阴道流血的量、色、流血时间及一般状况，监测胎儿宫内状态，按医嘱及时完成实验室检查项目，并交叉配血备用。发现异常及时报告医师并配合处理
- 预防产后出血和感染：
  - 产妇回病房休息时严密观察产妇的生命体征及阴道流血情况，发现异常及时报告医师处理
  - 及时更换会阴垫，以保持会阴部清洁、干燥
  - 胎儿娩出后，及早使用宫缩剂；对新生儿严格按照高危儿护理

五、健康教育

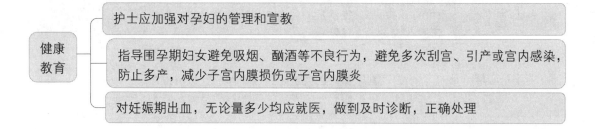

健康教育
- 护士应加强对孕妇的管理和宣教
- 指导围孕期妇女避免吸烟、酗酒等不良行为，避免多次刮宫、引产或宫内感染，防止多产，减少子宫内膜损伤或子宫内膜炎
- 对妊娠期出血，无论量多少均应就医，做到及时诊断，正确处理

第八节　多胎妊娠

　　一次妊娠宫腔内同时有2个或2个以上的胎儿，称为多胎妊娠。多胎妊娠中双胎发生率最高。多胎妊娠在妊娠期、分娩期并发症多，围生儿死亡率、新生儿死亡率高，故属高危妊娠。下面以双胎妊娠为例进行介绍。

一、临床表现

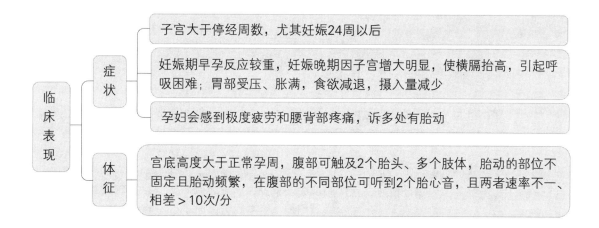

临床表现
- 症状
  - 子宫大于停经周数，尤其妊娠24周以后
  - 妊娠期早孕反应较重，妊娠晚期因子宫增大明显，使横膈抬高，引起呼吸困难；胃部受压、胀满，食欲减退，摄入量减少
  - 孕妇会感到极度疲劳和腰背部疼痛，诉多处有胎动
- 体征
  - 宫底高度大于正常孕周，腹部可触及2个胎头、多个肢体，胎动的部位不固定且胎动频繁，在腹部的不同部位可听到2个胎心音，且两者速率不一、相差 > 10次/分

二、护理评估

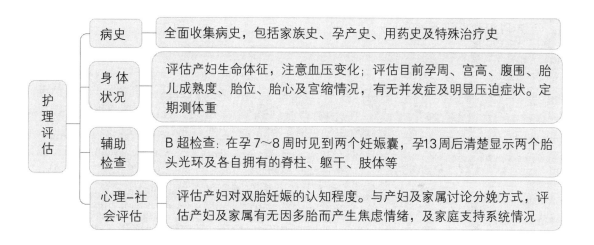

护理评估
- 病史
  - 全面收集病史，包括家族史、孕产史、用药史及特殊治疗史
- 身体状况
  - 评估产妇生命体征，注意血压变化；评估目前孕周、宫高、腹围、胎儿成熟度、胎位、胎心及宫缩情况，有无并发症及明显压迫症状。定期测体重
- 辅助检查
  - B超检查：在孕7~8周时见到两个妊娠囊，孕13周后清楚显示两个胎头光环及各自拥有的脊柱、躯干、肢体等
- 心理-社会评估
  - 评估产妇对双胎妊娠的认知程度。与产妇及家属讨论分娩方式，评估产妇及家属有无因多胎而产生焦虑情绪，及家庭支持系统情况

三、护理诊断

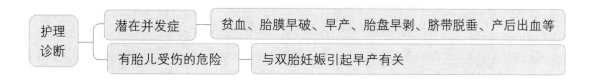

护理诊断
- 潜在并发症
  - 贫血、胎膜早破、早产、胎盘早剥、脐带脱垂、产后出血等
- 有胎儿受伤的危险
  - 与双胎妊娠引起早产有关

四、护理措施

1. 产前护理

	加强产前检查	适当增加产前检查的次数，每次监测宫高、腹围和体重。妊娠期避免过重的劳动及性生活等
产前护理	补充足够营养	如进食高热量、高蛋白、高维生素以及富含必需脂肪酸的食物，注意补充铁、叶酸及钙剂，以满足2个胎儿生长发育的需要
	防止早产	妊娠30周后，要少活动，注意休息，增加卧床休息的时间，最好采取左侧卧位，防止胎膜早破及早产，防止跌伤意外。若34周以前出现临产征兆，应给子宫缩抑制剂；出现阴道出血，应住院治疗
	监测有无并发症	督促孕妇按医嘱进行产前检查，配合医生早期发现孕期易发生的疾病，及时进行治疗，配合疾病观察，监护胎儿生长发育及胎位变化

2. 产时护理（阴道试产）

	第一产程	临产时密切观察产程及胎心、胎位变化，注意宫缩情况，观察产程进展，定时听诊胎心，准备好接生用品。产程中应注意做好输血、输液及急救准备，出现宫缩乏力时可加用缩宫素
产时护理（阴道试产）	第二产程	第1个胎儿娩出不应过快以防止发生胎盘早剥；胎儿娩出后立即断脐，并夹紧脐带的胎盘端，以避免第2个胎儿失血，同时固定第2个胎儿为纵产式。第1个胎儿娩出后，立即协助医生测第2个胎儿的胎心和检查胎位，第2个胎儿通常间隔20min娩出，若等待15min仍无宫缩，可行人工破膜加缩宫素静滴诱发宫缩。第2个胎儿前肩娩出后，遵医嘱立即给产妇注射缩宫素以避免产后出血
	第三产程	第2个胎儿娩出后，在腹部放置1kg沙袋24h，并以腹带紧裹腹部，注意观察记录子宫收缩及阴道出血量。胎盘和胎膜娩出后，仔细检查是单卵双胎还是双卵双胎，并检查其完整性
	加强新生儿护理	临产时要做好新生儿急救准备，准备暖箱，早产者出生后按早产儿护理

3. 预防产后出血

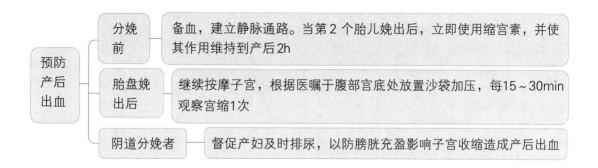

预防产后出血
- 分娩前：备血，建立静脉通路。当第 2 个胎儿娩出后，立即使用缩宫素，并使其作用维持到产后 2h
- 胎盘娩出后：继续按摩子宫，根据医嘱于腹部宫底处放置沙袋加压，每 15～30min 观察宫缩 1 次
- 阴道分娩者：督促产妇及时排尿，以防膀胱充盈影响子宫收缩造成产后出血

五、健康教育

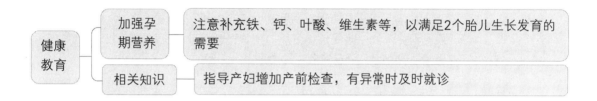

健康教育
- 加强孕期营养：注意补充铁、钙、叶酸、维生素等，以满足 2 个胎儿生长发育的需要
- 相关知识：指导产妇增加产前检查，有异常时及时就诊

第九节　羊水量异常

一、羊水过少

妊娠晚期羊水量＜300ml 者称为羊水过少。发生率为 0.4%～4%。羊水量＜50ml，围生儿死亡率高达 88%，应高度重视。

1. 临床表现

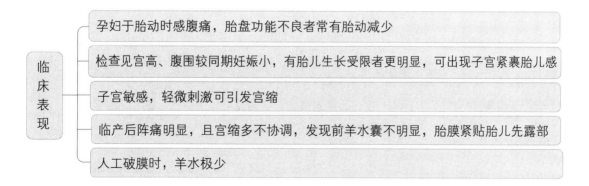

临床表现
- 孕妇于胎动时感腹痛，胎盘功能不良者常有胎动减少
- 检查见宫高、腹围较同期妊娠小，有胎儿生长受限者更明显，可出现子宫紧裹胎儿感
- 子宫敏感，轻微刺激可引发宫缩
- 临产后阵痛明显，且宫缩多不协调，发现前羊水囊不明显，胎膜紧贴胎儿先露部
- 人工破膜时，羊水极少

2. 护理评估

护理评估

- **病史**：评估患者有无特殊疾病史，有无服药史。查看辅助检查的报告，尤其是近期的B超检查报告结果

- **身体状况**：评估产妇生命体征，产科检查评估宫高、腹围、胎心、胎儿贮备情况，胎膜已破的患者评估羊水的性状及量

- **辅助检查**：
  - 产科检查：羊水过少者宫高、腹围增长缓慢，电子胎心监护发现宫缩时可以出现晚期减速图形
  - B超：测量羊水最大暗区垂直深度，≤2cm为羊水过少；≤1cm为严重羊水过少。若用羊水指数法，则≤8cm为诊断羊水过少的临界值，以≤5cm作为诊断羊水过少的绝对值
  - 羊水直接测量：若破膜时羊水量少于300ml即可诊断。羊水过少者羊水性质黏稠、浑浊、暗绿色。另外，在羊膜表面可见多个圆形或卵圆形结节，直径2~4mm，淡灰黄色、不透明

- **心理-社会评估**：评估患者及家属对羊水过少相关知识的了解程度，当胎儿发生宫内窘迫时，评估患者及家属的焦虑程度

3. 护理诊断

护理诊断

- **知识缺乏**——缺乏羊水过少的相关知识
- **焦虑**——与担心自身与胎儿的安全有关
- **有感染的危险**——与机体抵抗力下降有关
- **有胎儿受伤的危险**——羊水过少使胎儿内环境受损，有发生胎儿宫内窘迫的可能

4. 护理措施

护理措施

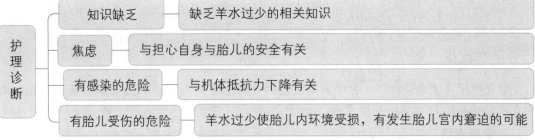

- **一般护理**：指导产妇取左侧卧位，给予吸氧，连续胎心监护，及时了解胎儿宫内状态。教会产妇自数胎动的方法及学会自我监测。每天测体温2次，定期测体重

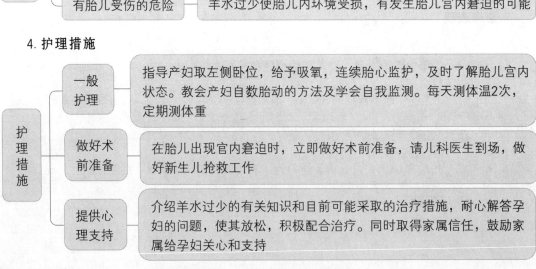

- **做好术前准备**：在胎儿出现宫内窘迫时，立即做好术前准备，请儿科医生到场，做好新生儿抢救工作

- **提供心理支持**：介绍羊水过少的有关知识和目前可能采取的治疗措施，耐心解答孕妇的问题，使其放松，积极配合治疗。同时取得家属信任，鼓励家属给孕妇关心和支持

5. 健康教育

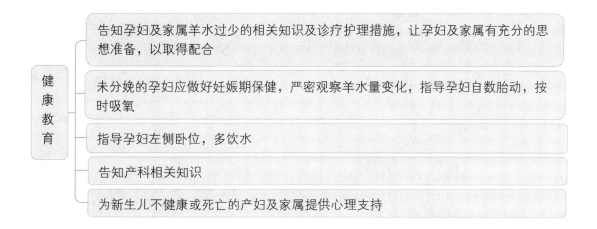

健康教育

- 告知孕妇及家属羊水过少的相关知识及诊疗护理措施，让孕妇及家属有充分的思想准备，以取得配合
- 未分娩的孕妇应做好妊娠期保健，严密观察羊水量变化，指导孕妇自数胎动，按时吸氧
- 指导孕妇左侧卧位，多饮水
- 告知产科相关知识
- 为新生儿不健康或死亡的产妇及家属提供心理支持

二、羊水过多

妊娠期间羊水量＞2000ml，称为羊水过多。发生率为 0.5% ～1% 。羊水量在数天内急剧增多，称为急性羊水过多；羊水量在较长时间内缓慢增多，称为慢性羊水过多。羊水过多时羊水的外观、性状与正常者无差异。

1. 临床表现

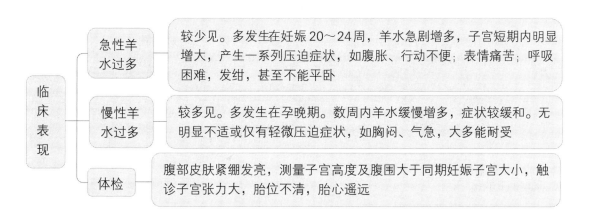

临床表现

- 急性羊水过多：较少见。多发生在妊娠 20～24 周，羊水急剧增多，子宫短期内明显增大，产生一系列压迫症状，如腹胀、行动不便；表情痛苦；呼吸困难，发绀，甚至不能平卧
- 慢性羊水过多：较多见。多发生在孕晚期。数周内羊水缓慢增多，症状较缓和。无明显不适或仅有轻微压迫症状，如胸闷、气急，大多能耐受
- 体检：腹部皮肤紧绷发亮，测量子宫高度及腹围大于同期妊娠子宫大小，触诊子宫张力大，胎位不清，胎心遥远

2. 护理评估

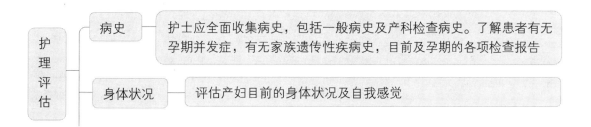

护理评估

- 病史：护士应全面收集病史，包括一般病史及产科检查病史。了解患者有无孕期并发症，有无家族遗传性疾病史，目前及孕期的各项检查报告
- 身体状况：评估产妇目前的身体状况及自我感觉

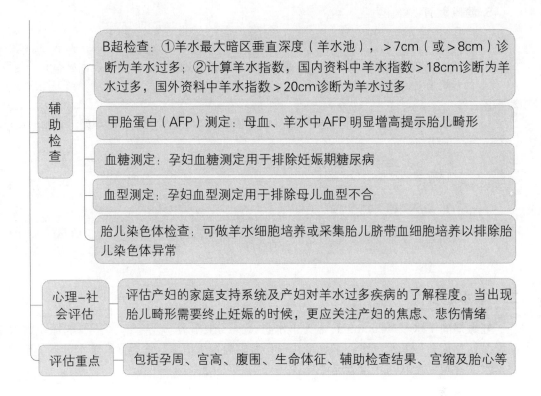

辅助检查

B超检查：①羊水最大暗区垂直深度（羊水池），＞7cm（或＞8cm）诊断为羊水过多；②计算羊水指数，国内资料中羊水指数＞18cm诊断为羊水过多，国外资料中羊水指数＞20cm诊断为羊水过多

甲胎蛋白（AFP）测定：母血、羊水中AFP明显增高提示胎儿畸形

血糖测定：孕妇血糖测定用于排除妊娠期糖尿病

血型测定：孕妇血型测定用于排除母儿血型不合

胎儿染色体检查：可做羊水细胞培养或采集胎儿脐带血细胞培养以排除胎儿染色体异常

心理–社会评估

评估产妇的家庭支持系统及产妇对羊水过多疾病的了解程度。当出现胎儿畸形需要终止妊娠的时候，更应关注产妇的焦虑、悲伤情绪

评估重点

包括孕周、宫高、腹围、生命体征、辅助检查结果、宫缩及胎心等

3. 护理诊断

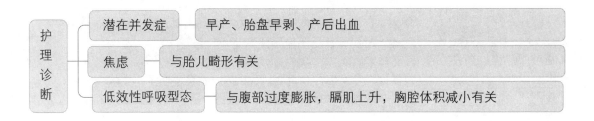

护理诊断

潜在并发症 —— 早产、胎盘早剥、产后出血

焦虑 —— 与胎儿畸形有关

低效性呼吸型态 —— 与腹部过度膨胀，膈肌上升，胸腔体积减小有关

4. 护理措施

（1）羊水过多合并胎儿畸形

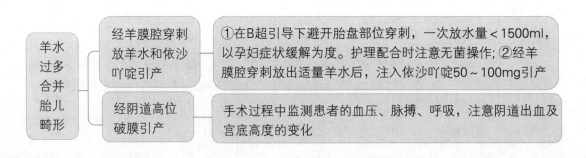

羊水过多合并胎儿畸形

经羊膜腔穿刺放羊水和依沙吖啶引产

①在B超引导下避开胎盘部位穿刺，一次放水量＜1500ml，以孕妇症状缓解为度。护理配合时注意无菌操作；②经羊膜腔穿刺放出适量羊水后，注入依沙吖啶50～100mg引产

经阴道高位破膜引产

手术过程中监测患者的血压、脉搏、呼吸，注意阴道出血及宫底高度的变化

（2）羊水过多合并未见异常胎儿

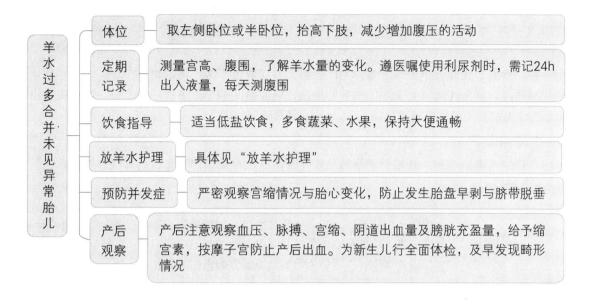

	体位	取左侧卧位或半卧位，抬高下肢，减少增加腹压的活动
羊水过多合并未见异常胎儿	定期记录	测量宫高、腹围，了解羊水量的变化。遵医嘱使用利尿剂时，需记24h出入液量，每天测腹围
	饮食指导	适当低盐饮食，多食蔬菜、水果，保持大便通畅
	放羊水护理	具体见"放羊水护理"
	预防并发症	严密观察宫缩情况与胎心变化，防止发生胎盘早剥与脐带脱垂
	产后观察	产后注意观察血压、脉搏、宫缩、阴道出血量及膀胱充盈量，给予缩宫素，按摩子宫防止产后出血。为新生儿行全面体检，及早发现畸形情况

	严格无菌操作，防止感染，遵医嘱给予抗感染药物和镇静保胎药物
放羊水护理	一次放水量不超过1500ml，每小时不超过500ml
	放水后腹部放置沙袋或加压腹带包扎，观察宫缩情况
	放羊水时应从腹部固定胎儿为纵产式
	严密观察宫缩，重视患者主诉，监测胎心

5. 健康教育

	定期产前检查	孕前积极治疗可能引起羊水过多的相关疾病
健康教育	知识宣教	嘱疑似羊水过多或症状不明显的孕妇应注意观察子宫高度的变化
	优生指导	对胎儿畸形的产妇，产后应到医院查找致畸的原因，避孕半年以上再妊娠，妊娠前应在医院检查并遵照医生的指导，减少再次发生胎儿畸形的可能

第十节 巨大胎儿

胎儿体重达到或大于4000g者称为巨大胎儿。随着近年来经济的快速发展，物质生活水平越来越高，新生儿的出生平均体重开始增加，巨大胎儿的发生率也不断上升，国内报道发生率为7%左右，国外报道发生率为15.1%，男婴多于女婴。

1. 临床表现

孕期体重增加迅速，妊娠后期孕妇出现呼吸困难，自觉腹部沉重、肋部胀痛等症状。

2. 护理评估

护理评估

- **健康史**：评估产妇有无巨大胎儿的高危病史，如糖尿病、羊水过多、巨大胎儿分娩史等；评估孕期体重增长幅度；评估产妇饮食习惯。了解父母双方的身高及体重，以评估有无生育遗传性因素巨大胎儿的可能
- **身体状况**：对产妇进行完善的产科评估，包括宫高、腹围、四步触诊及跨耻征检查。完善辅助检查尤其是B超检查。听取产妇主诉，了解有无压迫症状等
- **心理-社会评估**：评估产妇对巨大胎儿知识的了解程度，了解家庭支持系统是否良好

3. 护理诊断

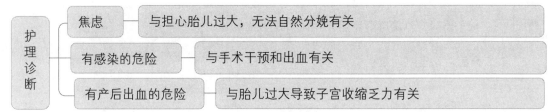

护理诊断

- **焦虑**：与担心胎儿过大，无法自然分娩有关
- **有感染的危险**：与手术干预和出血有关
- **有产后出血的危险**：与胎儿过大导致子宫收缩乏力有关

4. 护理措施

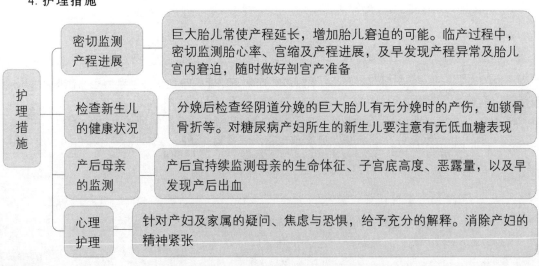

护理措施

- **密切监测产程进展**：巨大胎儿常使产程延长，增加胎儿窘迫的可能。临产过程中，密切监测胎心率、宫缩及产程进展，及早发现产程异常及胎儿宫内窘迫，随时做好剖宫产准备
- **检查新生儿的健康状况**：分娩后检查经阴道分娩的巨大胎儿有无分娩时的产伤，如锁骨骨折等。对糖尿病产妇所生的新生儿要注意有无低血糖表现
- **产后母亲的监测**：产后宜持续监测母亲的生命体征、子宫底高度、恶露量，以及早发现产后出血
- **心理护理**：针对产妇及家属的疑问、焦虑与恐惧，给予充分的解释。消除产妇的精神紧张

5. 健康教育

健康教育
- 孕妇应适度参加活动，避免长时静坐或静卧
- 适当补充营养，减少高热量、高脂肪、高糖分食品的摄入，保持自身体重和胎儿体重的匀速增长
- 密切关注胎儿的生长发育进程，当发现胎儿增长过快时，应及早做糖耐量检测并进行营养咨询，合理调整饮食，避免隐性糖尿病的发生
- 为胎儿做一次心脏超声波检查，以明确有无先天性心脏畸形存在，做到早期干预

第十一节　胎儿窘迫

胎儿窘迫是指胎儿在宫内有缺氧征象，危及胎儿健康和生命。胎儿窘迫是一种综合症状，主要发生在临产过程，也可发生在妊娠后期。发生在临产过程者，可以是发生在妊娠后期的延续和加重。

一、临床表现

胎儿窘迫的主要表现为胎心音改变、胎动异常及羊水胎粪污染或羊水过少，严重者胎动消失。根据其临床表现，可以分为急性胎儿窘迫和慢性胎儿窘迫。

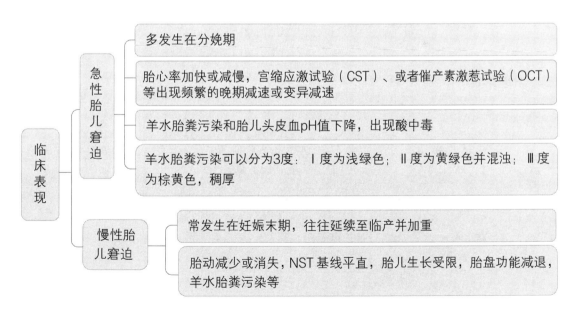

临床表现
- 急性胎儿窘迫
  - 多发生在分娩期
  - 胎心率加快或减慢，宫缩应激试验（CST）、或者催产素激惹试验（OCT）等出现频繁的晚期减速或变异减速
  - 羊水胎粪污染和胎儿头皮血pH值下降，出现酸中毒
  - 羊水胎粪污染可以分为3度：Ⅰ度为浅绿色；Ⅱ度为黄绿色并混浊；Ⅲ度为棕黄色，稠厚
- 慢性胎儿窘迫
  - 常发生在妊娠末期，往往延续至临产并加重
  - 胎动减少或消失，NST基线平直，胎儿生长受限，胎盘功能减退，羊水胎粪污染等

二、护理评估

护理评估

健康史
了解孕妇的年龄、生育史、内科疾病史如高血压、慢性肾炎、心脏病等；本次妊娠经过例如妊娠期高血压疾病、胎膜早破、子宫过度膨胀（如羊水过多和多胎妊娠）；分娩经过如产程延长（特别是第二产程延长）、缩宫素使用不当。了解有无胎儿畸形、胎盘功能的情况

身体状况
胎儿窘迫时，孕妇自感胎动增加或停止。在窘迫的早期可表现为胎动过频，>20次/24h，如缺氧未纠正或加重则胎动转弱且次数减少，进而消失。胎儿轻微或慢性缺氧时，胎心率增加，>160次/分；如长时间或严重缺氧，则会使胎心率减慢。胎心率如果<100次/分提示胎儿危险。胎儿窘迫时主要评估羊水量和性状

辅助检查
胎盘功能检查：出现胎儿窘迫的孕妇一般24h尿E_3值急骤减少30%～40%，或于妊娠末期连续多次测定E_3值在10mg/24h以下

胎心监测：胎动时胎心率加速不明显，基线变异率<3次/分，出现晚期减速、变异减速等

胎儿头皮血血气分析：pH值<7.20

心理–社会评估
孕产妇夫妇因为胎儿的生命遭遇危险而产生焦虑，对需要手术结束分娩产生犹豫、无助感。对于胎儿不幸死亡的孕产夫妇，感情上受到强烈的创伤，通常会经历否认、愤怒、抑郁、接受的过程

三、护理诊断

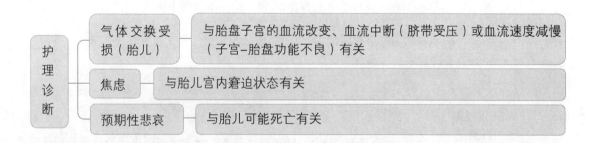

护理诊断

气体交换受损（胎儿）
与胎盘子宫的血流改变、血流中断（脐带受压）或血流速度减慢（子宫–胎盘功能不良）有关

焦虑
与胎儿宫内窘迫状态有关

预期性悲哀
与胎儿可能死亡有关

四、护理措施

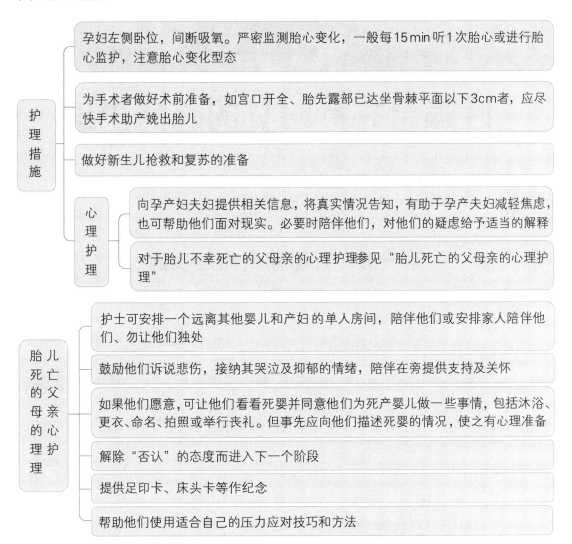

护理措施

孕妇左侧卧位，间断吸氧。严密监测胎心变化，一般每15min听1次胎心或进行胎心监护，注意胎心变化型态

为手术者做好术前准备，如宫口开全、胎先露部已达坐骨棘平面以下3cm者，应尽快手术助产娩出胎儿

做好新生儿抢救和复苏的准备

心理护理

向孕产妇夫妇提供相关信息，将真实情况告知，有助于孕产夫妇减轻焦虑，也可帮助他们面对现实。必要时陪伴他们，对他们的疑虑给予适当的解释

对于胎儿不幸死亡的父母亲的心理护理参见"胎儿死亡的父母亲的心理护理"

胎儿死亡的父母亲的心理护理

护士可安排一个远离其他婴儿和产妇的单人房间，陪伴他们或安排家人陪伴他们、勿让他们独处

鼓励他们诉说悲伤，接纳其哭泣及抑郁的情绪，陪伴在旁提供支持及关怀

如果他们愿意，可让他们看看死婴并同意他们为死产婴儿做一些事情，包括沐浴、更衣、命名、拍照或举行丧礼。但事先应向他们描述死婴的情况，使之有心理准备

解除"否认"的态度而进入下一个阶段

提供足印卡、床头卡等作纪念

帮助他们使用适合自己的压力应对技巧和方法

五、健康教育

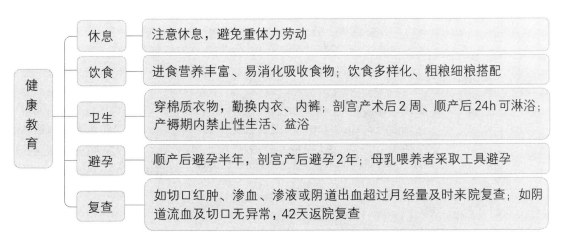

健康教育

休息 —— 注意休息，避免重体力劳动

饮食 —— 进食营养丰富、易消化吸收食物；饮食多样化、粗粮细粮搭配

卫生 —— 穿棉质衣物，勤换内衣、内裤；剖宫产术后2周、顺产后24h可淋浴；产褥期内禁止性生活、盆浴

避孕 —— 顺产后避孕半年，剖宫产后避孕2年；母乳喂养者采取工具避孕

复查 —— 如切口红肿、渗血、渗液或阴道出血超过月经量及时来院复查；如阴道流血及切口无异常，42天返院复查

第十二章

妊娠合并症妇女的临床护理

第一节　妊娠期高血压疾病

　　妊娠期高血压疾病是妊娠期特有的疾病，包括妊娠期高血压、子痫前期、子痫、慢性高血压并发子痫前期以及妊娠合并慢性高血压。其中妊娠期高血压、子痫前期和子痫既往统称为妊娠高血压综合征。我国发病率为 9.4%～10.4%，国外报道 7%～12%。本病命名强调生育年龄妇女发生高血压、蛋白尿症状和妊娠之间的因果关系。多数病例在妊娠期出现一过性高血压、蛋白尿症状，分娩后随即消失。该病严重影响母婴健康，是影响孕产妇及围生儿发病率及死亡率的主要原因之一。

一、临床表现

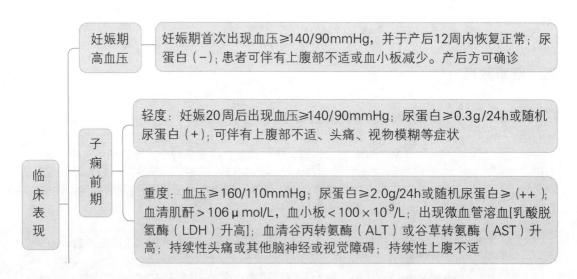

临床表现

- 妊娠期高血压：妊娠期首次出现血压≥140/90mmHg，并于产后12周内恢复正常；尿蛋白（-）；患者可伴有上腹部不适或血小板减少。产后方可确诊

- 子痫前期
  - 轻度：妊娠20周后出现血压≥140/90mmHg；尿蛋白≥0.3g/24h或随机尿蛋白（+）；可伴有上腹部不适、头痛、视物模糊等症状
  - 重度：血压≥160/110mmHg；尿蛋白≥2.0g/24h或随机尿蛋白≥（++）；血清肌酐＞106μmol/L，血小板＜100×10⁹/L；出现微血管溶血[乳酸脱氢酶（LDH）升高]；血清谷丙转氨酶（ALT）或谷草转氨酶（AST）升高；持续性头痛或其他脑神经或视觉障碍；持续性上腹不适

子痫	先表现为眼球固定，瞳孔散大，头扭向一侧，牙关紧闭，继而口角及面部肌肉颤动，数秒后全身及四肢肌肉强直（背侧强于腹侧），双手紧握，双臂伸直，发生强烈的抽动。抽搐时呼吸暂停，面色青紫
	持续1分钟左右，抽搐强度减弱，全身肌肉松弛，随即深长吸气而恢复呼吸。抽搐期间患者神志丧失
	病情转轻时，抽搐次数减少，抽搐后很快苏醒，但有时抽搐频繁且持续时间较长，患者可陷入深昏迷状态
	抽搐过程中易发生唇舌咬伤、摔伤甚至骨折等多种创伤，昏迷时呕吐可造成窒息或吸入性肺炎
慢性高血压并发子痫前期	高血压孕妇于妊娠20周以前无蛋白尿，若孕20周后出现尿蛋白≥0.3g/24h；或妊娠20周后突然出现尿蛋白增加、血压进一步升高，或血小板减少（<100×10^9/L）
妊娠合并慢性高血压	妊娠前或妊娠20周前血压≥140/90mmHg，但妊娠期无明显加重；或妊娠20周后首次诊断高血压并持续到产后12周以后

二、护理评估

1. 健康史

健康史	详细询问患者于孕前及妊娠20周前有无高血压、蛋白尿和（或）水肿及抽搐等征象
	既往病史中有无原发性高血压、慢性肾炎及糖尿病等；有无家族史
	此次妊娠经过，出现异常现象的时间及治疗经过
	特别应注意有无头痛、视力改变、上腹不适等症状

2. 身体状况

身体状况	初测血压有升高者，需休息1h后再测。同时不要忽略测得血压与其基础血压的比较。而且也可经过翻身试验（ROT）进行判断
	留取24h尿进行尿蛋白检查。凡24h尿蛋白定量≥0.3g者为异常
	水肿的轻重并不一定反映病情的严重程度。但是水肿不明显者，也有可能迅速发展为子痫，应引起重视。此外，还应注意水肿不明显，但体重于一周内增加超过0.5kg的隐性水肿
	孕妇出现头痛、眼花、胸闷、恶心、呕吐等自觉症状时提示病情的进一步发展，即进入子痫前期阶段，护士应高度重视
	抽搐与昏迷是最严重的表现，护士应特别注意发作状态、频率、持续时间、间隔时间，神志情况以及有无唇舌咬伤、摔伤甚至骨折、窒息或吸入性肺炎等

3. 辅助检查

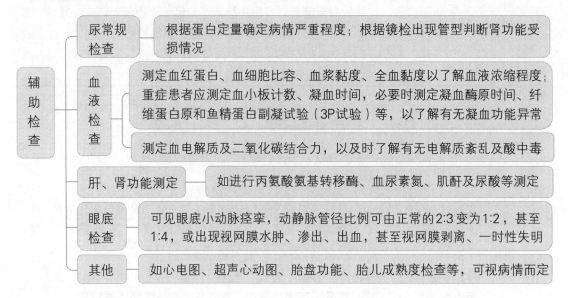

辅助检查	尿常规检查	根据蛋白定量确定病情严重程度；根据镜检出现管型判断肾功能受损情况
	血液检查	测定血红蛋白、血细胞比容、血浆黏度、全血黏度以了解血液浓缩程度；重症患者应测定血小板计数、凝血时间，必要时测定凝血酶原时间、纤维蛋白原和鱼精蛋白副凝试验（3P试验）等，以了解有无凝血功能异常
		测定血电解质及二氧化碳结合力，以及时了解有无电解质紊乱及酸中毒
	肝、肾功能测定	如进行丙氨酸氨基转移酶、血尿素氮、肌酐及尿酸等测定
	眼底检查	可见眼底小动脉痉挛，动静脉管径比例可由正常的2:3变为1:2，甚至1:4，或出现视网膜水肿、渗出、出血，甚至视网膜剥离、一时性失明
	其他	如心电图、超声心动图、胎盘功能、胎儿成熟度检查等，可视病情而定

4. 心理-社会评估

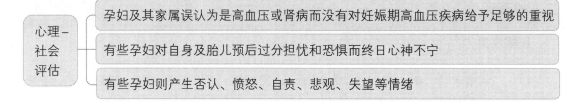

心理-社会评估	孕妇及其家属误认为是高血压或肾病而没有对妊娠期高血压疾病给予足够的重视
	有些孕妇对自身及胎儿预后过分担忧和恐惧而终日心神不宁
	有些孕妇则产生否认、愤怒、自责、悲观、失望等情绪

三、护理诊断

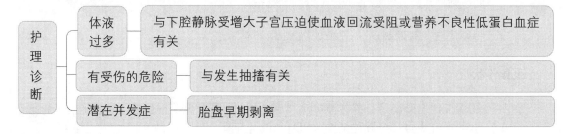

护理诊断	体液过多	与下腔静脉受增大子宫压迫使血液回流受阻或营养不良性低蛋白血症有关
	有受伤的危险	与发生抽搐有关
	潜在并发症	胎盘早期剥离

四、护理措施

1. 妊娠期高血压疾病的预防指导

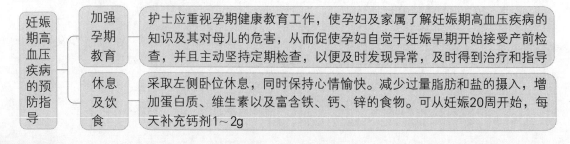

妊娠期高血压疾病的预防指导	加强孕期教育	护士应重视孕期健康教育工作，使孕妇及家属了解妊娠期高血压疾病的知识及其对母儿的危害，从而促使孕妇自觉于妊娠早期开始接受产前检查，并且主动坚持定期检查，以便及时发现异常，及时得到治疗和指导
	休息及饮食	采取左侧卧位休息，同时保持心情愉快。减少过量脂肪和盐的摄入，增加蛋白质、维生素以及富含铁、钙、锌的食物。可从妊娠20周开始，每天补充钙剂1～2g

2. 一般护理

一般护理

保证休息 轻度妊娠期高血压疾病孕妇可住院也可在家休息，但建议子痫前期患者住院治疗。确保充分的睡眠，每日休息不少于10h。在休息和睡眠时，以左侧卧位为宜

调整饮食 轻度妊娠期高血压孕妇需摄入足够的蛋白质、蔬菜，补充维生素、铁和钙剂。食盐不必严格限制，但全身水肿的孕妇应限制食盐摄入量

密切监护母儿状态 护士应询问孕妇是否出现头痛、视力改变、上腹不适等症状。每日测体重及血压，每日或隔日复查尿蛋白。定期监测血压、胎儿发育状况和胎盘功能

间断吸氧 可增加血氧含量，改善全身主要脏器和胎盘的氧供

3. 用药护理

硫酸镁为目前治疗子痫前期和子痫的首选解痉药物。

（1）用药方法

① 肌内注射

肌内注射

25%硫酸镁溶液20ml（5g），臀部深部肌内注射，每日1~2次

通常于用药2h后血药浓度达高峰，且体内浓度下降缓慢，作用时间长，但局部刺激性强，注射时应使用长针头行深部肌内注射，也可加利多卡因于硫酸镁溶液中

注射后用无菌棉球或创可贴覆盖针孔，必要时可行局部按揉或热敷，促进肌肉组织对药物的吸收

② 静脉给药

静脉给药

25%硫酸镁溶液20ml+10%葡萄糖20ml，静脉注射，5~10min内推注；或25%硫酸镁溶液20m1+5%葡萄糖200ml，静脉滴注（1~2g/h），1日4次

静脉用药后可使血中浓度迅速达到有效水平，用药后约1h血药浓度可达高峰，停药后血浓度下降较快，但可避免肌内注射引起的不适

（2）毒性反应

毒性反应	通常主张硫酸镁的滴注速度以1g/h为宜，不超过2g/h。每天用量15～20g
	硫酸镁过量会使呼吸及心肌收缩功能受到抑制甚至危及生命
	中毒现象首先表现为膝反射减弱或消失，随着血镁浓度的增加可出现全身肌张力减退及呼吸抑制，严重者心跳可突然停止

（3）注意事项

注意事项	在用药前及用药过程中均应监测孕妇血压
	膝腱反射必须存在
	呼吸不少于16次/分
	尿量每24h不少于600ml，或每小时不少于25ml
	随时备好10%葡萄糖酸钙注射液，以便出现毒性作用时及时予以解毒
	10%的葡萄糖酸钙10ml在静脉推注时宜在3min以上推完，必要时可每小时重复1次，直至呼吸、排尿和神经抑制恢复正常，但24h内不超过8次

4. 子痫患者的护理

子痫患者的护理	控制抽搐	患者一旦发生抽搐，应尽快控制。硫酸镁为首选药物，必要时可加用强有力的镇静药物
	专人护理	子痫发生后，应保持呼吸道通畅，立即给氧，用开口器或于上、下磨牙间放置一缠好纱布的压舌板。患者取头低侧卧位。必要时，用吸引器吸出喉部黏液或呕吐物。在患者昏迷或未完全清醒时，禁止给予饮食和口服药
	减少刺激	患者应安置于单人暗室，保持绝对安静；一切治疗活动和护理操作尽量轻柔且相对集中，避免干扰患者
	严密监护	密切注意血压、脉搏、呼吸、体温及尿量、记出入量。及时进行必要的血、尿化验和特殊检查，及早发现脑出血、肺水肿、急性肾衰竭等并发症
	为终止妊娠做好准备	子痫发作后多自然临产，应严密观察及时发现产兆，并做好母子抢救准备。如果经治疗病情得以控制仍未临产者，应在孕妇清醒后24～48h内引产，或子痫患者经药物控制后6～12h，考虑终止妊娠。护士应做好终止妊娠的准备

5. 妊娠期高血压疾病的产时及产后护理

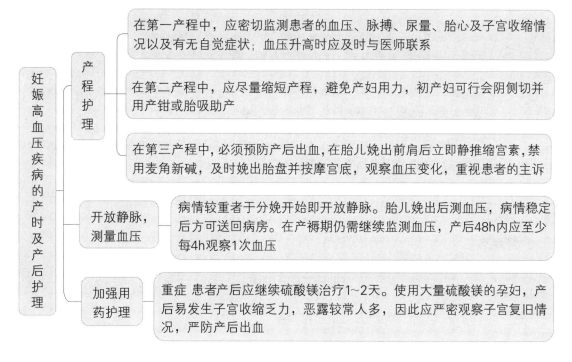

妊娠高血压疾病的产时及产后护理

产程护理

在第一产程中，应密切监测患者的血压、脉搏、尿量、胎心及子宫收缩情况以及有无自觉症状；血压升高时应及时与医师联系

在第二产程中，应尽量缩短产程，避免产妇用力，初产妇可行会阴侧切并用产钳或胎吸助产

在第三产程中，必须预防产后出血，在胎儿娩出前肩后立即静推缩宫素，禁用麦角新碱，及时娩出胎盘并按摩宫底，观察血压变化，重视患者的主诉

开放静脉，测量血压

病情较重者于分娩开始即开放静脉。胎儿娩出后测血压，病情稳定后方可送回病房。在产褥期仍需继续监测血压，产后48h内应至少每4h观察1次血压

加强用药护理

重症 患者产后应继续硫酸镁治疗1~2天。使用大量硫酸镁的孕妇，产后易发生子宫收缩乏力，恶露较常人多，因此应严密观察子宫复旧情况，严防产后出血

五、健康教育

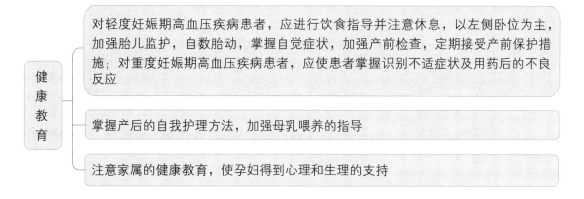

健康教育

对轻度妊娠期高血压疾病患者，应进行饮食指导并注意休息，以左侧卧位为主，加强胎儿监护，自数胎动，掌握自觉症状，加强产前检查，定期接受产前保护措施；对重度妊娠期高血压疾病患者，应使患者掌握识别不适症状及用药后的不良反应

掌握产后的自我护理方法，加强母乳喂养的指导

注意家属的健康教育，使孕妇得到心理和生理的支持

第二节　妊娠合并心脏病

妊娠期、分娩期及产褥期都可能使心脏病患者的心脏负荷加重而诱发心力衰竭，是孕产妇死亡的重要原因之一。在我国孕产妇死因为顺位中心脏病高居第 2 位，占非直接死亡的首位。该病在我国的发病率为 1%，病死率为 0.73%。在妊娠合并心脏病患者中，先天性心脏病占 35%~50%，位居第一。

一、临床表现

临床表现	由于妊娠期生理性血流动力学的改变、血容量及氧容量的增加，可以出现一系列酷似心脏病的症状和体征，如心悸、气短、踝部水肿、乏力、心动过速等
	妊娠还可使原有心脏病的某些体征发生变化，如二尖瓣或主动脉瓣关闭不全的患者，妊娠期周围血管阻力降低，杂音可以减轻甚至不易听到
	妊娠期血容量增加可使轻度二尖瓣狭窄或三尖瓣狭窄的杂音增强，以至过高估计病情的严重程度，增加明确诊断的难度

二、护理评估

1. 健康史

健康史	孕妇就诊时应详细、全面地了解产科病史和既往病史
	判断有无诱发心力衰竭的潜在因素

2. 身体评估

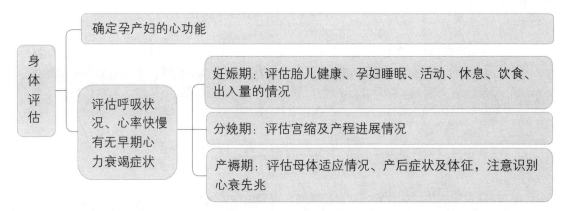

身体评估
- 确定孕产妇的心功能
- 评估呼吸状况、心率快慢有无早期心力衰竭症状
  - 妊娠期：评估胎儿健康、孕妇睡眠、活动、休息、饮食、出入量的情况
  - 分娩期：评估宫缩及产程进展情况
  - 产褥期：评估母体适应情况、产后症状及体征，注意识别心衰先兆

3. 辅助检查

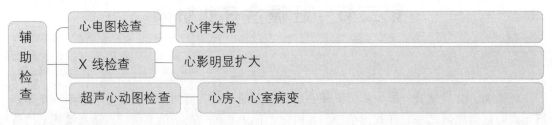

辅助检查	心电图检查	心律失常
	X 线检查	心影明显扩大
	超声心动图检查	心房、心室病变

4. 心理-社会评估

因担心不能承受妊娠与分娩的压力，担心自身与胎儿的生命安全而焦虑。

三、护理诊断

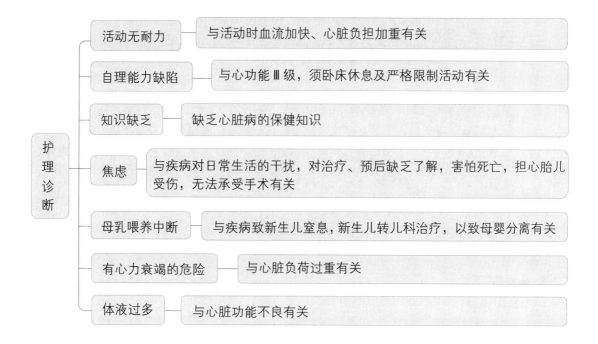

护理诊断
- 活动无耐力 —— 与活动时血流加快、心脏负担加重有关
- 自理能力缺陷 —— 与心功能Ⅲ级，须卧床休息及严格限制活动有关
- 知识缺乏 —— 缺乏心脏病的保健知识
- 焦虑 —— 与疾病对日常生活的干扰，对治疗、预后缺乏了解，害怕死亡，担心胎儿受伤，无法承受手术有关
- 母乳喂养中断 —— 与疾病致新生儿窒息，新生儿转儿科治疗，以致母婴分离有关
- 有心力衰竭的危险 —— 与心脏负荷过重有关
- 体液过多 —— 与心脏功能不良有关

四、护理措施

1. 非孕期

对不宜妊娠者，应指导其采取严格的避孕措施。

2. 妊娠期

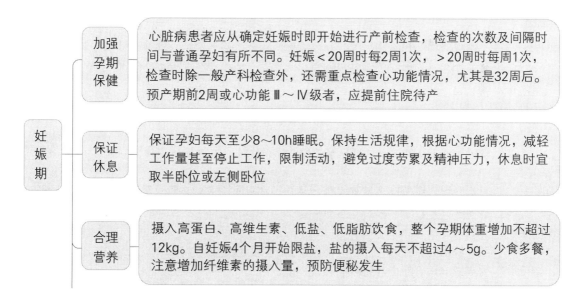

妊娠期
- 加强孕期保健 —— 心脏病患者应从确定妊娠时即开始进行产前检查，检查的次数及间隔时间与普通孕妇有所不同。妊娠＜20周时每2周1次，＞20周时每周1次，检查时除一般产科检查外，还需重点检查心功能情况，尤其是32周后。预产期前2周或心功能Ⅲ～Ⅳ级者，应提前住院待产
- 保证休息 —— 保证孕妇每天至少8～10h睡眠。保持生活规律，根据心功能情况，减轻工作量甚至停止工作，限制活动，避免过度劳累及精神压力，休息时宜取半卧位或左侧卧位
- 合理营养 —— 摄入高蛋白、高维生素、低盐、低脂肪饮食，整个孕期体重增加不超过12kg。自妊娠4个月开始限盐，盐的摄入每天不超过4～5g。少食多餐，注意增加纤维素的摄入量，预防便秘发生

积极预防和控制诱发心力衰竭的潜在因素	常见诱发心力衰竭的因素有情绪激动、上呼吸道感染、心律失常、贫血等。所以，合并心脏病的孕妇应努力保持良好的情绪，注意保暖，保持良好的卫生习惯，尽可能避免出入公共场所，增强机体抵抗力，积极治疗贫血等
指导孕妇及家属掌握自我监护技巧	如每天测心率和呼吸、称体重、记出入液量及计数胎动等。向孕妇和家属介绍妊娠合并心脏病的相关知识及注意事项，识别早期心力衰竭的症状，便于及时就医；告之预防心力衰竭的方法以及发生心力衰竭后的急救措施，以减轻其紧张及恐惧心理
根据心脏功能情况住院治疗	心脏功能Ⅲ级及以上者应立即住院治疗，心功能Ⅰ～Ⅱ级者应提前1～2周住院待产

3. 分娩期

（1）第一产程

第一产程	安慰鼓励产妇进食，消除紧张情绪。必要时遵医嘱给予地西泮（安定）、哌替啶（杜冷丁）等镇静剂
	半卧位、高浓度面罩吸氧
	预防感染，进行治疗护理操作时严格按无菌操作规程进行，防止医源性感染，按医嘱使用抗生素至产后1周
	严密观察产妇和胎儿状况，心电监护，观察产妇的心率、脉搏、呼吸、血压等生命体征变化；询问产妇有无胸闷、气急等不适；观察产程进展情况

（2）第二产程

第二产程	密切观察母儿情况，严密观察产妇的生命体征、自觉症状以及胎心变化
	宫口开全时避免屏气增加腹压，及时行会阴侧切术，必要时可用产钳助产，以缩短第二产程，减轻产妇心脏负担
	胎儿娩出后，立即在产妇腹部放置1kg重的沙袋持续24h，防止腹压骤减而诱发心力衰竭。做好新生儿抢救的准备工作

（3）第三产程

第三产程	防止产后出血，胎儿娩出后应立即给产妇肌肉注射或静脉滴注缩宫素，但禁用麦角新碱，防止静脉压增高而发生心力衰竭；及时娩出胎盘并按摩子宫以促进子宫收缩。输血、输液时应及时调整滴速，随时评估心脏功能
	密切观察产妇的生命体征，测血压、脉搏
	肌内注射吗啡或哌替啶，保证产妇得到休息
	产后 2h 内尽量不要搬动产妇。心功能Ⅲ～Ⅳ级者在产房观察 6h，待情况稳定后送休养室

4. 产褥期

产褥期	产妇需充分休息，心电监护，密切观察心率、呼吸、血压、体温改变，取半卧位
	在心脏功能允许的情况下，鼓励下床适度活动
	饮食宜清淡，易消化，少食多餐，防止便秘，以免因用力排便引起心力衰竭或血栓脱落
	注意避免发生洋地黄中毒
	输液量不超过每天1500ml，滴速不超过30滴/分或遵医嘱
	提供心理支持，稳定其情绪，必要时使用小剂量镇静剂，继续抗生素预防感染
	心功能Ⅰ～Ⅱ级者及此次分娩未发生心力衰竭者，可以母乳喂养；Ⅲ级以上者应及时回奶
	采取适宜的避孕方式
	口服地高辛者服药前测脉搏1min，如脉搏在60次/分以下，应报告医生并停药。用药期间应注意有无恶心、呕吐、黄视等中毒症状

五、健康教育

1. 孕前

咨询是否适宜妊娠。对不宜妊娠者，指导其采取有效避孕措施。

2. 孕期

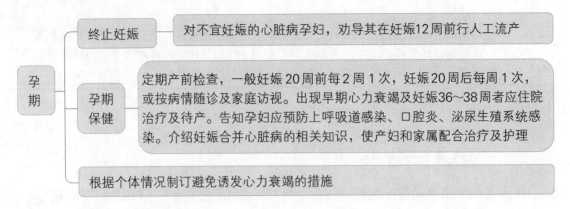

孕期
- 终止妊娠 —— 对不宜妊娠的心脏病孕妇，劝导其在妊娠12周前行人工流产
- 孕期保健 —— 定期产前检查，一般妊娠20周前每2周1次，妊娠20周后每周1次，或按病情随诊及家庭访视。出现早期心力衰竭及妊娠36~38周者应住院治疗及待产。告知孕妇应预防上呼吸道感染、口腔炎、泌尿生殖系统感染。介绍妊娠合并心脏病的相关知识，使产妇和家属配合治疗及护理
- 根据个体情况制订避免诱发心力衰竭的措施

3. 产褥期

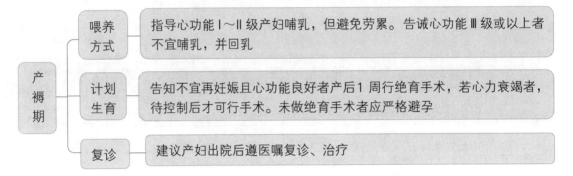

产褥期
- 喂养方式 —— 指导心功能Ⅰ~Ⅱ级产妇哺乳，但避免劳累。告诫心功能Ⅲ级或以上者不宜哺乳，并回乳
- 计划生育 —— 告知不宜再妊娠且心功能良好者产后1周行绝育手术，若心力衰竭者，待控制后才可行手术。未做绝育手术者应严格避孕
- 复诊 —— 建议产妇出院后遵医嘱复诊、治疗

第三节 妊娠合并糖尿病

妊娠期间的糖尿病包括两种情况。

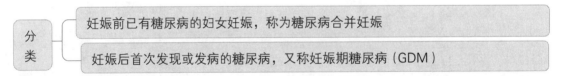

分类
- 妊娠前已有糖尿病的妇女妊娠，称为糖尿病合并妊娠
- 妊娠后首次发现或发病的糖尿病，又称妊娠期糖尿病（GDM）

糖尿病孕妇中80％以上为GDM，糖尿病合并妊娠者不足20％。GDM发病率在世界各国报道为1％~14％，我国发病率为1％~5％，近年有明显增高趋势。GDM患者糖代谢多数能于产后恢复正常，但将来患2型糖尿病的机会增加。

一、临床表现

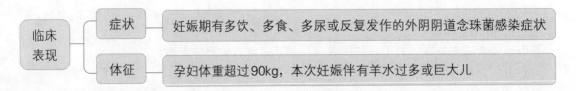

临床表现
- 症状 —— 妊娠期有多饮、多食、多尿或反复发作的外阴阴道念珠菌感染症状
- 体征 —— 孕妇体重超过90kg，本次妊娠伴有羊水过多或巨大儿

二、护理评估

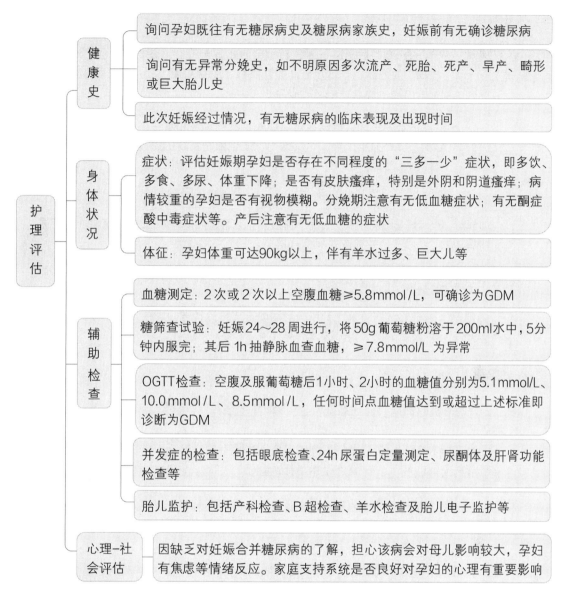

护理评估

健康史
- 询问孕妇既往有无糖尿病史及糖尿病家族史，妊娠前有无确诊糖尿病
- 询问有无异常分娩史，如不明原因多次流产、死胎、死产、早产、畸形或巨大胎儿史
- 此次妊娠经过情况，有无糖尿病的临床表现及出现时间

身体状况
- 症状：评估妊娠期孕妇是否存在不同程度的"三多一少"症状，即多饮、多食、多尿、体重下降；是否有皮肤瘙痒，特别是外阴和阴道瘙痒；病情较重的孕妇是否有视物模糊。分娩期注意有无低血糖症状；有无酮症酸中毒症状等。产后注意有无低血糖的症状
- 体征：孕妇体重可达90kg以上，伴有羊水过多、巨大儿等

辅助检查
- 血糖测定：2次或2次以上空腹血糖≥5.8mmol/L，可确诊为GDM
- 糖筛查试验：妊娠24～28周进行，将50g葡萄糖粉溶于200ml水中，5分钟内服完；其后1h抽静脉血查血糖，≥7.8mmol/L为异常
- OGTT检查：空腹及服葡萄糖后1小时、2小时的血糖值分别为5.1mmol/L、10.0mmol/L、8.5mmol/L，任何时间点血糖值达到或超过上述标准即诊断为GDM
- 并发症的检查：包括眼底检查、24h尿蛋白定量测定、尿酮体及肝肾功能检查等
- 胎儿监护：包括产科检查、B超检查、羊水检查及胎儿电子监护等

心理-社会评估
- 因缺乏对妊娠合并糖尿病的了解，担心该病会对母儿影响较大，孕妇有焦虑等情绪反应。家庭支持系统是否良好对孕妇的心理有重要影响

三、护理诊断

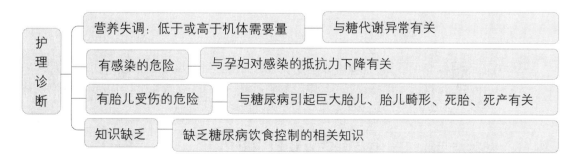

护理诊断

- 营养失调：低于或高于机体需要量 —— 与糖代谢异常有关
- 有感染的危险 —— 与孕妇对感染的抵抗力下降有关
- 有胎儿受伤的危险 —— 与糖尿病引起巨大胎儿、胎儿畸形、死胎、死产有关
- 知识缺乏 —— 缺乏糖尿病饮食控制的相关知识

四、护理措施

1. 妊娠期

妊娠期

- 加强孕期检查：妊娠 20 周后，遵医嘱 B 超检查胎儿有无畸形，必要时配合医师检查孕妇的血、尿及羊水，监测胎儿发育、胎盘功能、胎儿成熟度。妊娠 30 周后进行胎动计数、胎心监护

- 控制血糖：纠正营养失调，控制饮食。摄入足够的热量和蛋白质，维持血糖在正常水平。补充维生素、钙及铁剂，适当限制食盐的摄入量。以使空腹血糖控制在 5.8 mmol/L 以下，而孕妇又没有饥饿感为宜，否则需辅以降糖药物（胰岛素）治疗

- 加强母儿监护：妊娠 35 周后应住院严密监护，注意胎心、体重及病情变化，如糖尿病有合并症或并发症宜提早入院

- 自我监护：指导孕妇正确自测血糖。如不能达标，及时报告医生

- 适度活动：避免孕妇体重增长过快。运动方式可选择散步、中速步行等，一般每天至少 1 次，每次 20~40min，于餐后 1h 进行

2. 分娩期

分娩期

- 分娩时机的选择：具体见"分娩时机的选择"

- 糖尿病不是剖宫产的指征：如有下列情况应适当放宽剖宫产手术指征：具体见"放宽剖宫产手术指征的情况"

- 阴道分娩：临产后注意休息、镇静、给予适当饮食、严密观察血糖、尿糖及酮体变化，一般应停用皮下注射胰岛素。产程中应密切监测宫缩、胎心变化，产程应控制在 12h 内

- 剖宫产：在手术前一天停用晚餐前精蛋白锌胰岛素，手术日停用皮下胰岛素，通常在早晨监测血糖及尿酮体。输液一般按 3~4g 葡萄糖加 1U 胰岛素，并按每小时静脉输入 2~3U 胰岛素速度静滴，每 1~2h 测血糖 1 次，尽可能使术中血糖维持在 6.67~10.0mmol/L。术后每 2~4h 测血糖 1 次，直至饮食恢复

- 分娩时做好新生儿抢救准备：新生儿出生后留脐血检查血糖，新生儿无论体重大小均按早产儿处理，注意保暖、吸氧，尽早进行早吸吮工作。密切观察新生儿，防止发生低血糖、呼吸窘迫综合征

- 预防产后出血：产后及时注射子宫收缩剂

分娩时机的选择	不需要胰岛素治疗的GDM孕妇，无母儿并发症的情况下，39周左右收入院，严密监测至预产期，未自然临产者采取措施终止妊娠
	妊娠前糖尿病及需用胰岛素治疗的GDM者，如血糖控制良好，妊娠37~38周收入院，在严密监测下，妊娠38~39周终止妊娠；血糖控制不满意者及时收入院
	有母儿合并症者，血糖控制不满意，伴血管病变、合并重度子痫前期、严重感染、胎儿生长受限、胎儿窘迫，及时收入院，在严密监护下，适时终止妊娠，必要时抽羊水，了解胎肺成熟情况，完成促胎肺成熟

放宽剖宫产手术指征的情况	糖尿病伴血管病变及其他产科指征，如怀疑巨大胎儿、胎盘功能不良、胎位异常等产科指征者
	妊娠期血糖控制不好，胎儿偏大或者既往有死胎、死产史者
	糖尿病病程 >10年，伴有视网膜病变及肾功能损害者

3. 产褥期

（1）密切观察

密切观察	观察产妇有无低血糖表现
	保持皮肤和会阴部清洁，注意保暖，防止感染发生
	密切观察有无感染发生，如发热、恶露异常、子宫压痛等
	如无其他特殊情况，鼓励母亲进行母乳喂养，增加新生儿抵抗力
	继续监测血糖变化，根据血糖值调整胰岛素用量
	产后定期接受内科和产科复查

（2）加强新生儿观察和护理

加强新生儿观察和护理	新生儿无论体重大小均按早产儿护理
	新生儿娩出后送新生儿室观察，娩出 30 min 后开始每小时滴喂25%葡萄糖10ml，每次喂糖水前测外周血血糖，直到血糖 > 2.2mmol/L后再观察2h，无异常情况可送回母亲病房

4.提供心理支持

提供心理支持	鼓励孕妇说出内心感受，保持乐观情绪
	向孕妇及家属介绍有关知识，如妊娠合并糖尿病对母儿的影响取决于糖尿病病情及血糖控制水平，只要病情稳定，血糖水平控制良好，不会对母儿造成较大危害
	鼓励孕妇及家属以积极的心态面对压力，帮助纠正其错误的观念和行为

五、健康教育

健康教育	心理指导	加强产前检查，遵医嘱控制饮食，适度运动和正确用药，尽量将血糖控制在正常或接近正常范围内，以促进母儿健康
	预防感染	保持会阴清洁干燥，勤清洗会阴、勤换内裤，预防产褥感染及泌尿系统感染
	母乳喂养	接受胰岛素治疗的母亲，哺乳不会对新生儿产生不利影响。定期接受产科及内科复查，对其糖尿病病情进行重新评价
	产后避孕	产后应长期避孕，不宜采用药物避孕，可用避孕套式宫内节育器具

第四节　妊娠合并病毒性肝炎

病毒性肝炎是由多种病毒引起的以肝脏病变为主的传染性疾病。致病病毒包括甲型（HAV）、乙型（HBV）、丙型（HCV）、丁型（HDV）、戊型（HEV）、庚型（HGV）以及输血传播病毒（TTV）共7种，其中乙型肝炎病毒最常见。妊娠合并病毒性肝炎的发病率为0.8%～17.8%，是妊娠期妇女肝病和黄疸最常见的原因。因为妊娠妇女特殊的生理变化，妊娠合并病毒性肝炎有重症化倾向，对母儿健康危害较大，仍是我国孕产妇死亡的主要原因之一。

一、临床表现

特点	甲型病毒性肝炎的潜伏期2～7周（平均30天），起病急，病程短，恢复快
	乙型病毒性肝炎潜伏期1.5～5个月（平均60天），病程长，恢复慢，易发展成慢性
临床表现	孕妇常出现不明原因的食欲减退、恶心、呕吐、腹胀、厌油腻、乏力、肝区叩击痛等消化系统症状
	重症肝炎多见于妊娠末期，起病急，病情重，表现为畏寒发热，皮肤巩膜黄染快，尿色深黄，食欲极度减退，频繁呕吐，腹胀，腹水，肝臭气味，肝脏进行性缩小，急性肾衰竭及不同程度的肝性脑病症状，例如嗜睡、烦躁、神志不清，甚至昏迷

二、护理评估

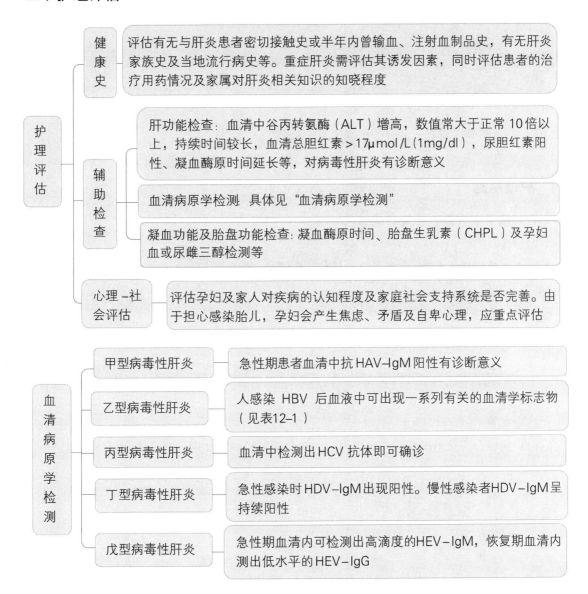

护理评估
- 健康史：评估有无与肝炎患者密切接触史或半年内曾输血、注射血制品史，有无肝炎家族史及当地流行病史等。重症肝炎需评估其诱发因素，同时评估患者的治疗用药情况及家属对肝炎相关知识的知晓程度
- 辅助检查
  - 肝功能检查：血清中谷丙转氨酶（ALT）增高，数值常大于正常 10 倍以上，持续时间较长，血清总胆红素 >17μmol/L（1mg/dl），尿胆红素阳性、凝血酶原时间延长等，对病毒性肝炎有诊断意义
  - 血清病原学检测：具体见"血清病原学检测"
  - 凝血功能及胎盘功能检查：凝血酶原时间、胎盘生乳素（CHPL）及孕妇血或尿雌三醇检测等
- 心理-社会评估：评估孕妇及家人对疾病的认知程度及家庭社会支持系统是否完善。由于担心感染胎儿，孕妇会产生焦虑、矛盾及自卑心理，应重点评估

血清病原学检测
- 甲型病毒性肝炎：急性期患者血清中抗 HAV-IgM 阳性有诊断意义
- 乙型病毒性肝炎：人感染 HBV 后血液中可出现一系列有关的血清学标志物（见表12-1）
- 丙型病毒性肝炎：血清中检测出 HCV 抗体即可确诊
- 丁型病毒性肝炎：急性感染时 HDV-IgM 出现阳性。慢性感染者HDV-IgM呈持续阳性
- 戊型病毒性肝炎：急性期血清内可检测出高滴度的HEV-IgM，恢复期血清内测出低水平的HEV-IgG

表 12-1　乙型肝炎病毒血清病原学检测及其意义

项目	血清学标志物及意义
HBsAg	HBV 感染的特异性标志,见于慢性肝炎患者、无症状病毒携带者
抗-HBs 抗体	机体曾经感染过 HBV,但已具有免疫力,也是评价接种疫苗效果的指标之一
HBeAg	肝细胞内有 HBV 活动性复制,具有传染性
抗-HBe 抗体	血清中病毒颗粒减少或消失,传染性减低
抗 HBc-IgM	抗 HBc-IgM 阳性可确诊为急性乙肝
抗 HBc-IgG	肝炎恢复期或慢性感染

三、护理诊断

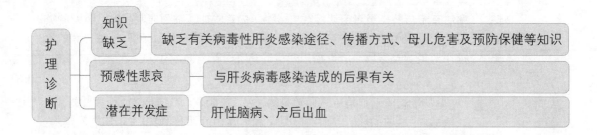

护理诊断
- 知识缺乏 —— 缺乏有关病毒性肝炎感染途径、传播方式、母儿危害及预防保健等知识
- 预感性悲哀 —— 与肝炎病毒感染造成的后果有关
- 潜在并发症 —— 肝性脑病、产后出血

四、护理措施

1. 加强卫生宣教，普及防病知识

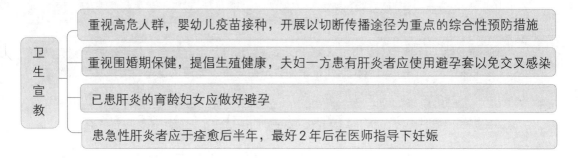

卫生宣教
- 重视高危人群，婴幼儿疫苗接种，开展以切断传播途径为重点的综合性预防措施
- 重视围婚期保健，提倡生殖健康，夫妇一方患有肝炎者应使用避孕套以免交叉感染
- 已患肝炎的育龄妇女应做好避孕
- 患急性肝炎者应于痊愈后半年，最好2年后在医师指导下妊娠

2. 妊娠期

（1）妊娠合并轻型肝炎者　护理内容与非孕期肝炎患者相同，更需注意以下内容。

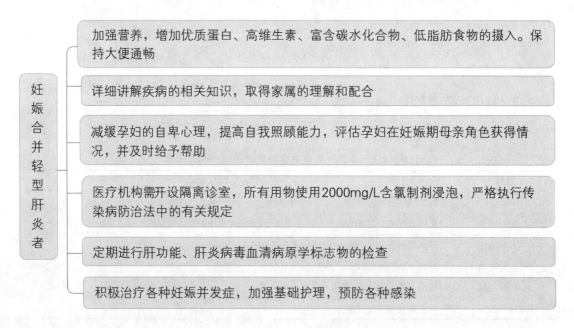

妊娠合并轻型肝炎者
- 加强营养，增加优质蛋白、高维生素、富含碳水化合物、低脂肪食物的摄入。保持大便通畅
- 详细讲解疾病的相关知识，取得家属的理解和配合
- 减缓孕妇的自卑心理，提高自我照顾能力，评估孕妇在妊娠期母亲角色获得情况，并及时给予帮助
- 医疗机构需开设隔离诊室，所有用物使用2000mg/L含氯制剂浸泡，严格执行传染病防治法中的有关规定
- 定期进行肝功能、肝炎病毒血清病原学标志物的检查
- 积极治疗各种妊娠并发症，加强基础护理，预防各种感染

　图解实用妇产科临床护理

（2）妊娠合并重症肝炎者

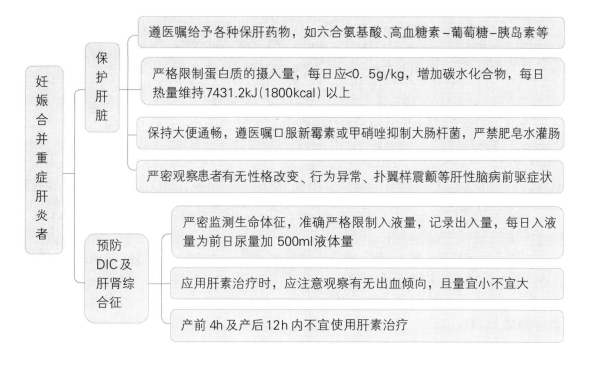

妊娠合并重症肝炎者

保护肝脏
- 遵医嘱给予各种保肝药物，如六合氨基酸、高血糖素－葡萄糖－胰岛素等
- 严格限制蛋白质的摄入量，每日应<0.5g/kg，增加碳水化合物，每日热量维持7431.2kJ（1800kcal）以上
- 保持大便通畅，遵医嘱口服新霉素或甲硝唑抑制大肠杆菌，严禁肥皂水灌肠
- 严密观察患者有无性格改变、行为异常、扑翼样震颤等肝性脑病前驱症状

预防DIC及肝肾综合征
- 严密监测生命体征，准确严格限制入液量，记录出入量，每日入液量为前日尿量加500ml液体量
- 应用肝素治疗时，应注意观察有无出血倾向，且量宜小不宜大
- 产前4h及产后12h内不宜使用肝素治疗

3. 分娩期

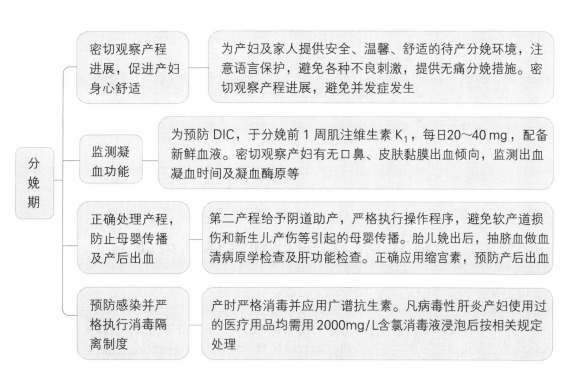

分娩期

密切观察产程进展，促进产妇身心舒适
- 为产妇及家人提供安全、温馨、舒适的待产分娩环境，注意语言保护，避免各种不良刺激，提供无痛分娩措施。密切观察产程进展，避免并发症发生

监测凝血功能
- 为预防DIC，于分娩前1周肌注维生素K_1，每日20～40mg，配备新鲜血液。密切观察产妇有无口鼻、皮肤黏膜出血倾向，监测出血凝血时间及凝血酶原等

正确处理产程，防止母婴传播及产后出血
- 第二产程给予阴道助产，严格执行操作程序，避免软产道损伤和新生儿产伤等引起的母婴传播。胎儿娩出后，抽脐血做血清病原学检查及肝功能检查。正确应用缩宫素，预防产后出血

预防感染并严格执行消毒隔离制度
- 产时严格消毒并应用广谱抗生素。凡病毒性肝炎产妇使用过的医疗用品均需用2000mg/L含氯消毒液浸泡后按相关规定处理

4.产褥期

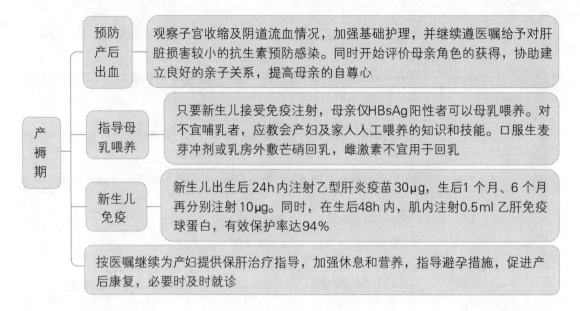

产褥期 ── 预防产后出血 ── 观察子宫收缩及阴道流血情况，加强基础护理，并继续遵医嘱给予对肝脏损害较小的抗生素预防感染。同时开始评价母亲角色的获得，协助建立良好的亲子关系，提高母亲的自尊心

指导母乳喂养 ── 只要新生儿接受免疫注射，母亲仅HBsAg阳性者可以母乳喂养。对不宜哺乳者，应教会产妇及家人人工喂养的知识和技能。口服生麦芽冲剂或乳房外敷芒硝回乳，雌激素不宜用于回乳

新生儿免疫 ── 新生儿出生后24h内注射乙型肝炎疫苗30μg，生后1个月、6个月再分别注射10μg。同时，在生后48h内，肌内注射0.5ml乙肝免疫球蛋白，有效保护率达94%

按医嘱继续为产妇提供保肝治疗指导，加强休息和营养，指导避孕措施，促进产后康复，必要时及时就诊

五、健康教育

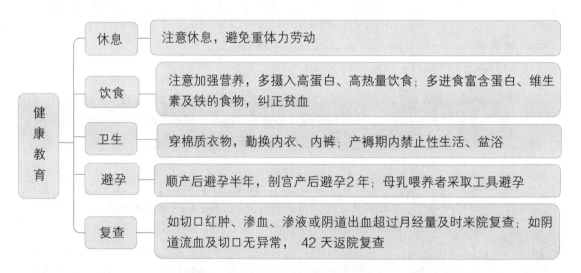

健康教育 ── 休息 ── 注意休息，避免重体力劳动

饮食 ── 注意加强营养，多摄入高蛋白、高热量饮食；多进食富含蛋白、维生素及铁的食物，纠正贫血

卫生 ── 穿棉质衣物，勤换内衣、内裤；产褥期内禁止性生活、盆浴

避孕 ── 顺产后避孕半年，剖宫产后避孕2年；母乳喂养者采取工具避孕

复查 ── 如切口红肿、渗血、渗液或阴道出血超过月经量及时来院复查；如阴道流血及切口无异常，42天返院复查

第五节 妊娠合并缺铁性贫血

贫血是妊娠期最常见的合并症，属高危妊娠的范畴。因为妊娠期血容量增加，而其中血浆的增加比红细胞增加相对更多，所以血液被稀释，产生"生理性贫血"。贫血在妊娠各期对母儿都可造成一定危害，在贫血严重的国家和地区，是孕产妇死亡的主要原因之一。在妊娠期各种类型贫血中，缺铁性贫血最常见，占妊娠期贫血的95%。

一、临床表现

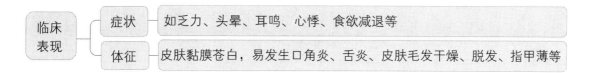

临床表现	症状	如乏力、头晕、耳鸣、心悸、食欲减退等
	体征	皮肤黏膜苍白，易发生口角炎、舌炎、皮肤毛发干燥、脱发、指甲薄等

二、护理评估

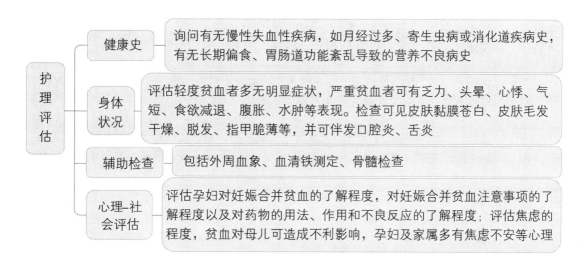

护理评估	健康史	询问有无慢性失血性疾病，如月经过多、寄生虫病或消化道疾病史，有无长期偏食、胃肠道功能紊乱导致的营养不良病史
	身体状况	评估轻度贫血者多无明显症状，严重贫血者可有乏力、头晕、心悸、气短、食欲减退、腹胀、水肿等表现。检查可见皮肤黏膜苍白、皮肤毛发干燥、脱发、指甲脆薄等，并可伴发口腔炎、舌炎
	辅助检查	包括外周血象、血清铁测定、骨髓检查
	心理-社会评估	评估孕妇对妊娠合并贫血的了解程度，对妊娠合并贫血注意事项的了解程度以及对药物的用法、作用和不良反应的了解程度；评估焦虑的程度，贫血对母儿可造成不利影响，孕妇及家属多有焦虑不安等心理

三、护理诊断

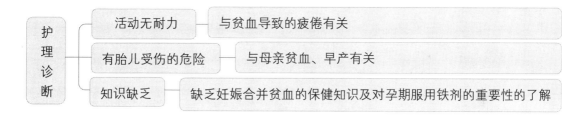

护理诊断	活动无耐力	与贫血导致的疲倦有关
	有胎儿受伤的危险	与母亲贫血、早产有关
	知识缺乏	缺乏妊娠合并贫血的保健知识及对孕期服用铁剂的重要性的了解

四、护理措施

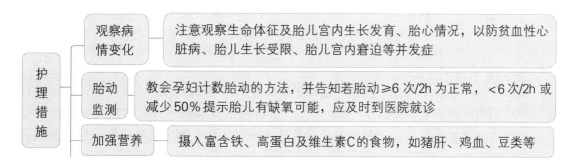

护理措施	观察病情变化	注意观察生命体征及胎儿宫内生长发育、胎心情况，以防贫血性心脏病、胎儿生长受限、胎儿宫内窘迫等并发症
	胎动监测	教会孕妇计数胎动的方法，并告知若胎动≥6 次/2h 为正常，<6 次/2h 或减少50%提示胎儿有缺氧可能，应及时到医院就诊
	加强营养	摄入富含铁、高蛋白及维生素C的食物，如猪肝、鸡血、豆类等

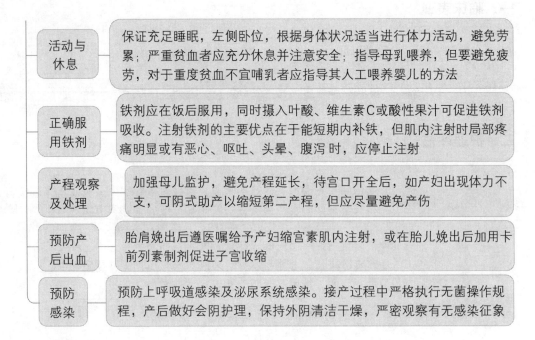

活动与休息	保证充足睡眠，左侧卧位，根据身体状况适当进行体力活动，避免劳累；严重贫血者应充分休息并注意安全；指导母乳喂养，但要避免疲劳，对于重度贫血不宜哺乳者应指导其人工喂养婴儿的方法
正确服用铁剂	铁剂应在饭后服用，同时摄入叶酸、维生素C或酸性果汁可促进铁剂吸收。注射铁剂的主要优点在于能短期内补铁，但肌内注射时局部疼痛明显或有恶心、呕吐、头晕、腹泻时，应停止注射
产程观察及处理	加强母儿监护，避免产程延长，待宫口开全后，如产妇出现体力不支，可阴式助产以缩短第二产程，但应尽量避免产伤
预防产后出血	胎肩娩出后遵医嘱给予产妇缩宫素肌内注射，或在胎儿娩出后加用卡前列素制剂促进子宫收缩
预防感染	预防上呼吸道感染及泌尿系统感染。接产过程中严格执行无菌操作规程，产后做好会阴护理，保持外阴清洁干燥，严密观察有无感染征象

五、健康教育

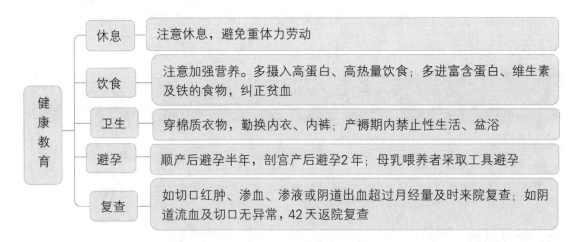

健康教育	休息	注意休息，避免重体力劳动
	饮食	注意加强营养。多摄入高蛋白、高热量饮食；多进富含蛋白、维生素及铁的食物，纠正贫血
	卫生	穿棉质衣物，勤换内衣、内裤；产褥期内禁止性生活、盆浴
	避孕	顺产后避孕半年，剖宫产后避孕2年；母乳喂养者采取工具避孕
	复查	如切口红肿、渗血、渗液或阴道出血超过月经量及时来院复查；如阴道流血及切口无异常，42天返院复查

第六节　妊娠合并急性阑尾炎

　　妊娠期最常见的外科合并症是急性阑尾炎，发病率为 $0.05‰ \sim 1‰$，其中发生在妊娠中、晚期的病例占80%以上。受妊娠反应和增大子宫影响，妊娠期阑尾炎诊断较非妊娠期困难，误诊率较高，孕妇病死率高达4.3%，早期诊断与及时处理对预后有重要影响。

一、临床表现

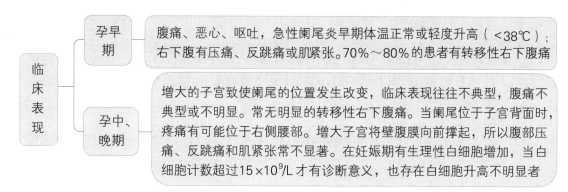

临床表现
- 孕早期：腹痛、恶心、呕吐，急性阑尾炎早期体温正常或轻度升高（<38℃）；右下腹有压痛、反跳痛或肌紧张。70%～80%的患者有转移性右下腹痛
- 孕中、晚期：增大的子宫致使阑尾的位置发生改变，临床表现往往不典型，腹痛不典型或不明显。常无明显的转移性右下腹痛。当阑尾位于子宫背面时，疼痛有可能位于右侧腰部。增大子宫将壁腹膜向前撑起，所以腹部压痛、反跳痛和肌紧张常不显著。在妊娠期有生理性白细胞增加，当白细胞计数超过$15×10^9$/L才有诊断意义，也存在白细胞升高不明显者

二、护理评估

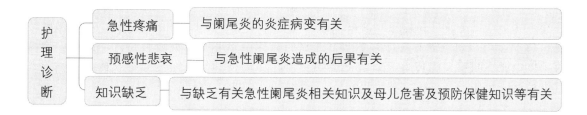

护理评估
- 健康史：评估孕妇既往有无慢性阑尾炎病史
- 身体状况：评估患者疼痛的部位、性质、疼痛持续的时间。评估患者有无消化道症状，包括恶心、呕吐、食欲缺乏等症状
- 心理-社会评估：评估患者的精神心理状态，担心阑尾炎引起胎儿的危险

三、护理诊断

护理诊断
- 急性疼痛：与阑尾炎的炎症病变有关
- 预感性悲哀：与急性阑尾炎造成的后果有关
- 知识缺乏：与缺乏有关急性阑尾炎相关知识及母儿危害及预防保健知识等有关

四、护理措施

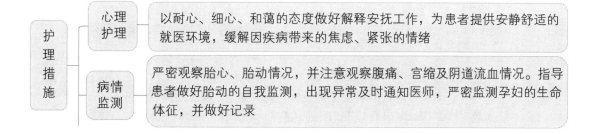

护理措施
- 心理护理：以耐心、细心、和蔼的态度做好解释安抚工作，为患者提供安静舒适的就医环境，缓解因疾病带来的焦虑、紧张的情绪
- 病情监测：严密观察胎心、胎动情况，并注意观察腹痛、宫缩及阴道流血情况。指导患者做好胎动的自我监测，出现异常及时通知医师，严密监测孕妇的生命体征，并做好记录

体位：孕妇宜取左侧卧位或右侧臀部垫高30°～45°。术后 患者一般平卧6h后改为半卧位

休息与活动：若胎心率正常，没有产科异常征兆，鼓励患者早期下床活动。有引流的患者,活动时注意保持引流管的通畅，并妥善固定。若有异常先兆，及时通报医师

饮食护理：中晚期妊娠的患者，肠蠕动恢复后须循序渐进地按照清淡流质、流质、半流质、普食的顺序给予各种营养素齐全的高营养饮食

用药护理：术后遵医嘱继续给予抗感染治疗。对继续妊娠者，术后3～4天内遵医嘱给予抑制宫缩药及镇静药保胎治疗。静脉用药时严格控制滴速，密切观察胎心及胎动，定时进行胎心监护

手术患者的护理

做好出院指导，详细制订出院康复计划，提供家庭支持，做好孕妇的围生期保健工作

第七节　妊娠合并梅毒

梅毒是由苍白密（梅毒）螺旋体引起的慢性全身性的性传播疾病。苍白密螺旋体在体外干燥条件下不易生存，一般消毒剂及肥皂水都可杀灭。其传播途径主要为性接触传播，约占95％以上。患有梅毒的孕妇可通过胎盘传染给胎儿，引起胎儿宫内感染。梅毒螺旋体也能够间接接触传染，如通过接吻、哺乳和被患者分泌物污染的衣裤、被褥等日常用品造成传播。

一、临床表现

临床表现

梅毒螺旋体自表皮或黏膜破损处进入体内，需要2～4周的潜伏期，然后开始发病，早期外阴部、宫颈及阴道黏膜发红、溃疡，如果没有得到及时治疗约有1/3发展为晚期梅毒，传染力虽弱，但是有可能引起神经梅毒及心血管梅毒等，后果严重

患梅毒孕妇能通过胎盘将螺旋体传给胎儿引起晚期流产、早产、死产或分娩先天梅毒儿，先天梅毒儿早期表现有皮肤大疱、皮疹、鼻炎及鼻塞、肝脾大、淋巴结大等；晚期症状多出现在2岁以后，表现为楔状齿、鞍鼻、间质性角膜炎、骨膜炎、神经性耳聋等，其病死率和致残率明显增高

图解实用妇产科临床护理

二、护理评估

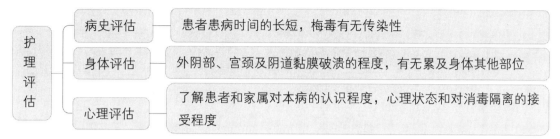

护理评估
- 病史评估 —— 患者患病时间的长短，梅毒有无传染性
- 身体评估 —— 外阴部、宫颈及阴道黏膜破溃的程度，有无累及身体其他部位
- 心理评估 —— 了解患者和家属对本病的认识程度，心理状态和对消毒隔离的接受程度

三、护理诊断

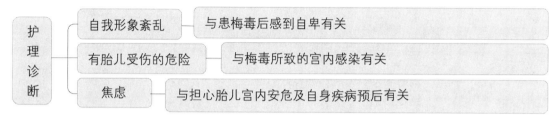

护理诊断
- 自我形象紊乱 —— 与患梅毒后感到自卑有关
- 有胎儿受伤的危险 —— 与梅毒所致的宫内感染有关
- 焦虑 —— 与担心胎儿宫内安危及自身疾病预后有关

四、护理措施

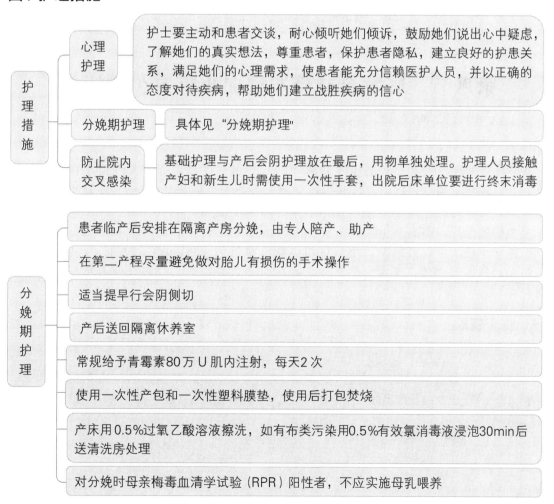

护理措施
- 心理护理 —— 护士要主动和患者交谈，耐心倾听她们倾诉，鼓励她们说出心中疑虑，了解她们的真实想法，尊重患者，保护患者隐私，建立良好的护患关系，满足她们的心理需求，使患者能充分信赖医护人员，并以正确的态度对待疾病，帮助她们建立战胜疾病的信心
- 分娩期护理 —— 具体见"分娩期护理"
- 防止院内交叉感染 —— 基础护理与产后会阴护理放在最后，用物单独处理。护理人员接触产妇和新生儿时需使用一次性手套，出院后床单位要进行终末消毒

分娩期护理
- 患者临产后安排在隔离产房分娩，由专人陪产、助产
- 在第二产程尽量避免做对胎儿有损伤的手术操作
- 适当提早行会阴侧切
- 产后送回隔离休养室
- 常规给予青霉素80万U肌内注射，每天2次
- 使用一次性产包和一次性塑料膜垫，使用后打包焚烧
- 产床用0.5%过氧乙酸溶液擦洗，如有布类污染用0.5%有效氯消毒液浸泡30min后送清洗房处理
- 对分娩时母亲梅毒血清学试验（RPR）阳性者，不应实施母乳喂养

五、健康教育

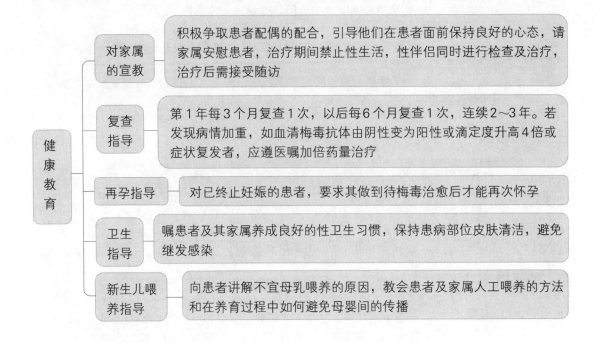

- 健康教育
  - 对家属的宣教：积极争取患者配偶的配合，引导他们在患者面前保持良好的心态，请家属安慰患者，治疗期间禁止性生活，性伴侣同时进行检查及治疗，治疗后需接受随访
  - 复查指导：第1年每3个月复查1次，以后每6个月复查1次，连续2～3年。若发现病情加重，如血清梅毒抗体由阴性变为阳性或滴定度升高4倍或症状复发者，应遵医嘱加倍药量治疗
  - 再孕指导：对已终止妊娠的患者，要求其做到待梅毒治愈后才能再次怀孕
  - 卫生指导：嘱患者及其家属养成良好的性卫生习惯，保持患病部位皮肤清洁，避免继发感染
  - 新生儿喂养指导：向患者讲解不宜母乳喂养的原因，教会患者及家属人工喂养的方法和在养育过程中如何避免母婴间的传播

第八节　妊娠合并特发性血小板减少性紫癜

妊娠合并特发性血小板减少性紫癜（ITP），也称妊娠合并原发性血小板减少性紫癜，是一种常见的免疫性血小板减少性紫癜。由脾产生的抗体（IgG）使血小板在脾内被破坏，少数由肝及骨髓的巨噬细胞破坏，结果使血小板减少。由于巨核细胞有与血小板相同的抗原，因而血小板相关抗体（PAIg）也可以结合到巨核细胞上，抑制其成熟，使血小板的生成也减少。血小板相关免疫球蛋白（PA-IgG、PA-IgM、PA-C_3）产生机制目前还不清楚，无法预防，通常被认为是自身抗体，妊娠合并血小板减少者多属此种。

一、临床表现

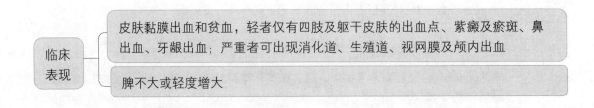

- 临床表现
  - 皮肤黏膜出血和贫血，轻者仅有四肢及躯干皮肤的出血点、紫癜及瘀斑、鼻出血、牙龈出血；严重者可出现消化道、生殖道、视网膜及颅内出血
  - 脾不大或轻度增大

二、护理评估

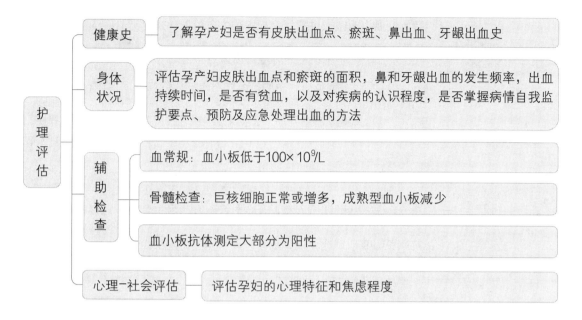

护理评估
- 健康史 —— 了解孕产妇是否有皮肤出血点、瘀斑、鼻出血、牙龈出血史
- 身体状况 —— 评估孕产妇皮肤出血点和瘀斑的面积，鼻和牙龈出血的发生频率，出血持续时间，是否有贫血，以及对疾病的认识程度，是否掌握病情自我监护要点、预防及应急处理出血的方法
- 辅助检查
  - 血常规：血小板低于$100×10^9$/L
  - 骨髓检查：巨核细胞正常或增多，成熟型血小板减少
  - 血小板抗体测定大部分为阳性
- 心理-社会评估 —— 评估孕妇的心理特征和焦虑程度

三、护理措施

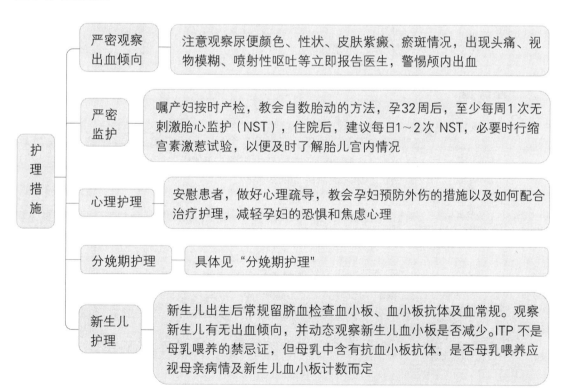

护理措施
- 严密观察出血倾向 —— 注意观察尿便颜色、性状、皮肤紫癜、瘀斑情况，出现头痛、视物模糊、喷射性呕吐等立即报告医生，警惕颅内出血
- 严密监护 —— 嘱产妇按时产检，教会自数胎动的方法，孕32周后，至少每周1次无刺激胎心监护（NST），住院后，建议每日1~2次 NST，必要时行缩宫素激惹试验，以便及时了解胎儿宫内情况
- 心理护理 —— 安慰患者，做好心理疏导，教会孕妇预防外伤的措施以及如何配合治疗护理，减轻孕妇的恐惧和焦虑心理
- 分娩期护理 —— 具体见"分娩期护理"
- 新生儿护理 —— 新生儿出生后常规留脐血检查血小板、血小板抗体及血常规。观察新生儿有无出血倾向，并动态观察新生儿血小板是否减少。ITP 不是母乳喂养的禁忌证，但母乳中含有抗血小板抗体，是否母乳喂养应视母亲病情及新生儿血小板计数而定

分娩期护理

分娩方式的选择
- 原则上以阴道分娩为主
- 特发性血小板减少性紫癜产妇的最大危险是分娩时出血
- 若行剖宫产，手术创面大，增加出血危险
- 胎儿可能有血小板减少，经阴道分娩有发生颅内出血的危险，如有如下剖宫产指征时要做好术前准备：①产妇血小板 $<50×10^9$/L，有出血倾向；②胎儿头皮血或胎儿脐血证实胎儿血小板 $<50×10^9$/L；③有脾切除史

分娩时护理
- 当血小板 $<50×10^9$/L，应静脉滴注新鲜血或血小板悬液
- 在分娩进入活跃期后宫口近开全时或剖宫术中可输入
- 可遵医嘱采取联合用药，即单次冲击用泼尼松500mg、丙种球蛋白400mg/kg、输入新鲜冷冻血浆及血小板或新鲜全血，可使血液中血小板增加，减少出血
- 阴道分娩应避免滞产及阴道助产，如胎头吸引、产钳助产等
- 仔细缝合伤口，防止血肿形成
- 积极防治产后出血

四、健康教育

健康教育

饮食指导
- 鼓励进食富含维生素、蛋白质的食物，饮食宜清淡、易消化、少刺激、无渣，勿食用粗糙及需要费力咀嚼的食物，以免引起口腔黏膜及胃肠道出血，有消化道出血时应禁食

活动与休息
- 保证适当休息，不做剧烈运动，避免过度劳累。急性发作时卧床休息，保证充足及良好的睡眠，出血严重时绝对卧床休息

疾病知识指导
- 向患者及家属介绍本病的病因与特征；正确认识出血表现；消除诱发因素，如粗硬食物、病毒感染、过度疲劳、突然外伤等。教会孕妇及家属处理突发出血的应急方法，以及如何与医疗机构取得联系

复诊指导
- 建议产后到内科进一步随诊、治疗，产后42天到医院复查

第十三章

异常分娩妇女的临床护理

第一节 产力异常

决定分娩的因素包括产力、产道、胎儿及产妇的精神心理因素。其中任何一个或一个以上的因素发生异常，或这些因素之间不能协调、适应而使分娩进展受到阻碍，称为异常分娩，一般称为难产。

产力是分娩的动力，产力包括子宫收缩力、腹肌和膈肌收缩力以及肛提肌收缩力，其中以子宫收缩力为主。在无其他因素影响的作用下，有效的产力能够使宫口扩张，胎先露下降，产程不断进展；相反，若受到来自胎儿、产道或待产妇精神心理因素的影响，即可出现产力异常。

若子宫收缩的节律性、对称性及极性不正常或强度、频率改变，称为子宫收缩力异常，简称产力异常。临床上将子宫收缩力异常分为子宫收缩乏力和子宫收缩过强两类，每类又分为协调性与不协调性两种。

一、子宫收缩乏力

1. 临床表现

临床子宫收缩乏力分为协调性和不协调性两种类型，根据发生时间又分为原发性和继发性。类型不同，其临床表现也不同。

（1）协调性子宫收缩乏力

协调性子宫收缩乏力	其特点为子宫收缩具有正常的节律性、对称性和极性，但收缩力弱
	宫缩时宫腔内压常 <15mmHg，持续时间短，间歇时间长且不规律，宫缩每10min <2次；宫缩高峰时，宫体隆起不显著，不变硬，用手指按压宫底部肌壁仍可出现凹陷，所以又称为低张性子宫收缩乏力
	此种宫缩乏力多属继发性宫缩乏力，即产程开始时子宫收缩正常，产程进行到某一阶段（多在活跃期或第二产程时）宫缩减弱
	此类子宫收缩乏力常见于中骨盆与骨盆出口平面狭窄、持续性枕横位或枕后位等，因使胎先露部下降受阻，表现为子宫收缩力较弱、产程进展缓慢，可使产程延长甚至停滞

（2）不协调性子宫收缩乏力

不协调性子宫收缩乏力	多见于初产妇
	特点为子宫收缩的极性倒置，宫缩的兴奋点不是起自两侧子宫角部，而是来自子宫的一处或多处冲动；子宫收缩波由下向上扩散，收缩波小而不规律、频率高、节律不协调；宫腔内压力达20mmHg，宫缩时宫底压力不强，而是子宫下段强，宫缩间歇期子宫壁也不完全松弛，所以又称为高张性子宫收缩乏力
	这种宫缩不能使宫口如期扩张，胎先露部不能如期下降，属于无效宫缩
	此种宫缩乏力多属于原发性宫缩乏力，即产程开始即出现子宫收缩乏力，故需与假临产鉴别

2. 护理评估

护理评估	健康史	通过产前检查评估产妇的一般情况，重点了解产妇的身体发育状况、身高与骨盆测量值、胎儿大小及头盆关系、既往史、妊娠史、分娩史及妊娠合并症
	身体状况	产力方面：评估子宫收缩的节律性（持续时间、间隔时间和强度）、对称性和极性、宫口开大及胎先露下降情况，从而了解产程的进展
		产道方面：通过阴道检查评估宫颈条件、宫口扩张情况、尾骨活动度、骶尾关节、坐骨棘等，从而了解是否存在骨产道、软产道的异常
	辅助检查	胎心电子监护：胎心电子监护可区别是协调性还是不协调性子宫收缩乏力
		产程图：根据描绘的产程曲线了解产程进展情况，对产程延长者及时查找原因并进行处理
		多普勒胎心听诊仪：协调性子宫收缩乏力者胎心率变化出现较晚，不协调性子宫收缩乏力者胎心率变化出现较早
		实验室检查：血液生化检查可有血清钾、钠、氯等电解质的改变，甚至二氧化碳结合力降低。尿液检查可出现尿酮体阳性
	心理-社会评估	重点评估产妇精神状态及其影响因素，了解产妇是否对分娩高度焦虑、恐惧；家人和产妇的生育观念及对新生儿的看法；产妇对分娩相关知识的了解程度；产妇是否有良好的社会支持系统等

3. 护理诊断

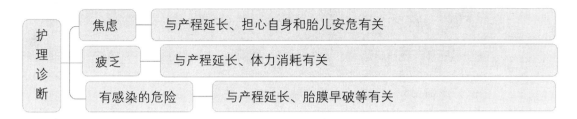

护理诊断
- 焦虑 —— 与产程延长、担心自身和胎儿安危有关
- 疲乏 —— 与产程延长、体力消耗有关
- 有感染的危险 —— 与产程延长、胎膜早破等有关

4. 护理措施

（1）协调性子宫收缩乏力产妇的护理

① 第一产程的护理

a. 一般护理

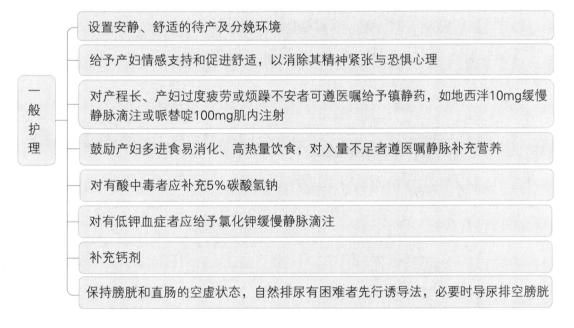

一般护理
- 设置安静、舒适的待产及分娩环境
- 给予产妇情感支持和促进舒适，以消除其精神紧张与恐惧心理
- 对产程长、产妇过度疲劳或烦躁不安者可遵医嘱给予镇静药，如地西泮10mg缓慢静脉滴注或哌替啶100mg肌内注射
- 鼓励产妇多进食易消化、高热量饮食，对入量不足者遵医嘱静脉补充营养
- 对有酸中毒者应补充5%碳酸氢钠
- 对有低钾血症者应给予氯化钾缓慢静脉滴注
- 补充钙剂
- 保持膀胱和直肠的空虚状态，自然排尿有困难者先行诱导法，必要时导尿排空膀胱

b. 加强子宫收缩

加强子宫收缩
- 刺激乳头 —— 可增强子宫收缩
- 针刺穴位 —— 针刺合谷、三阴交、太冲、关元等穴位，强刺激留针20～30min
- 人工破膜 —— 宫口扩张>3cm、无头盆不称、除外脐带先露、胎头已衔接者，可在宫缩间歇、下次宫缩将开始时进行人工破膜。破膜后胎头直接紧贴子宫下段及宫颈内口，可引起反射性子宫收缩，加速产程进展
- 缩宫素静脉滴注 —— 具体见"缩宫素静脉滴注"

缩宫素静脉滴注	将缩宫素2.5U加于5%葡萄糖液500ml内静脉滴注（每滴含缩宫素0.33mU），从4～5滴/分开始（1～2mU/min），根据宫缩强弱进行调整，一般不超过30～45滴/分（10～15mU/min），以子宫收缩达到持续40～60s、宫缩间歇2～3min为宜
	在使用缩宫素静脉滴注时必须专人监护，每隔15分钟监测1次子宫收缩、胎心率、血压和脉搏并记录；随时调节剂量、浓度和滴速，防止子宫收缩过强（持续＞1min，间歇＜2min）而发生子宫破裂或胎儿窘迫等严重并发症
	若10min内宫缩＞5次，宫缩持续1min以上或胎心率有变化，应立即停止滴注
	外源性缩宫素在母体血中的半衰期为1～6min，停药后能迅速好转，必要时遵医嘱使用镇静药
	若发现血压升高，应减慢滴注速度；同时监测尿量，警惕水中毒的发生
	胎儿未分娩前禁止给产妇肌肉注射缩宫素

c.剖宫产准备：经上述处理，产程仍无进展或出现胎儿宫内窘迫征象时，应立即配合医生做好术前准备。

② 第二产程护理

| 第二产程护理 | 对于在第二产程期间出现子宫收缩乏力者，若无头盆不称，应加强宫缩，给予缩宫素静脉滴注促进产程进展 |
| | 密切观察胎心、宫缩与胎先露下降情况，做好阴道助产和抢救新生儿的准备 |

③ 第三产程护理

第三产程护理	注意预防产后出血及感染
	当胎儿前肩娩出时可遵医嘱给予产妇静脉注射麦角新碱0.2mg或静脉注射（或肌内注射）缩宫素10U，并同时静脉滴注缩宫素10～20U，预防产后出血
	对破膜＞12h、总产程＞24h，直肠指检或阴道检查次数多者，应遵医嘱给予抗生素预防感染；同时密切监测子宫收缩、宫底高度、阴道出血情况及生命体征
	注意产后保暖，及时补充易消化、高热量产妇饮食，使产妇得以休息和恢复

（2）不协调性子宫收缩乏力产妇的护理

| 不协调性子宫收缩乏力产妇的护理 | 遵医嘱给予镇静乏药，地西泮10mg缓慢静脉注射或哌替啶100mg肌内注射，产妇充分休息后，多能恢复为协调性子宫收缩，使产程得以顺利进展 |
| | 若宫缩不能恢复为协调性或出现胎儿窘迫、头盆不称等，应及时通知医生并配合处理 |

（3）提供心理支持

提供心理支持

重视产妇心理状况的评估，及时给予解释和支持，随时将产程进展情况和护理计划告知产妇及家属，解除其思想顾虑和恐惧心理，增强其对分娩的信心

鼓励家属为产妇提供持续性心理支持

5. 健康教育

健康教育

生活指导 —— 指导产妇采取左侧卧位，鼓励进行适当的活动，有利于加强宫缩

增加营养 —— 告知产妇宫缩乏力与饮食、休息的关系，鼓励产妇增加营养，提高身体素质，以防宫缩乏力

产程配合 —— 对于子宫收缩乏力的产妇，告知灌肠和及时排空膀胱的目的，是有利于加强宫缩；对于已发生产程进展过速的产妇，可指导产妇于每次宫缩时放松，不使用腹压，减缓分娩速度

预防损伤 —— 有急产史的产妇提前2周住院待产，以防院外分娩，造成损伤和意外

卫生指导 —— 保持外阴清洁，宫缩乏力，产程延长者容易发生产褥感染，应指导产妇每日擦洗外阴，勤换内裤，同时学会观察恶露，发现异常情况及时就诊

二、子宫收缩过强

1. 临床表现

（1）协调性子宫收缩过强

协调性子宫收缩过强

子宫收缩的节律性、对称性和极性均正常，仅子宫收缩力过强（宫腔压力＞50mmHg）、过频

若产道无阻力，无头盆不称及胎位异常情况，宫口迅速开全，分娩在短时间结束，初产妇宫口扩张速度＞5cm/h，经产妇宫口扩张速度＞10cm/h，总产程＜3h结束分娩称为急产，经产妇多见

产妇常有痛苦面容、大声喊叫，若有头盆不称、胎位异常或瘢痕子宫，有可能出现病理性缩复环或发生子宫破裂

（2）不协调性子宫收缩过强

```
不      强直性子
协      宫收缩 ———— 产妇持续性剧烈腹痛，腹部拒按，烦躁不安，大喊大叫，胎方位触
调                  诊不清，胎心音听不清；有时可出现先兆子宫破裂的征象
性
子              ┌─ 指子宫壁局部肌肉呈痉挛性不协调性收缩形成的环形狭窄，持续不放松
宫              │
收              ├─ 狭窄环可发生在宫颈、宫体的任何部分，多在子宫上下段交界处，也可
缩      子宫     │    在胎体某一狭窄部，以胎颈、胎腰处常见（见图13-1）
过      痉挛     │
强      性狭     ├─ 此环与病理性缩复环不同，其特点是不随宫缩上升
        窄环     │
                ├─ 阴道检查时在宫腔内触及较硬而无弹性的狭窄环
                │
                ├─ 产妇出现持续性腹痛，烦躁不安
                │
                └─ 因环紧扣胎体，导致宫颈扩张缓慢，胎先露下降停滞，胎心率时快时慢
```

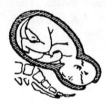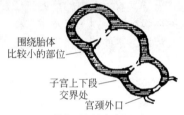

围绕胎体
比较小的部位

子宫上下段
交界处
宫颈外口

a. 狭窄环围绕胎颈   b. 狭窄环容易发生的部位

图 13-1　子宫痉挛性狭窄环

2. 护理评估

```
护       健康史 ———— 认真阅读产前检查记录，评估产妇的一般情况，包括骨盆测量值、
理                    胎儿情况及妊娠合并症等。重点了解家族或经产妇有无急产史
评
估       身体 ———— 重点评估临产时间、宫缩频率、强度及胎心、胎动情况。评估临产后是
         状况         否使用过缩宫素，有无宫腔内操作史

         心理-社 ———— 产妇因急产无思想准备或胎先露下降受阻，产程进展缓慢，担心自己
         会评估        及胎儿的安危，情绪极度恐惧和无助
```

3. 护理诊断

```
护       恐惧 ———— 与疼痛及母儿安危受到威胁有关
理
诊       疼痛 ———— 与子宫收缩过频、过强有关
断
         有新生儿受伤的危险 ———— 与产程过速、急产或手术有关
```

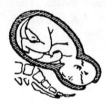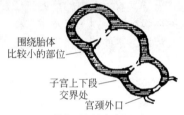

4.护理措施

（1）预防宫缩过强对母儿的损伤

预防宫缩过强对母儿的损伤

- 有急产史的妊娠妇女，在预产期前1～2周应提前住院待产
- 加强巡视，嘱其勿远离病房
- 严格掌握缩宫素的使用指征及剂量，避免粗暴、多次宫腔内操作
- 有急产先兆时，如宫缩过强、过频及产程进展快等，要迅速做好接产及抢救新生儿的准备
- 临产后禁止灌肠，应卧床休息，取左侧卧位；待产妇有便意时，应先了解宫口大小及胎先露下降情况，以防紧急分娩造成意外伤害

（2）临产期护理

临产期护理

- 密切观察产程进展及产妇情况，检测宫缩、胎心及产妇的生命体征变化，发现异常及时通知医生，迅速准确执行医嘱
- 鼓励产妇深呼吸，嘱其不要向下屏气，以减慢分娩过程
- 一旦确诊为强直性子宫收缩，应遵医嘱及时给予宫缩抑制剂，如25%硫酸镁5g（20ml）加入25%葡萄糖液20ml内缓慢静脉注射，注射时间不少于5min
- 若属梗阻性原因，应立即行剖宫产术
- 若出现子宫痉挛性狭窄环，应认真寻找原因，及时纠正，停止阴道内操作及注射缩宫素
- 若无胎儿窘迫征象，可遵医嘱给予镇静药如哌替啶100mg、吗啡10mg肌内注射，也可给予宫缩抑制剂如沙丁胺醇4.8mg口服、静脉注射硫酸镁
- 当宫缩恢复正常时，可行阴道助产或等待自然分娩
- 若经处理子宫痉挛性狭窄环不能缓解，宫口未开全，胎先露部高，或伴有胎儿窘迫征象，应立即行剖宫产术

（3）分娩期及新生儿的护理

分娩期及新生儿的护理

- 对于分娩时急产来不及消毒及新生儿坠地者，应遵医嘱为新生儿肌内注射维生素$K_1$10mg预防颅内出血，并尽早肌内注射精制破伤风抗毒素1500U
- 分娩时尽可能行会阴侧切术，以防止会阴撕裂
- 遇有软产道撕裂伤时，应及时发现并缝合

（4）产后护理

产后护理	观察产后宫缩情况、宫底高度、阴道出血量、会阴及阴道有无血肿及生命体征变化
	如新生儿出现意外，需协助产妇及家属顺利度过悲伤期
	向产妇进行健康教育及出院指导，并提供出院后的避孕指导

5. 健康教育

健康教育	有急产史的孕妇，在预产期前1~2周应提前住院待产
	告知产妇子宫收缩过强的表现及并发症，让产妇体现做好心理准备，一旦出现产兆，及时告知医护人员
	告知孕妇有便意时需先告知医护人员，不可随意如厕，以防分娩在厕所内，造成意外伤害。指导产妇在第二产程宫缩时做深呼吸，不向下屏气，以减慢分娩过程
	嘱产妇产后保持外阴清洁，有阴道出血增多、会因切口疼痛、体温升高时应及时就诊

第二节　产程异常

宫口扩张及胎头下降是产程进展的重要标志。分娩过程中，将动态监护宫口扩张与胎先露下降的记录连线所形成的曲线图称为产程曲线，观察产程曲线是产程监护和识别难产的重要手段。

一、产程曲线异常表现

产程曲线异常包括潜伏期延长、活跃期延长、活跃期停滞、第二产程延长、第二产程停滞等（见图 13-2）。

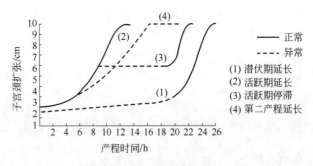

图 13-2　异常的宫颈扩张曲线

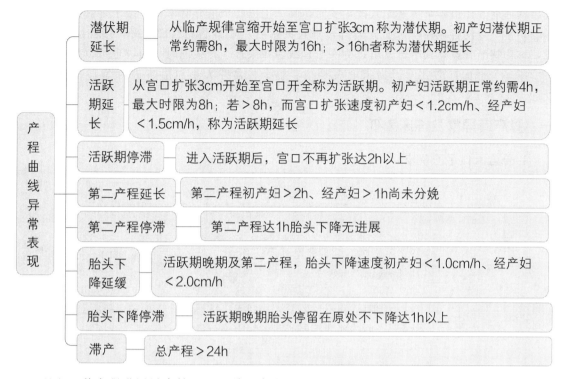

产程曲线异常表现

潜伏期延长	从临产规律宫缩开始至宫口扩张3cm称为潜伏期。初产妇潜伏期正常约需8h，最大时限为16h；>16h者称为潜伏期延长
活跃期延长	从宫口扩张3cm开始至宫口开全称为活跃期。初产妇活跃期正常约需4h，最大时限为8h；若>8h，而宫口扩张速度初产妇<1.2cm/h、经产妇<1.5cm/h，称为活跃期延长
活跃期停滞	进入活跃期后，宫口不再扩张达2h以上
第二产程延长	第二产程初产妇>2h、经产妇>1h尚未分娩
第二产程停滞	第二产程达1h胎头下降无进展
胎头下降延缓	活跃期晚期及第二产程，胎头下降速度初产妇<1.0cm/h、经产妇<2.0cm/h
胎头下降停滞	活跃期晚期胎头停留在原处不下降达1h以上
滞产	总产程>24h

以上8种产程进展异常情况可以单独存在，也可以合并存在。

二、护理要点

护理要点

- 认真绘制产程图，及时发现有无产程进展异常。若在第一产程甚至在潜伏期就出现了时间延长，则要警惕可能会有第二产程的异常

- 注重心理护理，调整产妇的心理及改善体力状态，在第一产程要尽量活动，排空膀胱，纠正宫缩乏力

- 进入第二产程后护士要随时向产妇及家属传递有关分娩的动态信息，增加产妇和家属的信心，解释一切相关操作的内容和目的，例如间断吸氧、胎心监护等，指导产妇配合用力及正确的屏气方法。不断给予产妇精神上的安慰和观察中的解释

- 持续胎心监护，随时观察胎心音的变化，根据胎心减速与宫缩的关系判断原因，晚期减速是胎儿宫内窘迫的征象，应立即汇报医生，以决定是否要采取相应的措施尽快结束分娩

第三节　产道异常

产道包括骨产道（骨盆腔）和软产道（子宫下段、宫颈、阴道、外阴），是胎儿经阴道

娩出的通道。产道异常可使胎儿娩出受阻，临床上以骨产道异常常见。由于骨盆径线过短或形态异常，致使骨盆腔小于胎先露部可通过的限度，阻碍胎先露部下降，影响产程顺利进展，称为狭窄骨盆。狭窄骨盆可以为一个径线过短或多个径线同时过短，也可以是一个平面狭窄或多个平面同时狭窄。临床上需要结合整个骨盆腔大小与形态进行综合分析，及时处理。

一、骨产道异常及临床表现

1. 骨盆入口平面狭窄

骨盆入口平面狭窄

- 常见于扁平骨盆，以骨盆入口平面前后径狭窄为主，其形态呈横扁圆形

  - 分类
    - Ⅰ级为临界性狭窄，骶耻外径18.0cm，入口前后径10.0cm，绝大多数可以经阴道自然分娩
    - Ⅱ级为相对性狭窄，骶耻外径16.5～17.5cm，入口前后径8.5～9.5cm，需经试产后才能决定是否可以经阴道分娩
    - Ⅲ级为绝对性狭窄，骶耻外径<16.0cm，入口前后径<8.0cm，必须以剖宫产结束分娩

- 扁平骨盆常见的有单纯性扁平骨盆(见图13-3)和佝偻病性扁平骨盆(见图13-4)两种

- 若骨盆入口平面狭窄，于妊娠末期胎头衔接受阻，即使已经临产胎头仍不能入盆，检查示胎头入盆不均或胎头跨耻征阳性（胎头骑跨在耻骨联合上方）

- 常出现胎膜早破，其发生率为正常骨盆的4～6倍

- 若胎头迟迟不入盆，不能紧贴宫颈内口诱发反射性宫缩，常出现继发性宫缩乏力、潜伏期及活跃期延长、宫颈扩张缓慢，甚至导致梗阻性难产，强行经阴道分娩可致子宫破裂

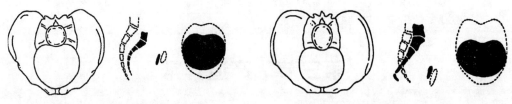

图 13-3　单纯性扁平骨盆　　　　　　　图 13-4　佝偻病性扁平骨盆

2. 中骨盆及骨盆出口平面狭窄

分级
- Ⅰ级为临界性狭窄，坐骨棘间径 10.0cm，坐骨结节间径 7.5cm
- Ⅱ级为相对性狭窄，坐骨棘间径 8.5～9.5cm，坐骨结节间径 6.0～7.0cm
- Ⅲ级为绝对性狭窄，坐骨棘间径 <8.0cm，坐骨结节间径 <5.5cm，常见于漏斗骨盆和横径狭窄骨盆

（1）漏斗骨盆（男型骨盆）

漏斗骨盆
- 骨盆入口平面各径线正常，两侧骨盆壁向内倾斜，状似漏斗（见图13-5）
- 特点是中骨盆及骨盆出口平面均明显狭窄，使坐骨棘间径、坐骨结节间径缩短，耻骨弓角度 <90°
- 坐骨结节间径与出口后矢状径之和 <15cm

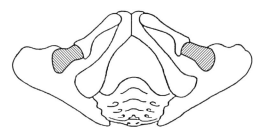

图 13-5　漏斗骨盆

（2）横径狭窄骨盆（类人猿型骨盆）

横径狭窄骨盆
- 骨盆入口、中骨盆及骨盆出口横径均缩短，前后径长，坐骨切迹宽，骶耻外径正常，但髂棘间径及髂嵴间径均缩短
- 中骨盆及骨盆出口平面狭窄，临产后胎先露部入盆不困难，产程早期无头盆不称征象，潜伏期及活跃早期进展顺利
- 当胎头下降至中骨盆时，因为内旋转受阻，胎头双顶径被阻于中骨盆狭窄部位之上，形成持续性枕横位或枕后位，引起继发性宫缩乏力、活跃晚期及第二产程延长，甚至第二产程停滞
- 若单纯出口平面狭窄者，第一产程进展顺利，当胎头达盆底受阻时，常引起第二产程停滞，继发性宫缩乏力，胎头双顶径不能通过出口横径
- 强行阴道助产可导致软产道、骨盆底肌肉及会阴严重损伤，致使胎儿严重产伤，对产妇及胎儿危害较大

3. 骨盆3个平面狭窄

<table>
<tr><td rowspan="4">骨盆 3 个平面狭窄</td><td>骨盆外形属于女型骨盆，形态正常，但骨盆3个平面的各径线均小于正常值2cm 或更多，称为均小骨盆（见图13-6）</td></tr>
<tr><td>此型多见于身材矮小、体形匀称的女性</td></tr>
<tr><td>若估计胎儿不大、胎位正常、头盆相称、产力好，可以试产</td></tr>
<tr><td>若估计胎儿在中等大小以上经阴道分娩有困难，应尽早行剖宫产术</td></tr>
</table>

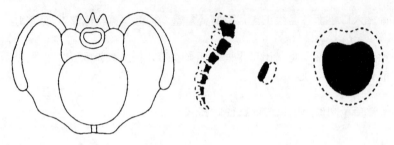

图 13-6　均小骨盆

4. 畸形骨盆

<table>
<tr><td rowspan="3">畸形骨盆</td><td>畸形骨盆是指骨盆失去正常形态，见于骨软化症骨盆和偏斜骨盆两种</td></tr>
<tr><td>前者是因钙、磷、维生素 D 以及紫外线照射不足使骨质脱钙、疏松、软化所致，骨盆入口呈凹三角形，现已罕见</td></tr>
<tr><td>后者是一侧髂骨与髋骨发育不良所致，一般不能经阴道分娩</td></tr>
</table>

二、软产道异常及临床表现

<table>
<tr><td rowspan="3">软产道异常及临床表现</td><td>外阴异常</td><td>可见产妇会阴坚韧、外阴水肿、外阴瘢痕等。由于组织缺乏弹性，伸展性差，可使外阴及阴道口狭小，临产后可影响胎先露部下降，使胎头娩出困难或造成严重的撕裂伤</td></tr>
<tr><td>阴道异常</td><td>临床上常见的阴道异常有阴道横膈、阴道纵膈、阴道尖锐湿疣、阴道囊肿及阴道肿瘤等。阴道横膈可阻碍胎先露部下降；阴道纵膈通常伴有双子宫、双宫颈畸形，往往不影响分娩；阴道尖锐湿疣于妊娠期生长迅速，产妇在分娩时易发生阴道裂伤、血肿及感染；阴道囊肿和肿瘤可阻碍胎先露部下降</td></tr>
<tr><td>宫颈异常</td><td>宫颈外口黏合、宫颈水肿、宫颈坚韧、宫颈瘢痕、子宫颈癌及宫颈肌瘤等均可影响宫颈扩张，阻碍胎先露部下降，造成难产</td></tr>
</table>

三、护理评估

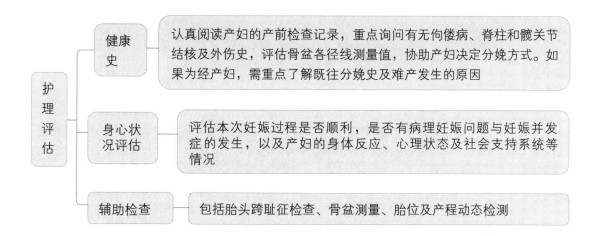

护理评估
- **健康史**：认真阅读产妇的产前检查记录，重点询问有无佝偻病、脊柱和髋关节结核及外伤史，评估骨盆各径线测量值，协助产妇决定分娩方式。如果为经产妇，需重点了解既往分娩史及难产发生的原因
- **身心状况评估**：评估本次妊娠过程是否顺利，是否有病理妊娠问题与妊娠并发症的发生，以及产妇的身体反应、心理状态及社会支持系统等情况
- **辅助检查**：包括胎头跨耻征检查、骨盆测量、胎位及产程动态检测

四、护理诊断

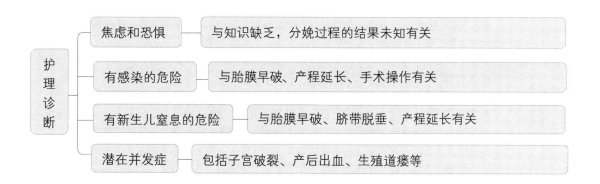

护理诊断
- **焦虑和恐惧**：与知识缺乏，分娩过程的结果未知有关
- **有感染的危险**：与胎膜早破、产程延长、手术操作有关
- **有新生儿窒息的危险**：与胎膜早破、脐带脱垂、产程延长有关
- **潜在并发症**：包括子宫破裂、产后出血、生殖道瘘等

五、护理措施

1. 一般护理

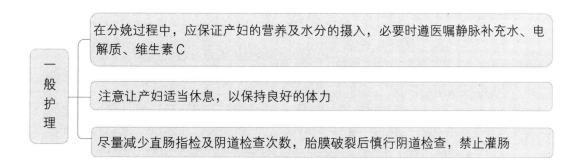

一般护理
- 在分娩过程中，应保证产妇的营养及水分的摄入，必要时遵医嘱静脉补充水、电解质、维生素C
- 注意让产妇适当休息，以保持良好的体力
- 尽量减少直肠指检及阴道检查次数，胎膜破裂后慎行阴道检查，禁止灌肠

2. 骨产道异常的护理

骨产道异常的护理

- **骨盆入口平面狭窄**
  - 有明显头盆不称、不能从阴道分娩者，遵医嘱做好剖宫产手术准备
  - 轻度头盆不称者可以在严密监护下试产，试产过程中应注意，具体见"试产注意事项"

- **中骨盆平面狭窄**
  - 中骨盆平面狭窄者，胎头俯屈及内旋转受阻，易发生持续性枕横位或枕后位。如果宫口已开全，胎头双顶径已达坐骨棘水平或更低，可行阴道助产术；如果胎先露在坐骨棘水平以上，或出现胎儿窘迫征象应尽快行剖宫产，配合医生做好相应的术前准备及抢救新生儿的准备

- **骨盆出口平面狭窄**
  - 骨盆出口平面狭窄者，不宜进行试产。若出口横径与出口后矢状径之和 >15 cm 时，正常大小的胎儿多可经阴道分娩；两者之和为 13～15 cm 者，多数需阴道助产；两者之和 <13 cm 者，足月胎儿不易经阴道分娩

试产注意事项

- 密切观察产程进展及胎儿情况，专人守护；监测胎心音；破膜后立即听胎心，并注意观察胎心、羊水的性质；若胎头未衔接，破膜后应抬高床尾；注意观察胎先露部下降及宫口扩张情况
- 试产过程一般不使用镇静药
- 监测子宫收缩情况：把手放在产妇腹部或用胎儿电子监护仪监测子宫收缩及胎心率变化，若有异常立即停止试产，同时通知医师及早处理，预防子宫破裂
- 若试产 2～4 h，胎头仍未入盆，或出现胎儿窘迫，则应停止试产，及时行剖宫产术结束分娩

3. 软产道异常的护理

软产道异常的护理

- 对于会阴坚韧、有外阴瘢痕者，分娩时应行预防性会阴侧切术。对于外阴水肿者，在临产前，可局部用 50% 硫酸镁液湿热敷；临产后可在严格消毒下进行多点针刺皮肤放液，分娩时行会阴侧切术
- 阴道纵隔、阴道横隔阻碍分娩时可剪开，产后缝合。若横隔高且坚厚，阻碍胎先露部下降，则行剖宫产术结束分娩
- 对于宫颈水肿、坚韧者，可于宫颈两侧各注入 0.5% 利多卡因 5～10ml 或地西泮 10mg 静脉注射；宫颈瘢痕虽然于妊娠后软化，但若宫缩很强，宫口仍不扩张，需行剖宫产术结束分娩

4. 其他

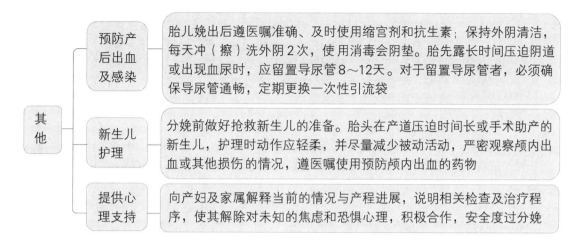

其他

预防产后出血及感染：胎儿娩出后遵医嘱准确、及时使用缩宫剂和抗生素；保持外阴清洁，每天冲（擦）洗外阴2次，使用消毒会阴垫。胎先露长时间压迫阴道或出现血尿时，应留置导尿管8～12天。对于留置导尿管者，必须确保导尿管通畅，定期更换一次性引流袋

新生儿护理：分娩前做好抢救新生儿的准备。胎头在产道压迫时间长或手术助产的新生儿，护理时动作应轻柔，并尽量减少被动活动，严密观察颅内出血或其他损伤的情况，遵医嘱使用预防颅内出血的药物

提供心理支持：向产妇及家属解释当前的情况与产程进展，说明相关检查及治疗程序，使其解除对未知的焦虑和恐惧心理，积极合作，安全度过分娩

六、健康教育

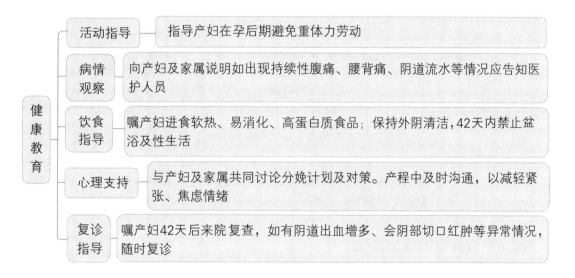

健康教育

活动指导：指导产妇在孕后期避免重体力劳动

病情观察：向产妇及家属说明如出现持续性腹痛、腰背痛、阴道流水等情况应告知医护人员

饮食指导：嘱产妇进食软热、易消化、高蛋白质食品；保持外阴清洁，42天内禁止盆浴及性生活

心理支持：与产妇及家属共同讨论分娩计划及对策。产程中及时沟通，以减轻紧张、焦虑情绪

复诊指导：嘱产妇42天后来院复查，如有阴道出血增多、会阴部切口红肿等异常情况，随时复诊

第四节 胎儿因素

胎儿的胎位异常或发育异常均可导致不同程度的异常分娩，造成难产。

一、胎位异常的临床表现

胎位异常包括胎头位置异常、臀先露及肩先露。其中以头先露的胎头位置异常最常见，占妊娠足月分娩总数的 $6\% \sim 7\%$，常见于持续性枕后位或枕横位。臀先露是产前最常见的一种异常胎位，占妊娠足月分娩总数的 $3\% \sim 4\%$。肩先露占妊娠足月分娩总数的 0.25%，虽然其所占比例很少，在临床已极少见，但却是对母儿最不利的胎位，可造成胎儿宫内窘

迫、死胎、围生儿死亡及子宫破裂等威胁母儿生命。

胎位异常的临床表现

- **持续性枕后位**：临床表现为产程延长，特别是胎儿枕骨持续位于母体骨盆后方，直接压迫直肠，产妇自觉肛门坠胀及排便感，子宫颈口尚未开全时，过早用力屏气使用腹压，使得产妇疲劳，宫颈前唇水肿，胎头水肿，影响产程进展。持续性枕后位常导致第二产程延长。如阴道口虽已见到胎头，但历经多次宫缩屏气却不见胎头继续顺利下降时，需考虑持续性枕后位

- **臀先露**：孕妇常感觉肋下或上腹部有圆而硬的胎头，由于胎臀不能紧贴子宫下段及子宫颈，常导致子宫收缩乏力，产程延长，手术产机会增多

- **肩先露（横位）**：占妊娠足月分娩总数的0.25%，是对母儿最不利的胎位。临产后由于先露部无法紧贴子宫下段，常出现宫缩乏力和胎膜早破，破膜后可伴有脐带和上肢脱垂等情况，可造成胎儿窘迫甚至死亡，足月活胎不可能经阴道娩出

- **面先露（颜面位）**：经产妇多于初产妇，发生率约为2‰。临床表现为颏前位时，胎儿颜面部不能紧贴子宫下段和宫颈，引起子宫收缩乏力，产程延长。由于颜面部骨质不易变形，容易发生会阴裂伤。颏后位可发生梗阻性难产，处理不及时，可致子宫破裂

- **其他**：
  - 额先露，发生率约为6‰，常表现为产程延长，一般需剖宫产
  - 复合先露，发生率为0.8‰～1.66‰，常见头与手的复合先露。表现为产程进展缓慢，产程延长

二、胎儿发育异常的临床表现

胎儿发育异常的临床表现

- **巨大胎儿**：临床表现为妊娠期子宫增大较快，妊娠后期孕妇可出现呼吸困难，自觉腹部及肋两侧胀痛等症状

- **胎儿畸形**：
  - 脑积水：临床表现为明显头盆不称，跨耻征阳性，如不及时处理可致子宫破裂
  - 其他：联体儿可经B超确诊。此外胎儿颈、胸、腹等处发育异常或发生肿瘤，使局部体积增大致难产，通常于第二产程出现胎先露下降受阻，经阴道检查时被发现

三、对母儿的影响

1. 对母体影响

对母体影响
- 胎位异常、胎儿发育异常均可致继发性宫缩乏力，产程延长，常需手术助产，因而使产褥感染、产后出血、软产道损伤发生的机会增加
- 胎头位置异常，长时间压迫软产道造成局部组织缺血、坏死，形成生殖道瘘
- 臀位行阴道助产分娩时，强行牵拉易造成宫颈撕裂。严重者甚至可发生子宫破裂

2. 对胎儿、新生儿的影响

对胎儿、新生儿的影响
- 由于胎位异常、胎儿发育异常可致胎膜早破、脐带先露、脐带脱垂，从而引起胎儿窘迫、胎儿死亡、新生儿窒息、外伤，甚至新生儿死亡
- 臀位发生脐带脱垂是头先露的10倍，因为胎膜早破使早产儿及低体重儿增多，分娩时由于后出胎头，牵出困难，除了可发生新生儿窒息，还可能发生臂丛神经损伤、胸锁乳突肌损伤及颅内出血。臀位颅内出血的发病率是头先露的10倍，臀先露导致围生儿的发病率与死亡率均增高

四、护理评估

护理评估
- 健康史：仔细阅读产前检查的资料，估计胎儿大小、羊水量、有无前置胎盘及盆腔肿瘤等。询问既往分娩史，注意有无头盆不称、糖尿病史。了解是否有分娩巨大儿、畸形儿等家族史。评估待产过程中产程进展、胎头下降等情况
- 身体状况：胎位异常或胎儿发育异常均可导致产程延长、继发宫缩无力，或出现胎膜早破、脐带先露或脐带脱垂的危险，导致胎心不规则，甚至窒息死亡
- 辅助检查：具体见下方"辅助检查"
- 心理-社会评估：产妇因产程时间过长，极度疲乏失去信心而产生急躁情绪，同时也十分担心自身及胎儿的安危

辅助检查
├─ 腹部检查
│   ├─ 如在宫底部触及胎臀，胎背偏向母体后方或侧方，前腹壁触及胎体，胎心在脐下偏外侧处听得最清楚时，一般为枕后位
│   └─ 如在宫底部触到圆而硬、按压时有浮球感的胎头，在耻骨联合上方触及软而宽、不规则的胎臀，胎心在脐上左（右）侧听得最清楚时，为臀位
├─ 肛门检查或阴道检查 ── 具体见下方"肛门检查或阴道检查"
├─ B型超声检查 ── 于产前检查则可估计头盆是否相称，探测胎头的位置、大小及形态，做出胎位及胎儿发育异常的诊断
└─ 实验室检查
    ├─ 疑为巨大胎儿的孕妇，产前应做血糖、尿糖检查、孕晚期抽羊水做胎儿肺成熟度检查（US）、胎盘功能检查
    └─ 疑为脑积水合并脊柱裂者，妊娠期可查孕妇血清或羊水中的甲胎蛋白水平

肛门检查或阴道检查
├─ 当宫颈口部分开大或开全时，行肛查或阴道检查如感到盆腔后部空虚，胎头矢状缝在骨盆斜径上，前囟在骨盆的右（左）前方，后囟在骨盆的右（左）后方，提示为持续性枕后位
├─ 若触及软而宽且不规则的胎臀、胎足或生殖器等可确定为臀位
├─ 若感胎头很大，颅缝宽、囟门大且紧张，颅骨骨质薄而软，如乒乓球的感觉，则考虑脑积水
└─ 无论肛查或阴道检查，次数不宜过多，肛查一般少于10次，阴道检查应严格控制，检查前须严格消毒，防止感染

五、护理诊断

护理诊断
├─ 有新生儿窒息的危险 ── 与分娩因素异常有关
└─ 恐惧 ── 与难产及胎儿发育异常的结果有关

六、护理措施

护理措施

加强孕期保健 通过产前检查及时发现并处理异常情况。胎位异常者于30周前多能自行转为头先露，如果30周后仍不纠正，可指导孕妇行：孕妇排空膀胱，松解裤带，姿势如图13-7所示，每日2次，每次15min，连做1周后复查；还可采用激光或艾灸"至阴穴"等

有明显头盆不称、胎位异常或确诊为巨大胎儿的产妇，按医嘱做好剖宫产术的术前准备

阴道分娩的孕妇护理 具体见下方"阴道分娩的孕妇护理"

心理护理 消除产妇与家属的精神紧张状态，并将产妇及胎儿状况及时告诉本人及家属。为待产妇提供分娩过程中增加舒适感的措施。鼓励产妇更好地与医护配合，以增强其对分娩的自信心，安全度过分娩

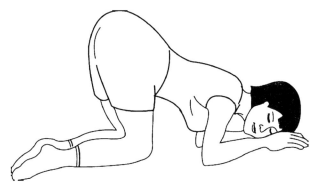

图 13-7　膝胸卧位

阴道分娩的孕妇护理

鼓励待产妇进食，保持待产妇良好的营养状况，按医嘱必要时给予补液，维持水、电解质平衡；指导产妇合理用力，以免体力消耗；枕后位者，嘱其不要过早屏气用力，以防宫颈水肿及疲乏

防止胎膜早破：孕妇在待产过程中应少活动，尽量少做肛查，禁灌肠。一旦胎膜早破，立即观察胎心，抬高床尾，如胎心有改变，及时报告医师，并立即行肛查或阴道检查，及早发现脐带脱垂情况

协助医师做好阴道助产及新生儿抢救的准备，必要时为缩短第二产程可行阴道助产。新生儿出生后仔细检查有无产伤。第三产程应仔细检查胎盘、胎膜的完整性及母体产道的损伤情况。按医嘱及时应用宫缩剂与抗生素，预防产后出血与感染

第十四章

分娩期并发症妇女的临床护理

第一节 产后出血

产后出血是指胎儿娩出后24h内失血量>500ml，剖宫产时>1000ml者。产后出血是分娩期的严重并发症，是产妇死亡的重要原因之一，在我国居产妇死亡原因的首位，其发生率占分娩总数的2%~3%。其中80%以上发生在产后2h之内。

一、临床表现

1. 宫缩乏力

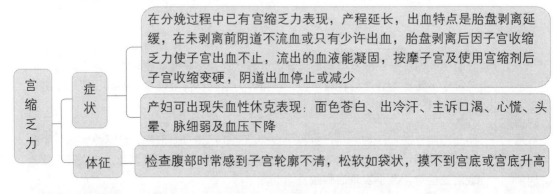

宫缩乏力	症状	在分娩过程中已有宫缩乏力表现，产程延长，出血特点是胎盘剥离延缓，在未剥离前阴道不流血或只有少许出血，胎盘剥离后因子宫收缩乏力使子宫出血不止，流出的血液能凝固，按摩子宫及使用宫缩剂后子宫收缩变硬，阴道出血停止或减少
		产妇可出现失血性休克表现：面色苍白、出冷汗、主诉口渴、心慌、头晕、脉细弱及血压下降
	体征	检查腹部时常感到子宫轮廓不清，松软如袋状，摸不到宫底或宫底升高

2. 软产道裂伤

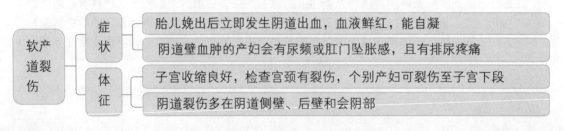

软产道裂伤	症状	胎儿娩出后立即发生阴道出血，血液鲜红，能自凝
		阴道壁血肿的产妇会有尿频或肛门坠胀感，且有排尿疼痛
	体征	子宫收缩良好，检查宫颈有裂伤，个别产妇可裂伤至子宫下段
		阴道裂伤多在阴道侧壁、后壁和会阴部

3. 胎盘因素

胎儿娩出后，胎盘剥离缓慢、未剥离或剥离不全，30min 后胎盘仍未娩出，伴有阴道大量出血。若有胎盘和（或）胎膜残留，可在胎盘娩出后仔细检查胎盘、胎膜时，发现胎盘母体面有缺损或胎膜有缺损而边缘有断裂的血管。

4. 凝血功能障碍

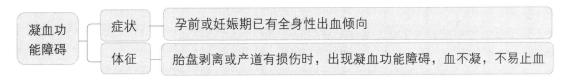

产后出血如失血严重，休克时间长，导致垂体功能减退，可引起席汉综合征。

二、护理评估

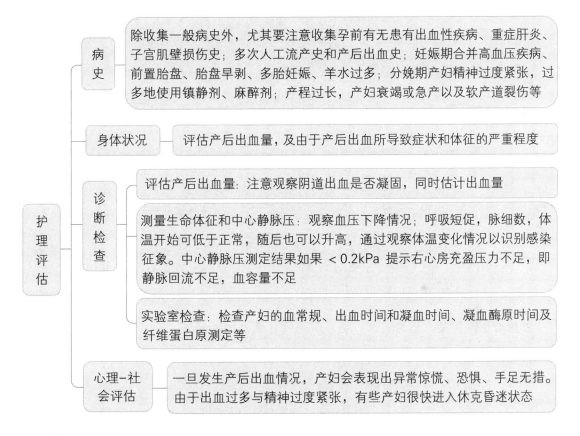

三、护理诊断

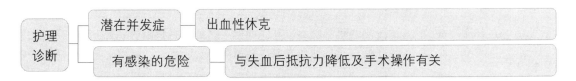

四、护理措施

1. 预防产后出血

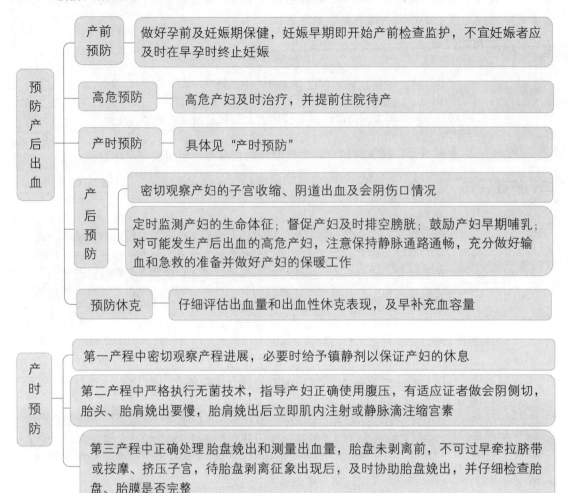

预防产后出血	产前预防	做好孕前及妊娠期保健，妊娠早期即开始产前检查监护，不宜妊娠者应及时在早孕时终止妊娠
	高危预防	高危产妇及时治疗，并提前住院待产
	产时预防	具体见"产时预防"
	产后预防	密切观察产妇的子宫收缩、阴道出血及会阴伤口情况
		定时监测产妇的生命体征；督促产妇及时排空膀胱；鼓励产妇早期哺乳；对可能发生产后出血的高危产妇，注意保持静脉通路通畅，充分做好输血和急救的准备并做好产妇的保暖工作
	预防休克	仔细评估出血量和出血性休克表现，及早补充血容量

产时预防	第一产程中密切观察产程进展，必要时给予镇静剂以保证产妇的休息
	第二产程中严格执行无菌技术，指导产妇正确使用腹压，有适应证者做会阴侧切，胎头、胎肩娩出要慢，胎肩娩出后立即肌内注射或静脉滴注缩宫素
	第三产程中正确处理胎盘娩出和测量出血量，胎盘未剥离前，不可过早牵拉脐带或按摩、挤压子宫，待胎盘剥离征象出现后，及时协助胎盘娩出，并仔细检查胎盘、胎膜是否完整

2. 配合医生抢救，迅速止血，纠正失血性休克及控制感染

（1）针对病因迅速止血

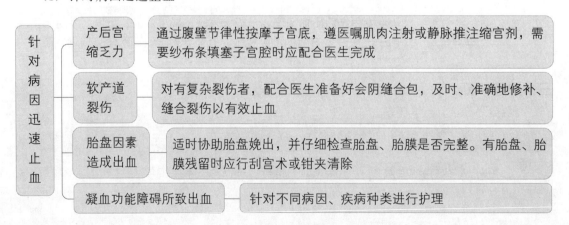

针对病因迅速止血	产后宫缩乏力	通过腹壁节律性按摩子宫底，遵医嘱肌肉注射或静脉推注缩宫剂，需要纱布条填塞子宫腔时应配合医生完成
	软产道裂伤	对有复杂裂伤者，配合医生准备好会阴缝合包，及时、准确地修补、缝合裂伤以有效止血
	胎盘因素造成出血	适时协助胎盘娩出，并仔细检查胎盘、胎膜是否完整。有胎盘、胎膜残留时应行刮宫术或钳夹清除
	凝血功能障碍所致出血	针对不同病因、疾病种类进行护理

（2）失血性休克的护理

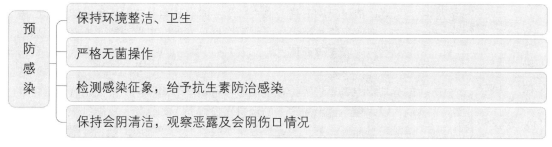

| 失血性休克的护理 | 应及早补充血容量 |
| | 为患者提供安静、舒适的环境，保持平卧、吸氧、保暖；严密观察并详细记录患者的意识状态、皮肤颜色、血压、脉搏、呼吸及尿量；观察子宫收缩情况及阴道出血量等 |

（3）预防感染

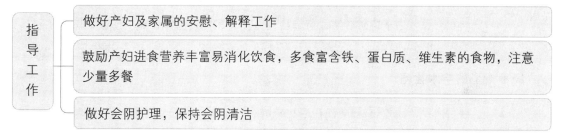

预防感染	保持环境整洁、卫生
	严格无菌操作
	检测感染征象，给予抗生素防治感染
	保持会阴清洁，观察恶露及会阴伤口情况

3. 指导工作

指导工作	做好产妇及家属的安慰、解释工作
	鼓励产妇进食营养丰富易消化饮食，多食富含铁、蛋白质、维生素的食物，注意少量多餐
	做好会阴护理，保持会阴清洁

五、健康教育

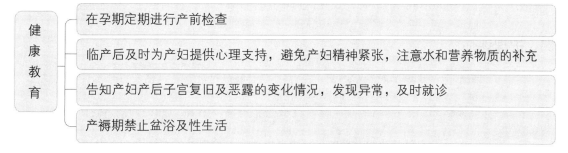

健康教育	在孕期定期进行产前检查
	临产后及时为产妇提供心理支持，避免产妇精神紧张，注意水和营养物质的补充
	告知产妇产后子宫复旧及恶露的变化情况，发现异常，及时就诊
	产褥期禁止盆浴及性生活

第二节 羊水栓塞

羊水栓塞（AFE）是指在分娩过程中羊水突然进入母体血液循环引起急性肺栓塞、过敏性休克、DIC、肾衰竭等一系列病理改变的严重分娩并发症。羊水栓塞大多发生在产时或破膜时，亦可发生于产后，多见于足月产，但也见于中期引产或钳刮术中，发病突然，病情凶险，是产科发病率低而病死率极高的并发症，产妇病死率达到 60% 以上，多于发病后短时间内死亡。避免诱发因素、及时诊断、尽早组织抢救和治疗，是抢救存活的关键。

一、临床表现

1.典型的羊水栓塞

典型的羊水栓塞是以骤然的血压下降（血压与失血量不符）、组织缺氧和消耗性凝血病为特征的急性综合征。

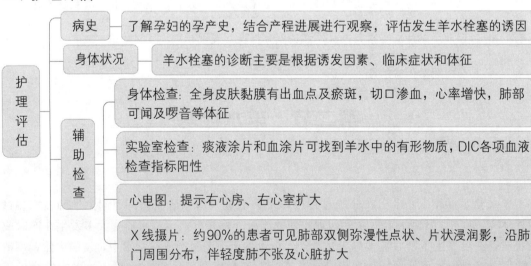

```
                ┌─────────┬──────────────────────────────────────────────┐
                │ 心肺功   │ 在分娩过程中，尤其是刚刚破膜不久，产妇突然发生寒战、呛咳、气 │
                │ 能衰竭   │ 急、烦躁不安、呕吐等前驱症状，继而发生呼吸困难、发绀、抽搐、 │
                │ 和休克   │ 昏迷、血压急剧下降。急性肺水肿时有咳嗽、咳粉红色泡沫痰、心率 │
                │         │ 快、血压下降甚至消失。少数病例只发出一声尖叫或者抽搐一下后因 │
                │         │ 心跳、呼吸骤停而死亡                              │
 典              ├─────────┼──────────────────────────────────────────────┤
 型              │ DIC     │ 部分羊水栓塞患者经抢救度过了呼吸循环衰竭时期，继而出现DIC，表 │
 的              │ 引起     │ 现为以大量阴道出血为主的全身出血倾向，如黏膜、皮肤针眼出血及血 │
 羊              │ 的出     │ 尿等，且血液不凝。但是部分羊水栓塞病例在临床上缺少呼吸、循环系 │
 水              │ 血       │ 统的症状，起病即以产后不易控制的阴道出血为主要表现          │
 栓              ├─────────┼──────────────────────────────────────────────┤
 塞              │ 急性肾   │ 由于肾脏缺氧，患者出现尿少、尿闭、血尿、氮质血症，可因肾衰竭 │
                │ 衰竭     │ 而死亡                                          │
                └─────────┴──────────────────────────────────────────────┘
```

2.不典型的羊水栓塞

```
 不典型        ┌────────────────────────────────────────────────────────┐
 的羊水        │ 有些患者病情发展缓慢，症状隐匿                              │
 栓塞          ├────────────────────────────────────────────────────────┤
              │ 有些患者羊水破裂时突然一阵呛咳，之后缓解；也有些患者无明显症状仅表 │
              │ 现为寒战，几小时后出现出血不止、血液不凝、酱油色血尿时才被诊断    │
              └────────────────────────────────────────────────────────┘
```

二、护理评估

```
            ┌─ 病史 ──── 了解孕妇的孕产史，结合产程进展进行观察，评估发生羊水栓塞的诱因

            ├─ 身体状况 ── 羊水栓塞的诊断主要是根据诱发因素、临床症状和体征

 护            ┌─ 身体检查：全身皮肤黏膜有出血点及瘀斑，切口渗血，心率增快，肺部
 理            │  可闻及啰音等体征
 评            │
 估 ────── 辅├─ 实验室检查：痰液涂片和血涂片可找到羊水中的有形物质，DIC各项血液
            助│  检查指标阳性
            检│
            查├─ 心电图：提示右心房、右心室扩大
            │
            └─ X线摄片：约90%的患者可见肺部双侧弥漫性点状、片状浸润影，沿肺
               门周围分布，伴轻度肺不张及心脏扩大

            └─ 心理-社会评估 ── 产妇的精神状态有无烦躁不安、恐惧、焦虑、担心母儿健康等
```

三、护理诊断

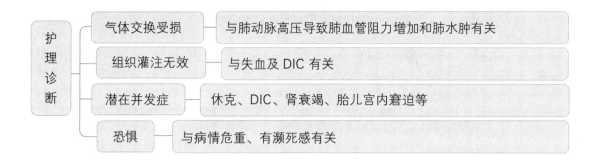

护理诊断
- 气体交换受损 —— 与肺动脉高压导致肺血管阻力增加和肺水肿有关
- 组织灌注无效 —— 与失血及 DIC 有关
- 潜在并发症 —— 休克、DIC、肾衰竭、胎儿宫内窘迫等
- 恐惧 —— 与病情危重、有濒死感有关

四、护理措施

1.羊水栓塞的预防

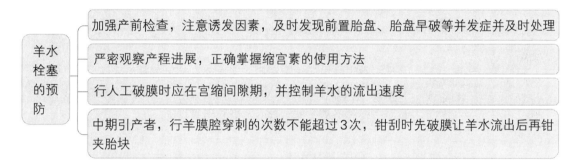

羊水栓塞的预防
- 加强产前检查，注意诱发因素，及时发现前置胎盘、胎盘早破等并发症并及时处理
- 严密观察产程进展，正确掌握缩宫素的使用方法
- 行人工破膜时应在宫缩间隙期，并控制羊水的流出速度
- 中期引产者，行羊膜腔穿刺的次数不能超过3次，钳刮时先破膜让羊水流出后再钳夹胎块

2.羊水栓塞紧急处理的护理

（1）首要处理　纠正缺氧，改善低氧血症，解除肺动脉高压，防止心力衰竭，抗过敏，抗休克。

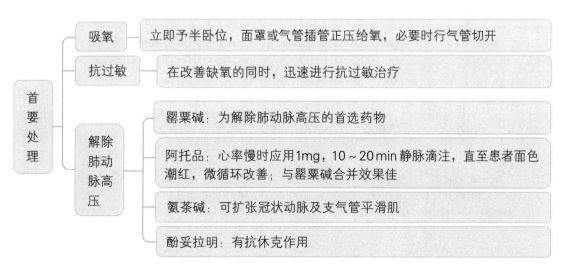

首要处理
- 吸氧 —— 立即予半卧位，面罩或气管插管正压给氧，必要时行气管切开
- 抗过敏 —— 在改善缺氧的同时，迅速进行抗过敏治疗
- 解除肺动脉高压
  - 罂粟碱：为解除肺动脉高压的首选药物
  - 阿托品：心率慢时应用1mg，10～20min 静脉滴注，直至患者面色潮红，微循环改善；与罂粟碱合并效果佳
  - 氨茶碱：可扩张冠状动脉及支气管平滑肌
  - 酚妥拉明：有抗休克作用

（2）抗休克

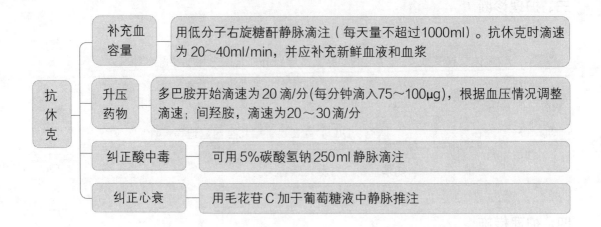

抗休克
- 补充血容量 —— 用低分子右旋糖酐静脉滴注（每天量不超过1000ml）。抗休克时滴速为20～40ml/min，并应补充新鲜血液和血浆
- 升压药物 —— 多巴胺开始滴速为20滴/分(每分钟滴入75～100μg)，根据血压情况调整滴速；间羟胺，滴速为20～30滴/分
- 纠正酸中毒 —— 可用5%碳酸氢钠250ml静脉滴注
- 纠正心衰 —— 用毛花苷C加于葡萄糖液中静脉推注

（3）预防疾病与感染

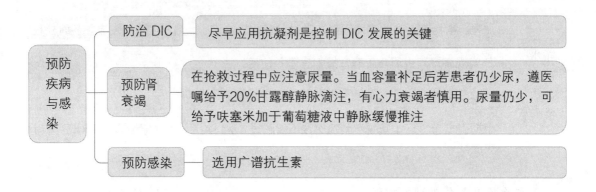

预防疾病与感染
- 防治DIC —— 尽早应用抗凝剂是控制DIC发展的关键
- 预防肾衰竭 —— 在抢救过程中应注意尿量。当血容量补足后若患者仍少尿，遵医嘱给予20%甘露醇静脉滴注，有心力衰竭者慎用。尿量仍少，可给予呋塞米加于葡萄糖液中静脉缓慢推注
- 预防感染 —— 选用广谱抗生素

（4）产科处理

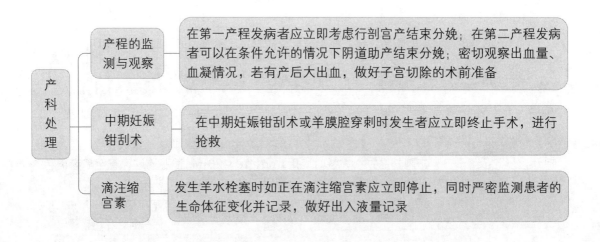

产科处理
- 产程的监测与观察 —— 在第一产程发病者应立即考虑行剖宫产结束分娩；在第二产程发病者可以在条件允许的情况下阴道助产结束分娩；密切观察出血量、血凝情况，若有产后大出血，做好子宫切除的术前准备
- 中期妊娠钳刮术 —— 在中期妊娠钳刮术或羊膜腔穿刺时发生者应立即终止手术，进行抢救
- 滴注缩宫素 —— 发生羊水栓塞时如正在滴注缩宫素应立即停止，同时严密监测患者的生命体征变化并记录，做好出入液量记录

（5）提供心理支持　若患者神志清醒，给予鼓励，使其增强信心。理解家属的恐惧情绪并给予安慰，适当时允许家属陪伴患者，向家属介绍病情，以取得配合。

五、健康教育

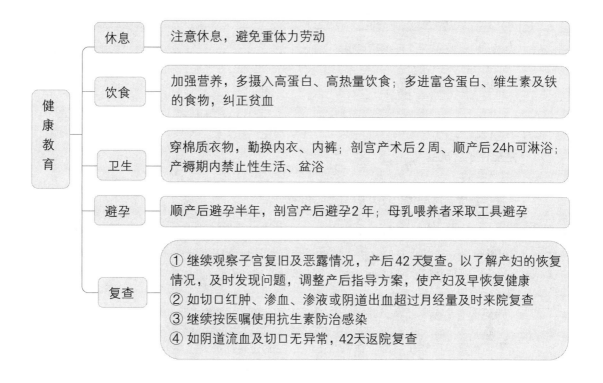

	休息	注意休息，避免重体力劳动
健康教育	饮食	加强营养，多摄入高蛋白、高热量饮食；多进富含蛋白、维生素及铁的食物，纠正贫血
	卫生	穿棉质衣物，勤换内衣、内裤；剖宫产术后2周、顺产后24h可淋浴；产褥期内禁止性生活、盆浴
	避孕	顺产后避孕半年，剖宫产后避孕2年；母乳喂养者采取工具避孕
	复查	① 继续观察子宫复旧及恶露情况，产后42天复查。以了解产妇的恢复情况，及时发现问题，调整产后指导方案，使产妇及早恢复健康 ② 如切口红肿、渗血、渗液或阴道出血超过月经量及时来院复查 ③ 继续按医嘱使用抗生素防治感染 ④ 如阴道流血及切口无异常，42天返院复查

第三节　子宫破裂

子宫破裂是指在分娩期或妊娠期子宫体部或子宫下段发生的破裂，是产科严重的并发症之一，如果未及时诊治可导致胎儿及产妇死亡。近年来，因为我国孕期保健及产科质量的提高，其发病率已有显著下降。

子宫破裂多发生于难产、高龄多产及子宫曾经手术或有过损伤的产妇。子宫破裂可根据发生的时间、原因、部位、程度进行分类。根据时间分为妊娠期破裂与分娩期破裂，根据发生的原因分为自发性破裂与损伤性破裂，根据发生的部位分为子宫体部破裂与子宫下段破裂，根据破裂程度分为完全性破裂与不完全性破裂。

一、临床表现

子宫破裂多发生于分娩期，部分发生在妊娠晚期，多为渐进性过程，分为先兆子宫破裂和子宫破裂两个阶段。

1. 先兆子宫破裂

先兆子宫破裂	子宫形成病理性缩复环、下腹部压痛、胎心率异常及出现血尿
	常见于有梗阻性难产因素的产妇，表现为烦躁不安，呼吸、心率加快，下腹剧痛难忍
	膀胱受压充血，出现排尿困难、血尿
	胎心率改变或听不清，胎动频繁

2. 子宫破裂

（1）完全性子宫破裂

完全性子宫破裂	是指宫壁全层破裂，使宫腔与腹腔相通
	子宫完全破裂的一瞬间，产妇常感撕裂状剧烈腹痛，随之子宫阵缩消失，疼痛缓解，但随着血液、羊水及胎儿进入腹腔，出现持续性全腹疼痛，产妇出现面色苍白、出冷汗、呼吸浅表、脉细数、血压下降等休克症状及体征
	检查时有全腹压痛及反跳痛，在腹壁下可清楚扪及胎体，胎动和胎心消失
	阴道检查可有鲜血流出，拨露或下降中的胎先露部消失（胎儿进入腹腔内），曾扩张的宫口缩小，部分产妇可扪及宫颈及子宫下段裂口
	子宫体部瘢痕破裂多为完全性子宫破裂，多无先兆破裂的典型症状
	穿透性胎盘植入时，可表现为持续性腹痛数天或数小时，有时伴有贫血、胎儿窘迫或胎死宫内

（2）不完全性子宫破裂

不完全性子宫破裂	是指子宫肌层全部或部分破裂，浆膜层尚未穿破，宫腔与腹腔未相通，胎儿及其附属物仍在宫腔内
	多见于子宫下段剖宫产切口瘢痕破裂，常缺乏先兆子宫破裂症状，仅在不全破裂处有压痛，体征也不明显
	若累及子宫动脉，可导致急性大出血

二、护理评估

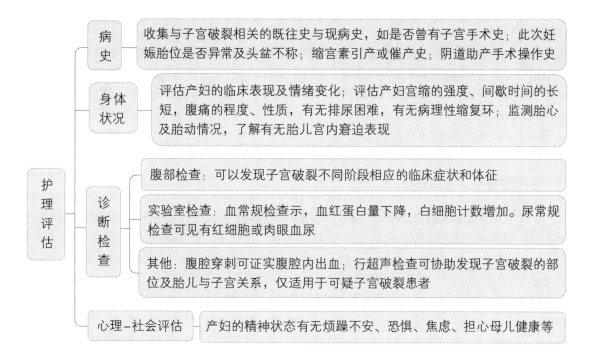

护理评估
- **病史** —— 收集与子宫破裂相关的既往史与现病史，如是否曾有子宫手术史；此次妊娠胎位是否异常及头盆不称；缩宫素引产或催产史；阴道助产手术操作史
- **身体状况** —— 评估产妇的临床表现及情绪变化；评估产妇宫缩的强度、间歇时间的长短，腹痛的程度、性质，有无排尿困难，有无病理性缩复环；监测胎心及胎动情况，了解有无胎儿宫内窘迫表现
- **诊断检查**
  - 腹部检查：可以发现子宫破裂不同阶段相应的临床症状和体征
  - 实验室检查：血常规检查示，血红蛋白量下降，白细胞计数增加。尿常规检查可见有红细胞或肉眼血尿
  - 其他：腹腔穿刺可证实腹腔内出血；行超声检查可协助发现子宫破裂的部位及胎儿与子宫关系，仅适用于可疑子宫破裂患者
- **心理-社会评估** —— 产妇的精神状态有无烦躁不安、恐惧、焦虑、担心母儿健康等

三、护理诊断

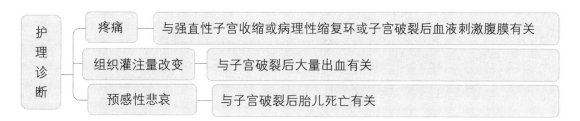

护理诊断
- **疼痛** —— 与强直性子宫收缩或病理性缩复环或子宫破裂后血液刺激腹膜有关
- **组织灌注量改变** —— 与子宫破裂后大量出血有关
- **预感性悲哀** —— 与子宫破裂后胎儿死亡有关

四、护理措施

1. 加强子宫破裂的预防工作

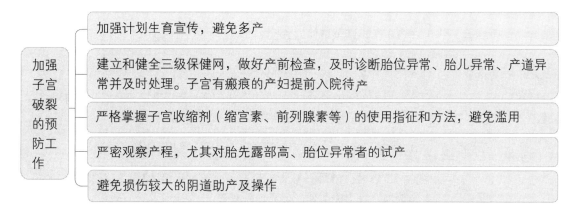

加强子宫破裂的预防工作
- 加强计划生育宣传，避免多产
- 建立和健全三级保健网，做好产前检查，及时诊断胎位异常、胎儿异常、产道异常并及时处理。子宫有瘢痕的产妇提前入院待产
- 严格掌握子宫收缩剂（缩宫素、前列腺素等）的使用指征和方法，避免滥用
- 严密观察产程，尤其对胎先露部高、胎位异常者的试产
- 避免损伤较大的阴道助产及操作

2. 先兆子宫破裂患者的护理

先兆子宫破裂患者的护理	密切观察产程进展，及时发现导致难产的诱因，注意宫缩和胎心率的变化
	在待产时，出现宫缩过强及下腹部压痛或病理性缩复环时，立即报告医生，并停止缩宫素引产及一切操作。给予吸氧，建立静脉通路并输血及输液、监测产妇生命体征，做好术前准备。按照医嘱给予镇静剂和抑制宫缩的药物，并做好剖宫产的术前准备
	协助医生向家属交代病情，并获得家属签字同意手术的协议书

3. 子宫破裂患者的护理

子宫破裂患者的护理	迅速给予输液、输血，补充血容量；同时补充电解质及碱性药物，纠正酸中毒；积极进行抗休克处理
	保暖，氧气吸入，取平卧位
	尽快手术，术中、术后应用抗生素以防止感染
	严密观察生命体征，及时评估失血量以指导治疗护理方案

4. 提供心理支持

提供心理支持	向产妇和家属解释子宫先兆破裂与子宫破裂的治疗计划以及对未来的影响
	对产妇及家属所表现的悲伤、怨恨等情绪，应表示同情和理解。帮助他们尽快从悲伤中解脱出来，稳定情绪
	为产妇提供舒适的环境，给予生活上的护理和更多的陪伴，鼓励其进食，以更好地恢复体力
	为产妇提供产褥期的休养计划，帮助产妇尽快调整情绪，接受现实，以适应现实生活

五、健康教育

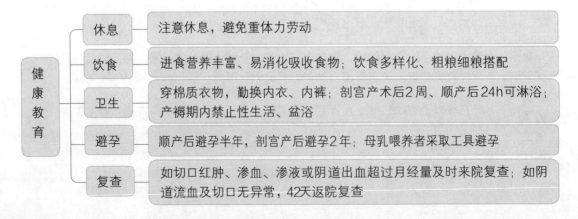

健康教育	休息	注意休息，避免重体力劳动
	饮食	进食营养丰富、易消化吸收食物；饮食多样化、粗粮细粮搭配
	卫生	穿棉质衣物，勤换内衣、内裤；剖宫产术后2周、顺产后24h可淋浴；产褥期内禁止性生活、盆浴
	避孕	顺产后避孕半年，剖宫产后避孕2年；母乳喂养者采取工具避孕
	复查	如切口红肿、渗血、渗液或阴道出血超过月经量及时来院复查；如阴道流血及切口无异常，42天返院复查

第十五章

产褥期疾病妇女的临床护理

第一节　产褥期感染

　　从胎盘娩出至产妇全身各器官除乳腺外恢复至正常未孕状态所需的一段时期称为产褥期，一般为 6 周。产褥期感染是指产褥期内生殖道受病原体侵袭，导致局部或全身的感染。发病率为 1%～7.2%。因为分娩破坏了机体正常防御机制，产妇抵抗力降低，导致生殖道被内源性或外源性细菌所感染，其中厌氧性链球菌和杆菌是最常见的致病菌。轻者炎症局限在生殖道局部，重者引起脓毒血症、败血症，危及产妇生命。

一、临床表现

1.急性外阴、阴道、宫颈炎

急性外阴、阴道、宫颈炎
- 分娩时由于会阴部损伤或剖宫产而导致感染，表现为局部灼热、疼痛、下坠，脓性分泌物刺激尿道口出现尿痛、尿频
- 伤口处感染，缝线陷入肿胀组织内，针孔流脓
- 阴道与宫颈感染表现为黏膜充血、溃疡、脓性分泌物增多，日后导致阴道粘连甚至闭锁
- 若向深部蔓延，可播散达子宫旁组织，引起盆腔结缔组织炎

2. 急性子宫内膜炎、子宫肌炎

急性子宫内膜炎、子宫肌炎	病原体经胎盘剥离面侵入，扩散到蜕膜后引起的炎症，称为子宫内膜炎
	感染侵及子宫肌层，称为子宫肌炎
	重者出现寒战、高热、头痛、心率快、白细胞计数增多，下腹部压痛轻重不一，因恶露不一定多而容易被误诊

3. 急性盆腔结缔组织炎、急性输卵管炎

| 急性盆腔结缔组织炎、急性输卵管炎 | 病原体沿子宫旁淋巴或血行达宫旁组织，出现急性炎性反应而形成炎性包块，同时波及输卵管系膜、管壁 |
| | 淋病双球菌沿生殖道黏膜上行感染，达输卵管与盆腹腔，形成脓肿后，可以高热不退 |

4. 脓毒血症及败血症

| 脓毒血症及败血症 | 当感染血栓脱落进入血液循环可引起脓毒血症，出现肺、脑、肾脓肿或肺栓塞而致死 |
| | 若细菌大量进入血液循环并繁殖形成败血症，可危及生命 |

5. 急性盆腔腹膜炎及弥漫性腹膜炎

急性盆腔腹膜炎及弥漫性腹膜炎	炎症扩散至子宫浆膜，形成盆腔腹膜炎，继而发展成弥漫性腹膜炎，出现全身中毒症状，如高热、恶心、呕吐、腹胀，检查时下腹部有明显压痛、反跳痛
	由于产妇腹壁松弛，腹肌紧张多不明显
	因腹膜面炎性渗出、纤维素覆盖引起肠粘连，也可在直肠子宫陷凹形成局限性脓肿，若脓肿波及肠管与膀胱可出现腹泻、里急后重与排尿困难
	急性期治疗不彻底可能发展成慢性盆腔炎而导致不孕

6. 血栓性静脉炎

血栓性静脉炎

- 厌氧类杆菌和厌氧性链球菌是常见的致病菌
- 在血流淤滞或静脉壁受损的基础上，细菌分泌肝素酶分解肝素，促成凝血
- 子宫壁胎盘附着面感染上述细菌时引起盆腔血栓性静脉炎
- 可累及卵巢静脉、子宫静脉、髂内静脉、髂总静脉及下腔静脉，病变常为单侧性，患者多于产后 1～2 周继子宫内膜炎之后出现寒战、高热、反复发作，持续数周，不易与盆腔结缔组织炎鉴别
- 下肢血栓性静脉炎，病变多在股静脉、腘静脉及大隐静脉，出现弛张热
- 下肢持续性疼痛，局部静脉压痛或触及硬索状，使血液回流受阻，引起下肢水肿
- 下肢血栓性静脉炎多继发于盆腔静脉炎或周围结缔组织炎

二、护理评估

护理评估

健康史
- 护士除收集一般病史外，尤其要注意收集与产褥期感染相关的病史，如孕前是否有阴道炎、宫颈炎等
- 了解分娩经过，检查切口情况，询问阴道分泌物情况、药物使用情况、母乳喂养情况及全身情况等

身体状况
- 评估感染所导致的症状和体征的严重程度。由于疼痛和感染，产妇机体免疫力下降，有可能发生感染性休克

辅助检查
- 监测生命体征，观察体温变化及血压情况
- 实验室检查：检查产妇的血常规、白细胞计数及中性粒细胞分类情况；做细菌培养、药敏试验，寻找致病菌，使用敏感、高效的抗生素控制感染
- 行超声、CT 检查协助诊断以明确感染灶

心理-社会评估
- 由于要照顾新生儿，产妇不能很好地休息，担心自身健康状况以及母乳喂养中断，产妇会表现出焦虑、恐惧等

三、护理诊断

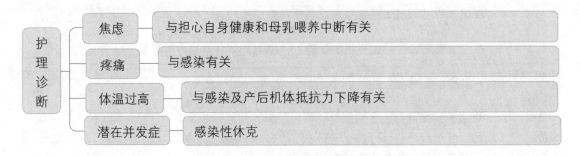

护理诊断
- 焦虑 —— 与担心自身健康和母乳喂养中断有关
- 疼痛 —— 与感染有关
- 体温过高 —— 与感染及产后机体抵抗力下降有关
- 潜在并发症 —— 感染性休克

四、护理措施

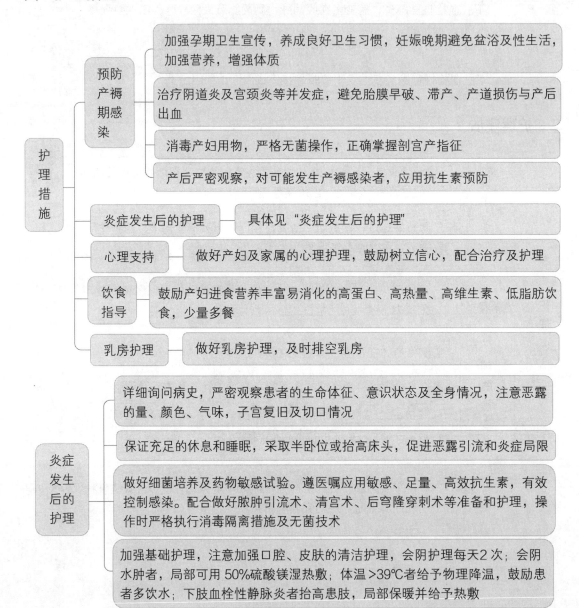

护理措施
- 预防产褥期感染
  - 加强孕期卫生宣传，养成良好卫生习惯，妊娠晚期避免盆浴及性生活，加强营养，增强体质
  - 治疗阴道炎及宫颈炎等并发症，避免胎膜早破、滞产、产道损伤与产后出血
  - 消毒产妇用物，严格无菌操作，正确掌握剖宫产指征
  - 产后严密观察，对可能发生产褥感染者，应用抗生素预防
- 炎症发生后的护理 —— 具体见"炎症发生后的护理"
- 心理支持 —— 做好产妇及家属的心理护理，鼓励树立信心，配合治疗及护理
- 饮食指导 —— 鼓励产妇进食营养丰富易消化的高蛋白、高热量、高维生素、低脂肪饮食，少量多餐
- 乳房护理 —— 做好乳房护理，及时排空乳房

炎症发生后的护理
- 详细询问病史，严密观察患者的生命体征、意识状态及全身情况，注意恶露的量、颜色、气味，子宫复旧及切口情况
- 保证充足的休息和睡眠，采取半卧位或抬高床头，促进恶露引流和炎症局限
- 做好细菌培养及药物敏感试验。遵医嘱应用敏感、足量、高效抗生素，有效控制感染。配合做好脓肿引流术、清宫术、后穹隆穿刺术等准备和护理，操作时严格执行消毒隔离措施及无菌技术
- 加强基础护理，注意加强口腔、皮肤的清洁护理，会阴护理每天2次；会阴水肿者，局部可用50%硫酸镁湿热敷；体温>39℃者给予物理降温，鼓励患者多饮水；下肢血栓性静脉炎者抬高患肢，局部保暖并给予热敷

五、健康教育

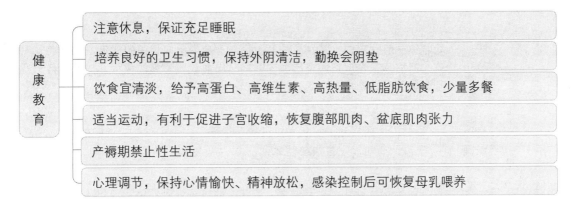

健康教育
- 注意休息，保证充足睡眠
- 培养良好的卫生习惯，保持外阴清洁，勤换会阴垫
- 饮食宜清淡，给予高蛋白、高维生素、高热量、低脂肪饮食，少量多餐
- 适当运动，有利于促进子宫收缩，恢复腹部肌肉、盆底肌肉张力
- 产褥期禁止性生活
- 心理调节，保持心情愉快、精神放松，感染控制后可恢复母乳喂养

第二节 晚期产后出血

晚期产后出血是指分娩24h后，在产褥期内发生的子宫大量出血，以产后1～2周发病最常见，也有延至产后6周发病者，又称产褥期出血。严重者可致DIC，危及生命。

一、临床表现

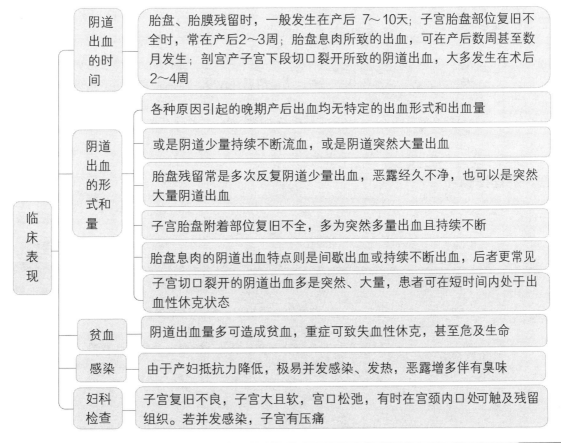

临床表现

阴道出血的时间
- 胎盘、胎膜残留时，一般发生在产后7～10天；子宫胎盘部位复旧不全时，常在产后2～3周；胎盘息肉所致的出血，可在产后数周甚至数月发生；剖宫产子宫下段切口裂开所致的阴道出血，大多发生在术后2～4周

阴道出血的形式和量
- 各种原因引起的晚期产后出血均无特定的出血形式和出血量
- 或是阴道少量持续不断流血，或是阴道突然大量出血
- 胎盘残留常是多次反复阴道少量出血，恶露经久不净，也可以是突然大量阴道出血
- 子宫胎盘附着部位复旧不全，多为突然多量出血且持续不断
- 胎盘息肉的阴道出血特点则是间歇出血或持续不断出血，后者更常见
- 子宫切口裂开的阴道出血多是突然、大量，患者可在短时间内处于出血性休克状态

贫血
- 阴道出血量多可造成贫血，重症可致失血性休克，甚至危及生命

感染
- 由于产妇抵抗力降低，极易并发感染、发热，恶露增多伴有臭味

妇科检查
- 子宫复旧不良，子宫大且软，宫口松弛，有时在宫颈内口处可触及残留组织。若并发感染，子宫有压痛

二、护理评估

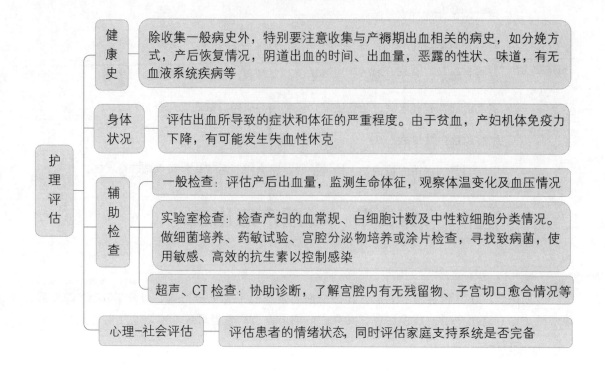

护理评估
- 健康史：除收集一般病史外，特别要注意收集与产褥期出血相关的病史，如分娩方式，产后恢复情况，阴道出血的时间、出血量，恶露的性状、味道，有无血液系统疾病等
- 身体状况：评估出血所导致的症状和体征的严重程度。由于贫血，产妇机体免疫力下降，有可能发生失血性休克
- 辅助检查
  - 一般检查：评估产后出血量，监测生命体征，观察体温变化及血压情况
  - 实验室检查：检查产妇的血常规、白细胞计数及中性粒细胞分类情况。做细菌培养、药敏试验、宫腔分泌物培养或涂片检查，寻找致病菌，使用敏感、高效的抗生素以控制感染
  - 超声、CT 检查：协助诊断，了解宫腔内有无残留物、子宫切口愈合情况等
- 心理-社会评估：评估患者的情绪状态，同时评估家庭支持系统是否完备

三、护理诊断

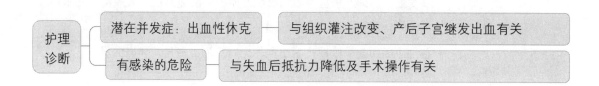

护理诊断
- 潜在并发症：出血性休克——与组织灌注改变、产后子宫继发出血有关
- 有感染的危险——与失血后抵抗力降低及手术操作有关

四、护理措施

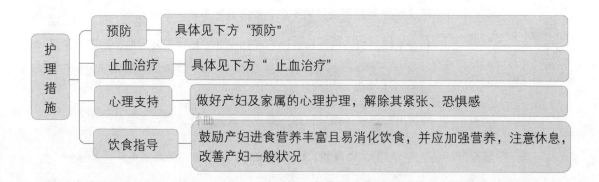

护理措施
- 预防：具体见下方"预防"
- 止血治疗：具体见下方"止血治疗"
- 心理支持：做好产妇及家属的心理护理，解除其紧张、恐惧感
- 饮食指导：鼓励产妇进食营养丰富且易消化饮食，并应加强营养，注意休息，改善产妇一般状况

预防	做好妊娠期保健，恰当处理好分娩过程，可明显减少晚期产后出血的发生
	对有产后出血史、多次人工流产史、胎盘滞留及双胎、羊水过多、产程延长者提高警惕，做好产前保健及产时、产后监护。同时将目前情况告诉产妇，以取得配合，预防晚期产后出血的发生
	正确处理第二、第三产程，出头娩肩应缓慢，保护好会阴，仔细检查胎盘、胎膜，如有残缺应及时取出；在无法排除胎盘残留时，以进行宫腔探查为宜。产后严密观察宫缩及阴道出血量，按压宫底促积血排出
	严格剖宫产指征，加强对正常生理分娩方式的宣传，减少社会因素的影响。剖宫产时做到合理选择切口，并合理缝合，术后应用抗生素

止血治疗	迅速建立静脉通道，采取输液、输血等一系列抗休克抢救措施
	为产妇提供安静的休养环境，严密观察产妇出血量、血压、脉搏、呼吸、尿量等变化，给予吸氧
	检查引起出血的原因，根据不同出血原因采取针对性措施
	预防感染，严格无菌操作，合理应用抗生素
	产妇休克纠正后仍应加强护理、严密观察，防止再出血发生
	如需手术，做好术前、术后护理

五、健康教育

健康教育	定期进行产前检查，做好妊娠期保健
	培养良好的卫生习惯，保持外阴清洁，勤换会阴垫
	饮食宜清淡，少量多餐，注意水和营养的补充，指导母乳喂养
	告知产后子宫复旧及恶露的变化情况，发现异常需及时就诊
	产褥期禁止盆浴和性生活

第三节　急性乳腺炎

急性乳腺炎是乳腺的急性化脓性感染，是乳腺管内和周围结缔组织的炎症，常在短期内形成脓肿，多由金黄色葡萄球菌或链球菌沿淋巴管入侵导致。急性乳腺炎是产褥期的常见病，是引起产褥期发热的原因之一，最常见于哺乳妇女，特别是初产妇。哺乳期的任何时间均可发生，而哺乳开始时最为常见。病菌通常从乳头破口或皲裂处侵入，也可直接侵入引起感染。

一、临床表现

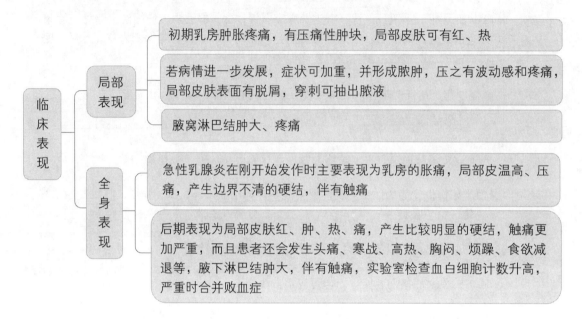

二、护理评估

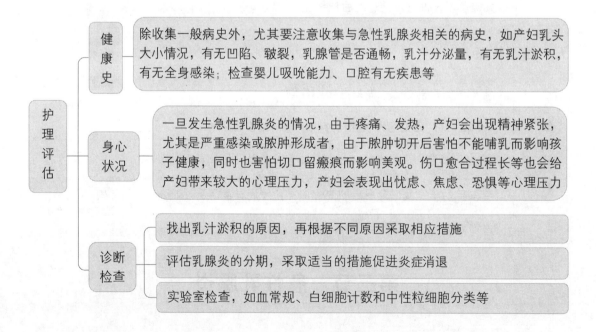

三、护理诊断

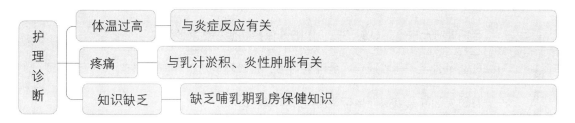

护理诊断	体温过高	与炎症反应有关
	疼痛	与乳汁淤积、炎性肿胀有关
	知识缺乏	缺乏哺乳期乳房保健知识

四、护理措施

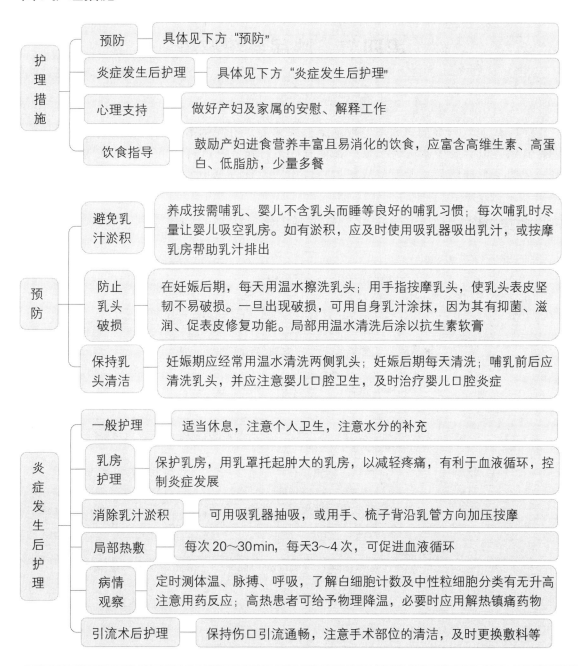

护理措施	预防	具体见下方"预防"
	炎症发生后护理	具体见下方"炎症发生后护理"
	心理支持	做好产妇及家属的安慰、解释工作
	饮食指导	鼓励产妇进食营养丰富且易消化的饮食，应富含高维生素、高蛋白、低脂肪，少量多餐

预防	避免乳汁淤积	养成按需哺乳、婴儿不含乳头而睡等良好的哺乳习惯；每次哺乳时尽量让婴儿吸空乳房。如有淤积，应及时使用吸乳器吸出乳汁，或按摩乳房帮助乳汁排出
	防止乳头破损	在妊娠后期，每天用温水擦洗乳头；用手指按摩乳头，使乳头表皮坚韧不易破损。一旦出现破损，可用自身乳汁涂抹，因为其有抑菌、滋润、促表皮修复功能。局部用温水清洗后涂以抗生素软膏
	保持乳头清洁	妊娠期应经常用温水清洗两侧乳头；妊娠后期每天清洗；哺乳前后应清洗乳头，并应注意婴儿口腔卫生，及时治疗婴儿口腔炎症

炎症发生后护理	一般护理	适当休息，注意个人卫生，注意水分的补充
	乳房护理	保护乳房，用乳罩托起肿大的乳房，以减轻疼痛，有利于血液循环，控制炎症发展
	消除乳汁淤积	可用吸乳器抽吸，或用手、梳子背沿乳管方向加压按摩
	局部热敷	每次20～30min，每天3～4次，可促进血液循环
	病情观察	定时测体温、脉搏、呼吸，了解白细胞计数及中性粒细胞分类有无升高注意用药反应；高热患者可给予物理降温，必要时应用解热镇痛药物
	引流术后护理	保持伤口引流通畅，注意手术部位的清洁，及时更换敷料等

五、健康教育

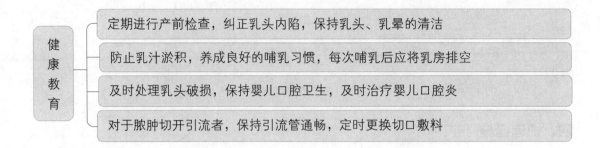

健
康
教
育

- 定期进行产前检查，纠正乳头内陷，保持乳头、乳晕的清洁
- 防止乳汁淤积，养成良好的哺乳习惯，每次哺乳后应将乳房排空
- 及时处理乳头破损，保持婴儿口腔卫生，及时治疗婴儿口腔炎
- 对于脓肿切开引流者，保持引流管通畅，定时更换切口敷料

第四节 泌尿系统感染

产后有 2%～4% 的产妇会发生泌尿系统感染，引起感染的病原体绝大部分为革兰阴性杆菌，以大肠埃希菌为多见，其他有变形杆菌、产气杆菌和葡萄球菌等。感染途径主要为上行性感染，即细菌从尿道外口侵入，首先感染膀胱，随后再沿输尿管上行感染肾盂、肾盏。

一、临床表现

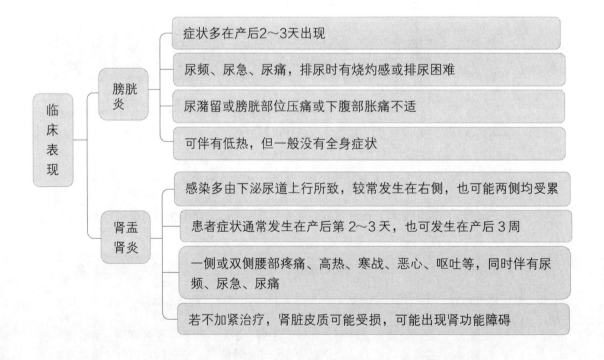

临
床
表
现

膀胱炎
- 症状多在产后2～3天出现
- 尿频、尿急、尿痛，排尿时有烧灼感或排尿困难
- 尿潴留或膀胱部位压痛或下腹部胀痛不适
- 可伴有低热，但一般没有全身症状

肾盂肾炎
- 感染多由下泌尿道上行所致，较常发生在右侧，也可能两侧均受累
- 患者症状通常发生在产后第2～3天，也可发生在产后3周
- 一侧或双侧腰部疼痛、高热、寒战、恶心、呕吐等，同时伴有尿频、尿急、尿痛
- 若不加紧治疗，肾脏皮质可能受损，可能出现肾功能障碍

二、护理评估

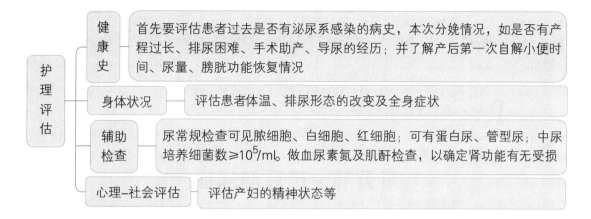

护理评估
├─ 健康史 — 首先要评估患者过去是否有泌尿系感染的病史，本次分娩情况，如是否有产程过长、排尿困难、手术助产、导尿的经历；并了解产后第一次自解小便时间、尿量、膀胱功能恢复情况
├─ 身体状况 — 评估患者体温、排尿形态的改变及全身症状
├─ 辅助检查 — 尿常规检查可见脓细胞、白细胞、红细胞；可有蛋白尿、管型尿；中尿培养细菌数≥10^5/ml。做血尿素氮及肌酐检查，以确定肾功能有无受损
└─ 心理-社会评估 — 评估产妇的精神状态等

三、护理诊断

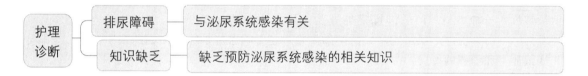

护理诊断
├─ 排尿障碍 — 与泌尿系统感染有关
└─ 知识缺乏 — 缺乏预防泌尿系统感染的相关知识

四、护理措施

1. 一般护理

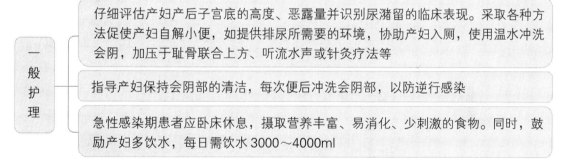

一般护理
├─ 仔细评估产妇产后子宫底的高度、恶露量并识别尿潴留的临床表现。采取各种方法促使产妇自解小便，如提供排尿所需要的环境，协助产妇入厕，使用温水冲洗会阴，加压于耻骨联合上方、听流水声或针灸疗法等
├─ 指导产妇保持会阴部的清洁，每次便后冲洗会阴部，以防逆行感染
└─ 急性感染期患者应卧床休息，摄取营养丰富、易消化、少刺激的食物。同时，鼓励产妇多饮水，每日需饮水3000～4000ml

2. 执行医嘱

执行医嘱
├─ 按医嘱给予敏感有效的抗生素，症状减轻后仍需持续用药，直至感染症状完全消除，需复查尿常规，必要时行尿培养直至确定无菌为止，预防转为慢性病例
└─ 按医嘱必要时使用抗痉挛药和止痛药，以缓解患者不适，对发热及其他症状给予对症护理

五、健康教育

健康教育

指导产妇养成定时排尿的习惯，保证摄入充足的液体量

督促产妇每 4h 一次定时排空膀胱，有助于除去感染尿液，避免膀胱过度膨胀，有利于恢复正常的排尿功能

第五节　产后抑郁症

产后抑郁症（PPD）是指产妇在产褥期出现抑郁症状，是产褥期非精神病性精神综合征中最常见的一种类型。产后抑郁症的发病率国外报道为 3.5%～33.0%，国内为 3.8%～16.7%。产后抑郁症不仅影响产妇的生活质量，还影响家庭功能和产妇的亲子行为，影响婴儿认知能力和情感的发展。

一、临床表现

临床表现

产后抑郁症多在产后2周内发病，产后4～6周症状明显，病程可持续3～6个月

典型症状

情感低落、思维迟缓、意志活动减退，多表现为心情压抑、悲伤、沮丧、焦虑、易激惹

注意力不集中、思维迟钝、反应缓慢、健忘

对事物缺乏兴趣,不愿与人交流,常失去生活自理及照料婴儿的能力，自责、自罪,担心自己或婴儿受到伤害，重者可有伤害婴儿或自我伤害的行为

可伴有自主神经功能紊乱症状，如食欲不振、心悸、出汗、耳鸣、头晕，还常有早醒或失眠等

二、护理评估

护理评估
- 健康史：询问有无抑郁症、精神病的个人史和家族史，有无重大精神创伤史。了解本次妊娠过程及分娩情况是否顺利、有无难产、滞产、手术产以及产时产后的并发症、婴儿健康状况、婚姻家庭关系及社会支持系统等因素并识别诱因
- 身体状况：观察产妇的情绪变化、食欲、睡眠、疲劳程度及集中能力
- 辅助检查
  - 爱丁堡产后抑郁量表（EPDS）：是目前多采用的筛选工具。包括10项内容，4级评分，总分≥13分者可诊断为产后抑郁症
  - 产后抑郁筛查量表（PDSS）：包括睡眠/饮食失调、焦虑/担心、情绪不稳定、精神错乱、丢失自我、内疚，羞耻及自杀的想法等7个因素，共35个条目，分5级评分，通常以总分≥60分作为筛查产后抑郁症的临界值
- 心理–社会评估：观察母婴之间接触和交流的情况，了解产妇对婴儿的喜恶程度及对分娩的体验与感受。评估产妇的人际交往能力及社会支持系统，判断病情的严重程度

三、护理诊断

护理诊断
- 家庭运行中断 —— 与无法承担母亲角色有关
- 有对自己实施暴力的危险 —— 与产后严重的心理障碍有关

四、护理措施

护理措施
- 一般护理：提供温暖、舒适的环境，合理安排饮食，保证产妇的营养摄入，使产妇有良好的哺乳能力。让产妇多休息，保证产妇充足的睡眠。护理人员应鼓励或陪伴产妇在白天从事多次短暂的活动，入睡前喝热牛奶、洗热水澡等协助产妇入睡
- 心理护理：护理人员要具备温和、接受的态度，鼓励产妇宣泄、抒发自身的感受，耐心倾听产妇诉说的心理问题，做好心理疏通工作。同时，让家人给予更多的关心及爱护，减少或避免不良的精神刺激和压力
- 协助并促进产妇适应母亲角色：帮助产妇适应角色的转换，指导产妇与婴儿进行交流、接触，并鼓励多参与照顾婴儿，培养产妇的自信心
- 防止暴力行为发生：注意安全，谨慎地安排产妇生活和居住环境，产后抑郁症产妇的睡眠障碍主要表现为早醒，而自杀、自伤等意外事件就发生在这时
- 治疗配合：遵医嘱指导产妇正确应用抗抑郁症药，并注意观察药物疗效及不良反应。重症患者需要请心理医师或精神科医师给予治疗
- 做好出院指导 —— 与家庭随访工作为产妇提供心理咨询机会
- 提供预防措施 —— 具体见下方"提供预防措施"

提供预防措施	对照看产后妇女的卫生职业人员及家属加强宣传，使得产后抑郁症能够被早期识别，并得到正确治疗
	加强孕期保健，普及妊娠、分娩相关知识，减轻孕产妇对妊娠、分娩的紧张、恐惧心理，完善自我保健
	有精神疾患家族史的产妇，应定期密切观察，给予更多的关爱、指导，避免一切不良刺激
	更多地关心高危人群，包括不良分娩史、死胎、畸形胎儿的产妇，应向她们说明产生的原因，用友善、亲切、温和的语言鼓励产妇增加信心
	分娩过程中，医护人员要充满爱心和耐心，尤其对产程长、精神压力大的产妇，更需要耐心解释分娩过程

五、健康教育

健康教育	产褥期抑郁症的发生受社会因素、心理因素及妊娠因素的影响，故应加强对孕产妇的精神关怀
	利用孕妇学校等多种渠道普及有关妊娠、分娩常识，减轻孕产妇对妊娠、分娩的紧张、恐惧心理，完善自我保健
	运用医学心理学、社会学知识对产妇在分娩过程中多加关心和爱护，对预防产褥期抑郁症有价值

第十六章

新生儿的临床护理

第一节 正常新生儿

正常新生儿是指胎龄为 37 周至不足 42 周，出生体重≥2500g 且体重≤4000g，出生 Apgar 评分为 8～10 分，无其他异常情况的新生儿。

一、新生儿生理特点

1. 生长发育

刚出生的婴儿外表是头大，身长，四肢短，反应迟钝，睡眠多，呼吸和心跳快。标志生长发育水平的各种正常值如下。

（1）身长、体重

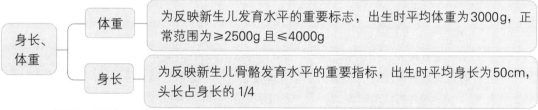

| 身长、体重 | 体重 | 为反映新生儿发育水平的重要标志，出生时平均体重为3000g，正常范围为≥2500g 且≤4000g |
| | 身长 | 为反映新生儿骨骼发育水平的重要指标，出生时平均身长为50cm，头长占身长的1/4 |

（2）体温、脉搏、呼吸

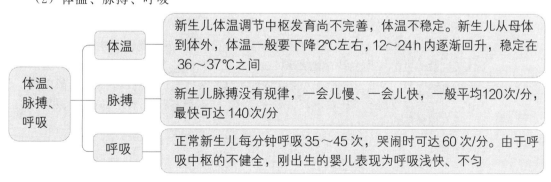

体温、脉搏、呼吸	体温	新生儿体温调节中枢发育尚不完善，体温不稳定。新生儿从母体到体外，体温一般要下降2℃左右，12～24h内逐渐回升，稳定在36～37℃之间
	脉搏	新生儿脉搏没有规律，一会儿慢、一会儿快，一般平均120次/分，最快可达 140次/分
	呼吸	正常新生儿每分钟呼吸35～45 次，哭闹时可达 60 次/分。由于呼吸中枢的不健全，刚出生的婴儿表现为呼吸浅快、不匀

（3）头围、胸围

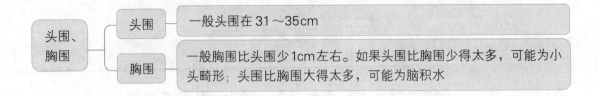

头围、胸围	头围	一般头围在 31～35cm
	胸围	一般胸围比头围少1cm左右。如果头围比胸围少得太多，可能为小头畸形；头围比胸围大得太多，可能为脑积水

2. 新生儿皮肤的特点

新生儿皮肤的特点

胎脂
新生儿的表皮覆盖着一层乳酪状的白色物质，称为胎脂，可持续存在2～3天。因其具有隔绝及抑制细菌的作用，故不须用力去除它。若胎脂呈现黄色，提示羊水中有胆红素；若呈现绿色，提示羊水中有胎便

胎毛
柔软纤细的胎毛多覆盖在胎儿的肩上、背、面颊及耳垂。胎毛过多，表示可能是早产儿；过熟的胎儿则几乎没有胎毛。身体上的胎毛会因皮肤与床单或衣服的摩擦而脱落。约14天后，完全消失不再长出

粟粒疹
在最初的2周内可见脸颊、鼻尖及下颏处有白色丘疹，当皮脂腺成熟后便干燥掉落，需时2～4周。此丘疹是一种正常现象

毒性红斑
毒性红斑呈现粉红色的丘疹，通常分布在胸、背、脸及四肢，持续1～4天，病变以丘疹、红斑及脓包为特征，有 30%～70%的新生儿会在皮肤上出现，1周内会自行消退

胎记
新生儿皮肤上可见多种不同类型的胎记，如永久胎痣（又称焰色痣）、草莓状血管瘤、蒙古斑 等

发绀
新生儿在出生的头几个小时可能会出现四肢发绀（呈蓝紫色）的现象。观察皮肤颜色，是评估新生儿健康状况的一项重要指标。一般在出生后24～48h 内的四肢发绀，是一种正常现象；但如果持续，且呈现中央性的发绀（如嘴唇周围），则显示有潜在的疾病状态，应立即报告医生，做适当处理

黄疸
约有50%的新生儿在出生后的第2天或第3天，会出现生理性黄疸的现象。最初可由婴儿脸部的皮肤或巩膜观察到泛黄的情形，只有在扩展时才会出现在躯干及下肢。出生后24h内即出现的黄疸是一种病理现象，一般以照光治疗或提早喂牛奶来改善黄疸现象，但如果溶血情况严重，则以换血治疗效果较佳

3. 喂养

喂养 ── 母乳充足 ── 可行纯母乳喂养，婴儿每昼夜大便2～4次，小便6次，每周体重增长在125～210g，28天内体重增加0.5～1kg

母乳量不足 ── 适当添加婴幼儿配方奶粉

4. 排泄

（1）小便　新生儿大多数在出生后24h可排尿，正常尿液为淡黄色，尿液澄清透明，无特异性气味。发现尿量明显减少，尿色呈浓茶、血色、乳白色等，均应及时去医院诊治。

（2）大便

大便 ── 母乳喂养儿的大便 ── 呈蛋黄色、黄绿色或绿色，性状为水样便、稀粥便、软膏便，偶有黏液和颗粒，便味酸甜气味、味酸不臭，每天数次至10次不等

人工喂养儿的大便 ── 呈黄色、黄绿色、绿色，少数为墨绿色，性状为水样便、稀粥便、糊状便、软膏便，偶有黏液和颗粒，便味酸甜气味，或为可接受的臭味，每天4～10次

异常大便 ── 如果有大便带血，要查看新生儿有无假月经、肛裂、外伤及尿布疹；稀水样或蛋花汤样便，绿色发酸，考虑是否因喂养不当或饥饿所致；灰白样大便可能是胆道闭锁所致

5. 特殊生理现象

（1）螳螂子和马牙

螳螂子和马牙 ──
- 新生儿及乳儿口腔颊部有坚厚的脂肪层，叫颊脂体
- 这种结构便于吸牢乳头，有利于吸吮动作的进行
- 有的新生儿生来两块颊脂体较大，通过吸吮锻炼，就更发达而向口腔突出，即所谓"螳螂子"
- 随着小儿长大，颊脂体逐渐消失
- 婴儿出生不久，牙龈黏膜出现白色韧性小颗粒，类似牙齿组织，称为上皮珠，俗称"马牙"
- 马牙实际上是牙齿的"奠基者"，是无生命的东西，可慢慢消失，婴儿无任何不舒服感觉
- 千万不能强行割"螳螂子"和擦破"马牙"，这样可引起严重感染，导致败血症，危及婴儿生命

（2）其他

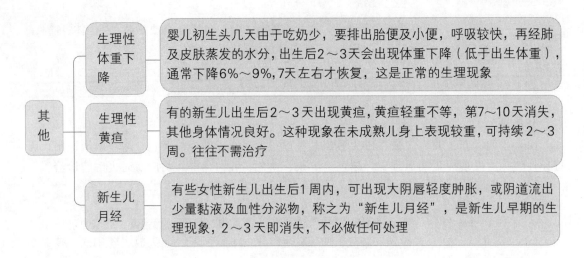

除此之外，还应观察新生儿是否具有觅食、吸吮等反射，观察其对光线、声响的反应，以期早日发现有无先天性的异常及缺陷。

二、护理评估

1. 健康史及出生情况评估

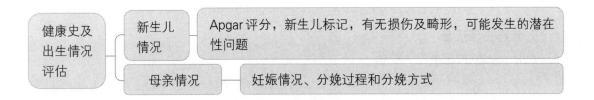

2. 身心状况

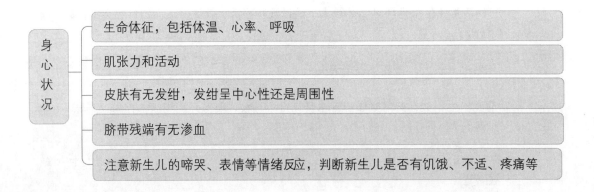

三、护理诊断

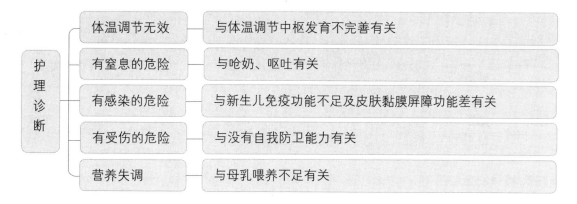

护理诊断	体温调节无效	与体温调节中枢发育不完善有关
	有窒息的危险	与呛奶、呕吐有关
	有感染的危险	与新生儿免疫功能不足及皮肤黏膜屏障功能差有关
	有受伤的危险	与没有自我防卫能力有关
	营养失调	与母乳喂养不足有关

四、护理措施

1. 维持体温稳定

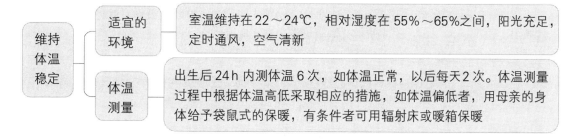

维持体温稳定	适宜的环境	室温维持在22～24℃，相对湿度在55%～65%之间，阳光充足，定时通风，空气清新
	体温测量	出生后24 h内测体温6次，如体温正常，以后每天2次。体温测量过程中根据体温高低采取相应的措施，如体温偏低者，用母亲的身体给予袋鼠式的保暖，有条件者可用辐射床或暖箱保暖

2. 保持呼吸道通畅

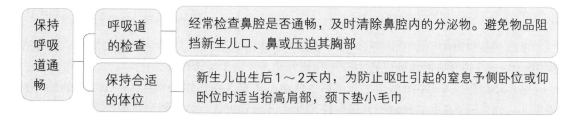

保持呼吸道通畅	呼吸道的检查	经常检查鼻腔是否通畅，及时清除鼻腔内的分泌物。避免物品阻挡新生儿口、鼻或压迫其胸部
	保持合适的体位	新生儿出生后1～2天内，为防止呕吐引起的窒息予侧卧位或仰卧位时适当抬高肩部，颈下垫小毛巾

3. 预防感染

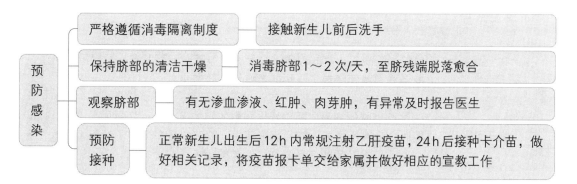

预防感染	严格遵循消毒隔离制度	接触新生儿前后洗手
	保持脐部的清洁干燥	消毒脐部1～2次/天，至脐残端脱落愈合
	观察脐部	有无渗血渗液、红肿、肉芽肿，有异常及时报告医生
	预防接种	正常新生儿出生后12 h内常规注射乙肝疫苗，24 h后接种卡介苗，做好相关记录，将疫苗报卡单交给家属并做好相应的宣教工作

4.合理喂养

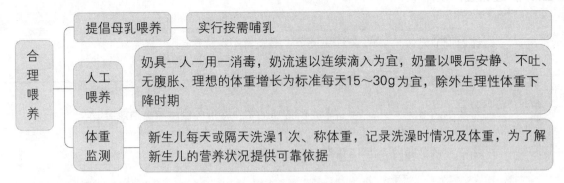

合理喂养	提倡母乳喂养	实行按需哺乳
	人工喂养	奶具一人一用一消毒，奶流速以连续滴入为宜，奶量以喂后安静、不吐、无腹胀、理想的体重增长为标准每天15～30g为宜，除外生理性体重下降时期
	体重监测	新生儿每天或隔天洗澡1次、称体重，记录洗澡时情况及体重，为了解新生儿的营养状况提供可靠依据

5.确保安全

避免新生儿处于危险的环境，防止坠床或被盗。

五、健康教育

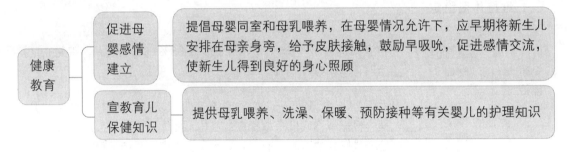

健康教育	促进母婴感情建立	提倡母婴同室和母乳喂养，在母婴情况允许下，应早期将新生儿安排在母亲身旁，给予皮肤接触，鼓励早吸吮，促进感情交流，使新生儿得到良好的身心照顾
	宣教育儿保健知识	提供母乳喂养、洗澡、保暖、预防接种等有关婴儿的护理知识

第二节　早产儿

　　早产儿是指出生胎龄＜37周的活产婴儿，又称未成熟儿。其出生体重大部分＜2500g，头围＜33cm。器官功能和适应能力较足月儿为差，需给予特殊护理。

　　临床亦把体重＜2500g的新生儿统称为低出生体重儿，将体重＜1500g者称为极低出生体重儿，体重＜1000g者称为超低出生体重儿。其中都包括早产儿和小于胎龄儿。

一、临床表现

1.外观特点

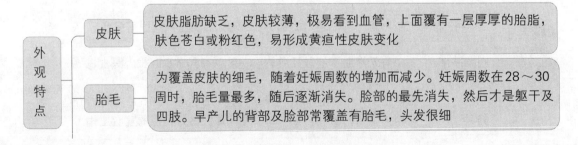

外观特点	皮肤	皮肤脂肪缺乏，皮肤较薄，极易看到血管，上面覆有一层厚厚的胎脂，肤色苍白或粉红色，易形成黄疸性皮肤变化
	胎毛	为覆盖皮肤的细毛，随着妊娠周数的增加而减少。妊娠周数在28～30周时，胎毛量最多，随后逐渐消失。脸部的最先消失，然后才是躯干及四肢。早产儿的背部及脸部常覆盖有胎毛，头发很细

耳朵	<34周出生的新生儿，其耳朵软而平，无形状可言。大约在妊娠36周时，耳郭的上半部已出现些软骨并且有稍微内屈的现象，折叠后放松可慢慢地弹回原状；足月儿的耳郭坚硬且竖立着，若折叠后放松可很快地弹回原状
乳晕	早产或体重低于妊娠周数新生儿的乳房组织没有或减少(<0.2cm)；足月妊娠儿的乳房组织为0.1~1cm
躯干	胸部很小，横径宽，但前后径小；腹肌松弛，腹壁薄弱，使腹部呈圆形，比胸部大且易在脐部及腹股沟产生疝气
四肢	瘦小、活动力弱、躺姿如同青蛙，指甲短而软，脚掌缺乏掌纹，因血清蛋白少而可能发生水肿
足底皱褶	足底皱褶是胎儿出生后12h内，妊娠周数测定的可靠指标。过了这段时间以后，足部皮肤会开始干燥，而表层的皱褶开始出现。足底皱褶的产生，是由足部的最前端开始，当妊娠周数越大时，皱褶就会向足跟延伸，还可能脱皮。早产儿的脚跟是光滑无皱褶且只有脚底前部有少数皱褶
生殖器官	①女婴：会阴部及大阴唇发育不全，因此小阴唇及阴蒂突出，大阴唇呈唇分开的状态，阴道无含血丝分泌物 ②男婴：在妊娠36周以前，阴囊小且只有少许皱褶，睾丸未降至阴囊，而在腹股沟处可触摸到睾丸

2. 生理特征

生理特征	体温调节	早产儿体温调节中枢发育不成熟，调节功能差，新陈代谢低，产热低，散热大，汗腺发育差，对外界环境适应能力也很低，因此出生后的体温管理非常关键
	呼吸功能	早产儿呼吸常不规则，喂奶后常有暂时性青紫，甚至发生呼吸暂停。肺泡表面活性物质少/缺乏，易发生肺透明膜病及肺不张
	消化功能	具体见下方"消化功能"

生理特征

免疫功能 — 早产儿来自母体的 IgG 含量低，其补体水平亦低下，吞噬细胞的功能差，对感染的抵抗能力弱，即使致病力低的病原菌感染也能恶化扩散；且新生儿皮肤黏膜薄嫩，易被擦伤，成为细菌侵袭的通路；脐部为开放的伤口，细菌易繁殖并进入血液，容易发生各种感染性疾病，甚至败血症

肾功能 — 早产儿易产生水钠潴留、水肿及低钠血症。另外，早产儿调节酸碱平衡的能力较差，易发生代谢性酸中毒

代谢功能 — 具体见下方"代谢功能"

神经系统 — 胎龄越小，各种反射越差。早产儿肌张力亦低，四肢呈伸直位，拥抱反射常不完善。在无明显外伤和窒息的情况下，常发生脑室管膜下出血和脑室内出血

消化功能

早产儿吸吮能力差，吞咽反射弱，幽门括约肌较紧张，胃容量小，易产生喂养困难、呛奶、溢奶，如护理不当可导致吸入性肺炎

各种消化酶分泌不足，胆酸分泌较少，不能将脂肪乳化，故脂肪消化吸收差，易发生消化不良、腹泻；在缺氧缺血、喂养不当情况下，可发生坏死性小肠结肠炎

肝功能发育较差，葡萄糖醛酸转移酶更不成熟，导致生理性黄疸程度较足月儿重，且持续时间长；另外，肝合成凝血因子不足及铁和维生素A、维生素D等贮存少，易出现颅内出血、肺出血、贫血、低钙血症等

代谢功能

糖贮备不足，肝糖原转变成血糖的功能低，当缺氧、寒冷时易产生低血糖。早产儿胰岛 B 细胞亦不成熟，故输入葡萄糖亦应谨慎，否则可能发生高血糖

体内蛋白贮存不足，常易发生低蛋白血症

甲状旁腺功能不成熟，加上肾脏排磷少，容易导致高磷低钙血症和低钙惊厥

二、护理评估

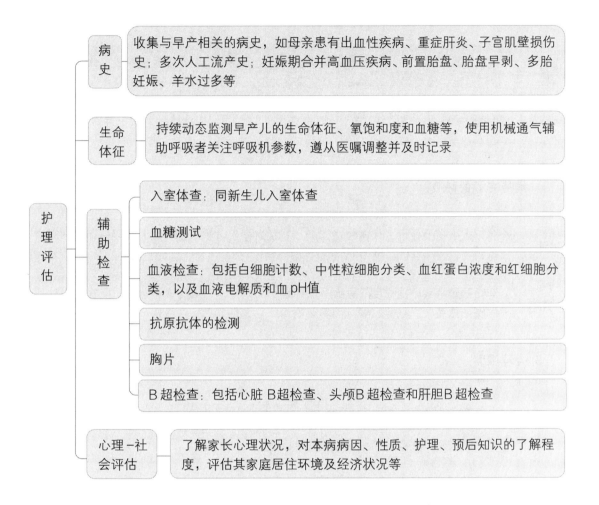

护理评估

- 病史：收集与早产相关的病史，如母亲患有出血性疾病、重症肝炎、子宫肌壁损伤史；多次人工流产史；妊娠期合并高血压疾病、前置胎盘、胎盘早剥、多胎妊娠、羊水过多等

- 生命体征：持续动态监测早产儿的生命体征、氧饱和度和血糖等，使用机械通气辅助呼吸者关注呼吸机参数，遵从医嘱调整并及时记录

- 辅助检查
  - 入室体查：同新生儿入室体查
  - 血糖测试
  - 血液检查：包括白细胞计数、中性粒细胞分类、血红蛋白浓度和红细胞分类，以及血液电解质和血 pH 值
  - 抗原抗体的检测
  - 胸片
  - B 超检查：包括心脏 B 超检查、头颅B 超检查和肝胆B 超检查

- 心理－社会评估：了解家长心理状况，对本病病因、性质、护理、预后知识的了解程度，评估其家庭居住环境及经济状况等

三、护理诊断

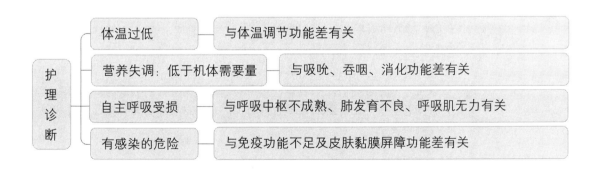

护理诊断

- 体温过低：与体温调节功能差有关
- 营养失调：低于机体需要量：与吸吮、吞咽、消化功能差有关
- 自主呼吸受损：与呼吸中枢不成熟、肺发育不良、呼吸肌无力有关
- 有感染的危险：与免疫功能不足及皮肤黏膜屏障功能差有关

四、护理措施

1. 维持早产儿体温恒定

维持早产儿体温恒定

- 对于一般体重＜2000g者，应尽早使用婴儿暖箱或远红外辐射床保暖，体重越轻箱温应越高；没有条件者，采取简易保暖方法，或母亲"袋鼠式"怀抱

- 维持体温在36～37℃。每2～4h测体温1次。定时检测体温，发现异常，及时通知医生

2. 维持有效的呼吸

维持有效的呼吸

- 每2～3h更换体位，保持气道通畅，有缺氧症状者给予氧气吸入，经皮血氧饱和度维持在85%～93%，症状改善应立即停用

- 有呼吸暂停者根据程度不同给予拍打足底、托背、刺激皮肤等处理，反复发作时遵医嘱给氨茶碱、枸橼酸咖啡因等药物治疗，密切监护，注意用药安全

3. 合理喂养

合理喂养

- **开奶时间**：出生体重在1500g以上而无青紫者，可于出生后2～4h喂10%葡萄糖水2ml/kg，无呕吐者，可在6～8h后喂养。出生体重在1500g以下或伴有青紫者，可适当延迟喂养时间

- **喂奶量**：喂奶量应根据消化道的消化及吸收能力而定，以不发生胃内潴留和呕吐为原则。胎龄越小，出生体重越低，每次喂乳量需减少，喂奶间隔应缩短，并且根据喂奶后有无腹胀、呕吐、胃内残留及体重增长情况调整（理想状态是每天增长10～15g）

- **喂养方式**：母乳喂养是早产儿最佳的喂养方式，无法母乳喂养者以早产婴儿配方奶为宜

- **喂养方法**：吸吮无力并吞咽功能不良者，可用滴管或鼻饲喂养。必要时，静脉补充营养液。喂养后，患儿宜取右侧卧位，并注意观察有无青紫、溢乳和呕吐现象发生

- **严密观察**：准确记录24h出入液量，每天晨起空腹测体重1次，并记录，以便分析、调整营养的补充

4. 密切观察病情

密切观察病情
- 常规床边 24h 生命体征监测，观察患儿哺乳情况、精神反应、哭声、反射、面色、皮肤颜色、肢体末梢温度，保持患儿安静
- 治疗、护理尽量集中进行，就地操作，不抱离暖箱或辐射床

5. 严格执行消毒隔离制度

工作人员相对固定，严格控制入室人员，室内物品定期更换消毒，一人一用，强化洗手意识，每次接触前后要洗手或用快速消毒液擦手，严格控制医源性感染。体重在 1000g 以下者，被服须经消毒后使用。

6. 严格遵循早产儿用氧指南

积极治疗早产儿的各种并发症，减少对氧的需要，严格控制吸入氧浓度和持续时间，经皮血氧饱和度监测不宜>95%，避免血氧分压波动过大。

7. 预防并发症

预防并发症
- 颅内出血
  - 避免刺激；除了治疗的时候，平时应让早产儿在幽静的类似于子宫的环境下"生活"，医护协调操作集中进行；早期禁止沐浴，减少头部搬动。床头抬高 15°~30°，并结合临床头颅 B 超检查的结果，严密观察神志意识等情况
- 早产儿视网膜病变
  - 严密持续监测氧浓度，应以最低的氧浓度维持 PaO_2 50~80mmHg，经皮氧饱和度 90%~95%。在机械通气时，当患儿病情好转、血气改善后，及时降低用力吸氧量，调节梯度在 5%~10% 之间，以免波动过大。早产儿在住院期间根据胎龄及病情安排眼底筛查频次(1 周或 2 周 1 次)，及时处理异常情况

五、健康教育

健康教育
- 生育早产儿的母亲常会有忧郁和歉疚感，接受早产儿需要特殊照顾的观念常需一段时间
- 早产儿往往需要较长的住院时间，这使早产儿出院后父母一时不能很好地承担照顾孩子的责任
- 在出院前，应教导父母如何抱抚、喂奶，指导父母如何冲调奶粉、如何沐浴、何时预防接种、何时门诊随访等，以使父母得到良好的信息支持和树立照顾患儿的信心

第三节　新生儿窒息与复苏

新生儿窒息是指胎儿娩出后1分钟，只有心跳而无呼吸或未建立规律呼吸的缺氧状态，为新生儿死亡及伤残的主要原因之一。

一、临床表现

根据窒息程度分轻度窒息和重度窒息，以 Apgar 评分（见表 16-1）为其指标，8～10 分为正常新生儿。

表 16-1　新生儿 Apgar 评分表

体征	评分标准		
	0	1	2
皮肤颜色	青紫或苍白	身体红,四肢青紫	全身红
心率（次/分）	无	<100	>100
弹足底或插鼻管反应	无反应	有些动作如皱眉	哭,打喷嚏
肌张力	松弛	四肢略屈曲	四肢活动
呼吸	无	慢,不规则	正常哭声响

临床表现
- 轻度窒息：1分钟Apgar评分4～7分：新生儿面部与全身皮肤呈青紫色；呼吸表浅或不规律；心跳规律且有力，心率减慢；对外界刺激有反应；喉反射存在；肌张力好；四肢稍屈。若抢救治疗不及时，可转为重度窒息
- 重度窒息：Apgar评分0～3分：新生儿皮肤苍白；口唇暗紫；无呼吸或仅有喘息样微弱呼吸；心跳不规则；心率<80次/分且弱；对外界刺激无反应；喉反射消失；肌张力松弛。如果不及时抢救可致死亡

出生后 5min Apgar 评分对估计预后很有意义。评分越低，酸中毒和低氧血症越严重，如 5min 的评分数<3 分，则新生儿病死率及日后发生脑部后遗症的机会明显增加。

二、护理评估

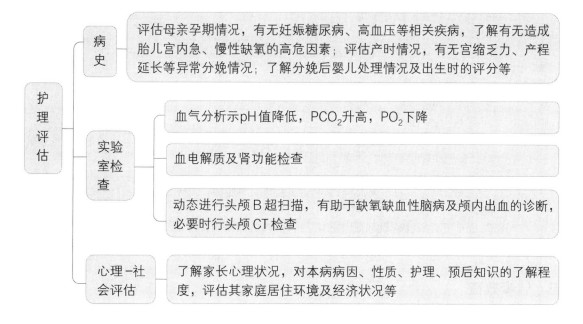

护理评估
- 病史 —— 评估母亲孕期情况，有无妊娠糖尿病、高血压等相关疾病，了解有无造成胎儿宫内急、慢性缺氧的高危因素；评估产时情况，有无宫缩乏力、产程延长等异常分娩情况；了解分娩后婴儿处理情况及出生时的评分等
- 实验室检查
  - 血气分析示pH值降低，PCO_2升高，PO_2下降
  - 血电解质及肾功能检查
  - 动态进行头颅B超扫描，有助于缺氧缺血性脑病及颅内出血的诊断，必要时行头颅CT检查
- 心理-社会评估 —— 了解家长心理状况，对本病病因、性质、护理、预后知识的了解程度，评估其家庭居住环境及经济状况等

三、护理诊断

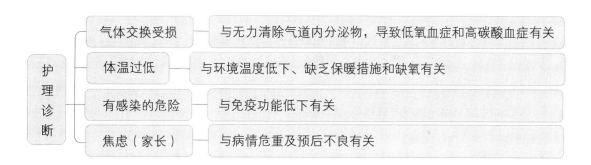

护理诊断
- 气体交换受损 —— 与无力清除气道内分泌物，导致低氧血症和高碳酸血症有关
- 体温过低 —— 与环境温度低下、缺乏保暖措施和缺氧有关
- 有感染的危险 —— 与免疫功能低下有关
- 焦虑（家长）—— 与病情危重及预后不良有关

四、护理措施

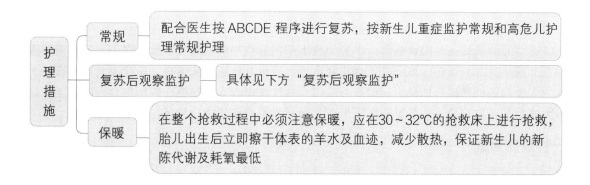

护理措施
- 常规 —— 配合医生按ABCDE程序进行复苏，按新生儿重症监护常规和高危儿护理常规护理
- 复苏后观察监护 —— 具体见下方"复苏后观察监护"
- 保暖 —— 在整个抢救过程中必须注意保暖，应在30~32℃的抢救床上进行抢救，胎儿出生后立即擦干体表的羊水及血迹，减少散热，保证新生儿的新陈代谢及耗氧最低

复苏后观察监护

复苏后的新生儿可能有多器官损害的危险，应继续监护，包括体温管理、生命体征监测、早期发现并发症

继续监测维持内环境稳定包括氧饱和度、血压、血细胞比容、血糖、血气分析及血电解质等

复苏后立即进行血气分析有助于估计窒息的程度

及时对脑、心、肺、肾及胃肠等器官功能进行监测，早期发现异常并适当干预，以减少窒息的死亡率和伤残率

一旦完成复苏，为避免血糖异常，应定期监测血糖，对于低血糖者静脉给予葡萄糖

如合并中、重度缺氧缺血性脑病，有条件的医院可给予患儿亚低温治疗

五、健康教育

健康教育

耐心细致地解答病情，告诉家长患儿目前的情况和可能的预后，帮助家长树立信心，促进父母角色的转变

详细地将窒息相关的知识、患儿病情及预后解释给新生儿家长，取得家长的信任和理解，减轻他们的恐惧心理，使他们积极配合医护人员的治疗和护理措施

特别要给予他们情感和心理上的支持，经常向他们介绍专业科学的育儿知识，使他们能够尽早地熟悉照顾新生儿的方法

第四节　新生儿缺血缺氧性脑病

新生儿缺氧缺血性脑病是指由于各种围生期因素引起的缺氧及脑血流减少或暂停而导致胎儿和新生儿的脑损伤。该病是新生儿窒息后的严重并发症，病情重，病死率高，并可能产生永久性功能性神经功能缺陷，如智力障碍、脑性瘫痪等。其脑损伤的部位和胎龄有关，足月儿主要累及脑皮质、矢状窦旁区，早产儿则易累及脑室周围白质区。

一、临床表现

主要表现为意识改变和肌张力变化，严重者可伴有脑干功能障碍。通过观察患儿的意识状态、反应性、肌张力等，可以判断病情的轻重程度（见表16-2）。

表 16-2　新生儿缺氧缺血性脑病分型

项目	轻度	中度	重度
意识	过度兴奋	嗜睡、迟钝	昏迷
肌张力	正常	减低	松软
拥抱反射	稍活跃	减弱	消失
吸吮反射	正常	减弱	消失
惊厥	无	通常伴有	多见或持续
中枢性呼吸衰竭	无	无或轻度	常有
瞳孔改变	无	缩小	不对称,扩大或对光反射消失
前囟张力	正常	正常或稍饱满	饱满、紧张
病程及预后	症状持续 24 小时左右,预后好	大多数 1 周后症状消失,不消失者如存活,可能有后遗症	病死率高,多在 1 周内死亡,存活者症状持续数周,多有后遗症

二、护理评估

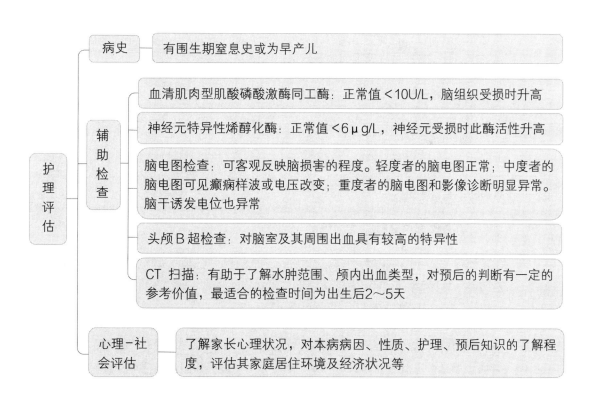

第十六章　新生儿的临床护理

291

三、护理诊断

护理诊断	低效型呼吸型态	与缺血缺氧致呼吸中枢损害有关
	潜在并发症	颅内压升高、呼吸衰竭
	有感染的危险	与免疫功能低下有关
	焦虑（家长）	与病情危重及预后不良有关

四、护理措施

护理措施	给氧	及时清除呼吸道分泌物。选择合适的给氧方式，根据患儿缺氧情况，可给予鼻导管吸氧或头罩吸氧，如缺氧严重，可考虑气管插管及机械辅助通气
	监护	严密监护患儿的呼吸、血压、心率、血氧饱和度等，注意观察患儿的神志、瞳孔、前囟张力及抽搐等症状，观察药物反应
	补充营养	合理喂养，保证足够的热量供给，不能经口喂养者，可鼻饲喂养
	恢复训练	对于有功能障碍者，固定肢体在功能位；病情平稳后，早期开展动作训练，给予感知刺激的护理干预措施，促进脑功能恢复
	亚低温治疗的护理	具体见下方"亚低温治疗的护理"

亚低温治疗的护理	实施亚低温治疗，提倡窒息后尽快开始，最适宜在新生儿出生后 6h内使用，持续48～72h时，这是减少脑损害的最佳治疗时间窗
	通过热传导器降低患儿的体温或将患儿体温维持在某一定值
	将处于备用状态的变温毯裹以柔软的床单平置于患儿身下，设定合适水温，启动控温仪，逐步降温
	将控温仪的鼻咽温度探头湿润后小心置入患儿鼻咽部，放置深度相当于鼻尖至耳垂的长度，妥善固定
	维持患儿鼻咽部及直肠温度为33.5～34.0℃
	常规治疗 72h后遵医嘱停止亚低温治疗，采取辐射床加温方法逐步复温，复温期间直肠温度每 2h升高不超过0.5℃
	体温恢复正常后，须每4h测体温1次
	在进行亚低温治疗的过程中，予持续的动态心电监护、肛温监测、氧饱和度监测、呼吸监测及血压监测，同时观察患儿的面色、反应、外周循环情况，总结24h出入液量，并做好记录
	在护理过程中应注意心率的变化，如出现心率过缓或心律失常，及时与医生联系是否停止亚低温治疗

五、健康教育

健康教育
- 对疑似有功能障碍者，应及早进行早期康复干预
- 将其肢体固定于功能位
- 早期给予患儿动作训练和感知刺激的干预措施，促进其脑功能的恢复
- 向患儿家长耐心解答问题并获得理解；恢复期指导家长掌握康复干预的措施，以得到家长最佳的配合并坚持定期随访

第五节　新生儿颅内出血

新生儿颅内出血是新生儿期最严重的脑损伤性疾病，与这一阶段自身解剖生理特点及多种围产期高危因素有关，严重者可有神经系统后遗症。以早产儿多见，是新生儿死亡的重要原因之一。近年来，围产新生儿技术不断提高，但因为早产儿增加，孕周、出生体重呈降低趋势。所以，高危儿相对增多，新生儿颅内出血的发病率并无大幅度降低。

一、临床表现

颅内出血的症状和体征与出血部位及出血量有关，一般出生后数小时至1周左右出现。

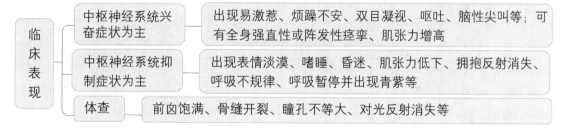

临床表现
- 中枢神经系统兴奋症状为主：出现易激惹、烦躁不安、双目凝视、呕吐、脑性尖叫等；可有全身强直性或阵发性痉挛、肌张力增高
- 中枢神经系统抑制症状为主：出现表情淡漠、嗜睡、昏迷、肌张力低下、拥抱反射消失、呼吸不规律、呼吸暂停并出现青紫等
- 体查：前囟饱满、骨缝开裂、瞳孔不等大、对光反射消失等

各类型颅内出血的特点如下。

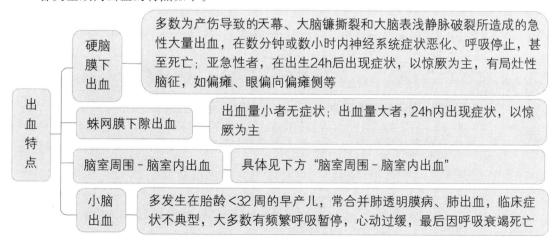

出血特点
- 硬脑膜下出血：多数为产伤导致的天幕、大脑镰撕裂和大脑表浅静脉破裂所造成的急性大量出血，在数分钟或数小时内神经系统症状恶化、呼吸停止，甚至死亡；亚急性者，在出生24h后出现症状，以惊厥为主，有局灶性脑征，如偏瘫、眼偏向偏瘫侧等
- 蛛网膜下隙出血：出血量小者无症状；出血量大者，24h内出现症状，以惊厥为主
- 脑室周围-脑室内出血：具体见下方"脑室周围-脑室内出血"
- 小脑出血：多发生在胎龄<32周的早产儿，常合并肺透明膜病、肺出血，临床症状不典型，大多数有频繁呼吸暂停，心动过缓，最后因呼吸衰竭死亡

<table>
<tr>
<td rowspan="4">脑室周围-脑室内出血</td>
<td>多见于早产儿</td>
</tr>
<tr>
<td>根据头颅CT扫描可分为4级：Ⅰ级脑室管膜下出血；Ⅱ级脑室内出血，无脑室扩大；Ⅲ级脑室内出血伴脑室扩大；Ⅳ级脑室内出血伴脑实质出血</td>
</tr>
<tr>
<td>多数在出生3天内发病，最常见症状为Moro反射消失，肌张力低下，淡漠及呼吸暂停</td>
</tr>
<tr>
<td>少量Ⅰ级、Ⅱ级出血可无症状，预后良好；Ⅲ级、Ⅳ级出血则神经系统症状进展快，在数分钟到数小时内意识状态从迟钝转为昏迷，瞳孔固定，对光反射消失，惊厥及去大脑强直状态，血压下降，心动过缓，呼吸停止直至死亡</td>
</tr>
</table>

二、护理评估

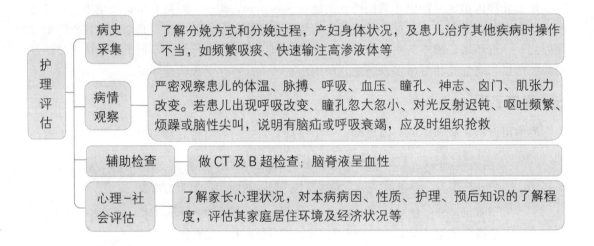

护理评估	病史采集	了解分娩方式和分娩过程，产妇身体状况，及患儿治疗其他疾病时操作不当，如频繁吸痰、快速输注高渗液体等
	病情观察	严密观察患儿的体温、脉搏、呼吸、血压、瞳孔、神志、囟门、肌张力改变。若患儿出现呼吸改变、瞳孔忽大忽小、对光反射迟钝、呕吐频繁、烦躁或脑性尖叫，说明有脑疝或呼吸衰竭，应及时组织抢救
	辅助检查	做CT及B超检查；脑脊液呈血性
	心理-社会评估	了解家长心理状况，对本病病因、性质、护理、预后知识的了解程度，评估其家庭居住环境及经济状况等

三、护理诊断

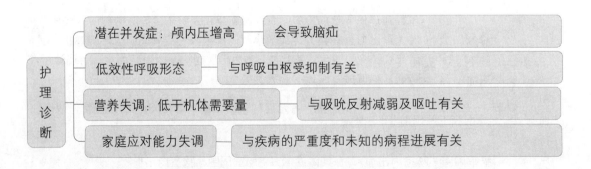

护理诊断	潜在并发症：颅内压增高	会导致脑疝
	低效性呼吸形态	与呼吸中枢受抑制有关
	营养失调：低于机体需要量	与吸吮反射减弱及呕吐有关
	家庭应对能力失调	与疾病的严重度和未知的病程进展有关

四、护理措施

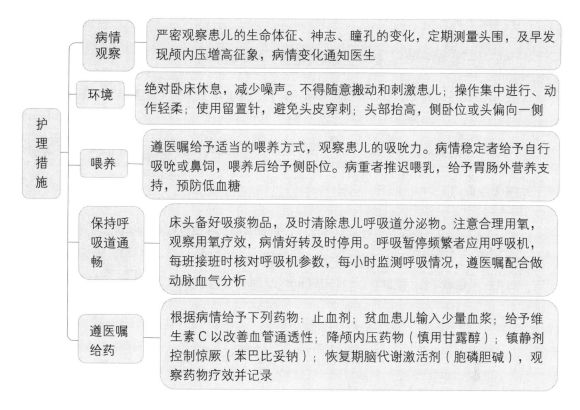

护理措施

病情观察	严密观察患儿的生命体征、神志、瞳孔的变化，定期测量头围，及早发现颅内压增高征象，病情变化通知医生
环境	绝对卧床休息，减少噪声。不得随意搬动和刺激患儿；操作集中进行、动作轻柔；使用留置针，避免头皮穿刺；头部抬高，侧卧位或头偏向一侧
喂养	遵医嘱给予适当的喂养方式，观察患儿的吸吮力。病情稳定者给予自行吸吮或鼻饲，喂养后给予侧卧位。病重者推迟喂乳，给予胃肠外营养支持，预防低血糖
保持呼吸道通畅	床头备好吸痰物品，及时清除患儿呼吸道分泌物。注意合理用氧，观察用氧疗效，病情好转及时停用。呼吸暂停频繁者应用呼吸机，每班接班时核对呼吸机参数，每小时监测呼吸情况，遵医嘱配合做动脉血气分析
遵医嘱给药	根据病情给予下列药物：止血剂；贫血患儿输入少量血浆；给予维生素C以改善血管通透性；降颅内压药物（慎用甘露醇）；镇静剂控制惊厥（苯巴比妥钠）；恢复期脑代谢激活剂（胞磷胆碱），观察药物疗效并记录

五、健康教育

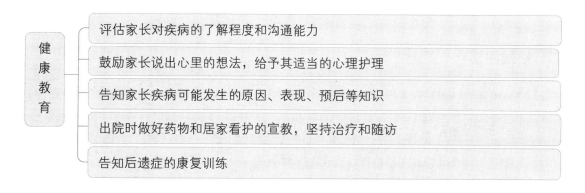

健康教育

- 评估家长对疾病的了解程度和沟通能力
- 鼓励家长说出心里的想法，给予其适当的心理护理
- 告知家长疾病可能发生的原因、表现、预后等知识
- 出院时做好药物和居家看护的宣教，坚持治疗和随访
- 告知后遗症的康复训练

第六节　新生儿黄疸

新生儿黄疸是指新生儿由于体内胆红素增高而引起皮肤、巩膜等黄染的现象。血中未结合胆红素增高在新生儿可引起胆红素脑病（核黄疸），常导致死亡，幸存者留有后遗症。所以每个黄疸患儿应首先区分生理性或病理性黄疸，对后者应尽快找出病因，及时治疗。

一、临床表现

1. 生理性黄疸

生理性黄疸
- 一般情况良好，也可出现轻度嗜睡或食欲减退
- 足月儿在生后2~3天出现黄疸，4~5天最重，10~14天消退；早产儿可延迟至3~4周，每天血清胆红素升高<85μmol/L
- 黄疸程度轻重不一，轻者仅限于面颈部，重者可延及躯干四肢和巩膜

2. 病理性黄疸

病理性黄疸
- 出生后24h内出现黄疸，表现为皮肤、巩膜黄染，粪便色黄或色泽变淡或成灰白色，尿色正常或深黄
- 黄疸持续时间，足月儿>2周，早产儿>4周
- 黄疸退而复现
- 血清胆红素足月儿>221μmol/L，早产儿>257μmol/L或每天上升>85μmol/L
- 血清结合胆红素>34μmol/L
- 有以上任何1项者均可视为病理性黄疸，不同日龄的新生儿确定为病理性黄疸的血清胆红素水平不同

二、护理评估

护理评估
- 准确评估患儿黄疸程度及范围
- 评估患儿父母血型
- 评估患儿喂养和腹部情况，大小便颜色
- 评估患儿是否有神经系统症状

三、护理诊断

护理诊断
- 活动无耐力 —— 与红细胞大量破坏引起贫血有关
- 潜在并发症：胆红素脑病 —— 与胆红素通过血-脑屏障有关
- 知识缺乏（家长） —— 与缺乏对黄疸的认识有关

图解实用妇产科临床护理

四、护理措施

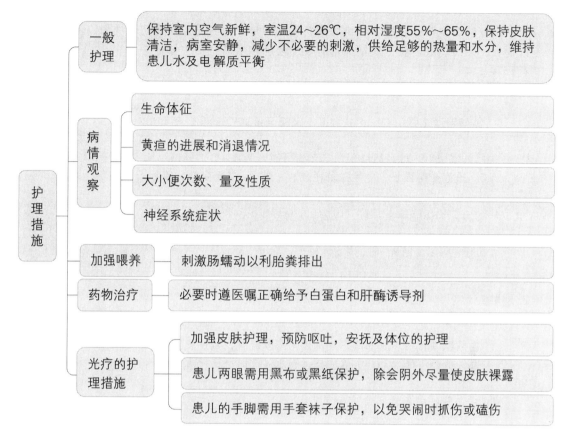

```
              ┌─ 一般护理 ── 保持室内空气新鲜，室温24～26℃，相对湿度55%～65%，保持皮肤
              │              清洁，病室安静，减少不必要的刺激，供给足够的热量和水分，维持
              │              患儿水及电解质平衡
              │
              │              ┌─ 生命体征
              │              │
              │  病情观察 ──┤─ 黄疸的进展和消退情况
              │              │
护理措施 ──────┤              │─ 大小便次数、量及性质
              │              │
              │              └─ 神经系统症状
              │
              │─ 加强喂养 ── 刺激肠蠕动以利胎粪排出
              │
              │─ 药物治疗 ── 必要时遵医嘱正确给予白蛋白和肝酶诱导剂
              │
              │              ┌─ 加强皮肤护理，预防呕吐，安抚及体位的护理
              │              │
              └─ 光疗的护 ──┤─ 患儿两眼需用黑布或黑纸保护，除会阴外尽量使皮肤裸露
                 理措施      │
                            └─ 患儿的手脚需用手套袜子保护，以免哭闹时抓伤或磕伤
```

五、健康教育

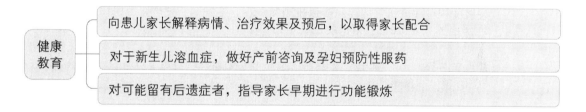

```
              ┌─ 向患儿家长解释病情、治疗效果及预后，以取得家长配合
              │
健康教育 ──────┤─ 对于新生儿溶血症，做好产前咨询及孕妇预防性服药
              │
              └─ 对可能留有后遗症者，指导家长早期进行功能锻炼
```

第七节　新生儿寒冷损伤综合征

新生儿寒冷损伤综合征是由于寒冷损伤、感染或早产引起的一种综合征，其中以寒冷损伤为最常见，以皮下脂肪硬化和水肿为特征。多发生在寒冷季节，多见于重症感染、窒息、早产及低出生体重儿。严重低体温、硬肿症者可继发肺出血、休克及多脏器功能衰竭而致死。

一、临床表现

本病多发生在冬、春寒冷季节，感染、窒息等其他因素造成者可发生在任何季节，甚至置暖箱内抚育的新生儿。以出生后1周内新生儿和早产儿多见。发病初表现为体温降低、吮乳差或拒乳、哭声弱等症状；病情加重时发生硬肿和多器官损害体征。

1. 低体温

低体温 —
- 体核温度（肛门内5cm处温度）常降至＜35℃，重症者＜30℃
- 低体温早期，棕色脂肪代偿产热良好时，腋温-肛温差值（腋-肛温差）为正值或0；重症或病程长，能量贮备耗竭时，腋-肛温差变为负值
- 以肛温为体温平衡指标，以腋-肛温差值为产热指标
- 如腋-肛温差值＜-6℃提示休克

2. 硬肿

硬肿 —
- 由皮脂硬化和水肿形成，其特点为皮肤硬肿，紧贴皮下组织，不能移动，严重者肢体僵硬不能活动，如橡皮样，有水肿者压之有轻度凹陷
- 皮色紫红或苍黄
- 硬肿发生顺序是小腿 →大腿外侧→整个下肢→臀部→面颊→上肢（三角肌区）→全身
- 硬肿面积可按烫伤法估计：头颈部20%；双上肢18%；前胸及腹部14%；背及腰骶部14%；臀部8%；双下肢26%
- 硬肿可分轻、中、重3度，常与硬肿发生的范围有关，轻度＜20%，中度20%～50%，重度＞50%

3. 多器官功能损害

多器官功能损害 —
- 早期可有一过性心率增快，随病情加重，体温降低，硬肿加重，心率可逐渐缓慢（＜100次/分），心音低钝、节律不齐，毛细血管再充盈时间延长，微循环障碍表现
- 严重时可呈现休克、DIC、急性肾衰竭和肺出血等多器官功能衰竭（MOF）表现

二、护理评估

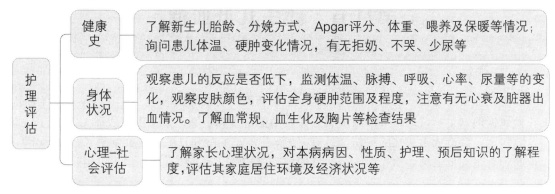

护理评估
- 健康史：了解新生儿胎龄、分娩方式、Apgar评分、体重、喂养及保暖等情况；询问患儿体温、硬肿变化情况，有无拒奶、不哭、少尿等
- 身体状况：观察患儿的反应是否低下，监测体温、脉搏、呼吸、心率、尿量等的变化，观察皮肤颜色，评估全身硬肿范围及程度，注意有无心衰及脏器出血情况。了解血常规、血生化及胸片等检查结果
- 心理-社会评估：了解家长心理状况，对本病病因、性质、护理、预后知识的了解程度，评估其家庭居住环境及经济状况等

三、护理诊断

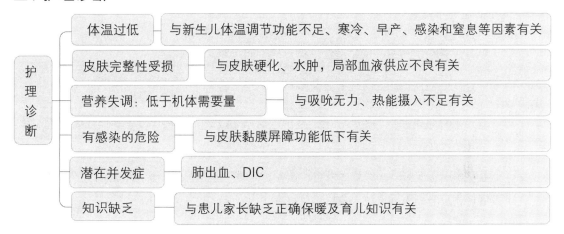

护理诊断
- 体温过低：与新生儿体温调节功能不足、寒冷、早产、感染和窒息等因素有关
- 皮肤完整性受损：与皮肤硬化、水肿，局部血液供应不良有关
- 营养失调：低于机体需要量：与吸吮无力、热能摄入不足有关
- 有感染的危险：与皮肤黏膜屏障功能低下有关
- 潜在并发症：肺出血、DIC
- 知识缺乏：与患儿家长缺乏正确保暖及育儿知识有关

四、护理措施

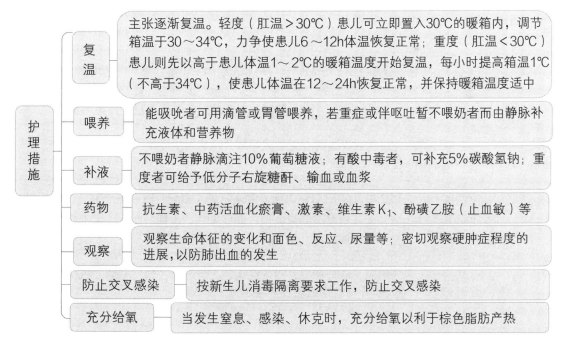

护理措施
- 复温：主张逐渐复温。轻度（肛温>30℃）患儿可立即置入30℃的暖箱内，调节箱温于30～34℃，力争使患儿6～12h体温恢复正常；重度（肛温<30℃）患儿则先以高于患儿体温1～2℃的暖箱温度开始复温，每小时提高箱温1℃（不高于34℃），使患儿体温在12～24h恢复正常，并保持暖箱温度适中
- 喂养：能吸吮者可用滴管或胃管喂养，若重症或伴呕吐暂不喂奶者而由静脉补充液体和营养物
- 补液：不喂奶者静脉滴注10%葡萄糖液；有酸中毒者，可补充5%碳酸氢钠；重度者可给予低分子右旋糖酐、输血或血浆
- 药物：抗生素、中药活血化瘀膏、激素、维生素K_1、酚磺乙胺（止血敏）等
- 观察：观察生命体征的变化和面色、反应、尿量等；密切观察硬肿症程度的进展，以防肺出血的发生
- 防止交叉感染：按新生儿消毒隔离要求工作，防止交叉感染
- 充分给氧：当发生窒息、感染、休克时，充分给氧以利于棕色脂肪产热

第八节　新生儿低血糖

新生儿低血糖是指新生儿的血糖值低于正常新生儿的最低血糖值。很多疾病都会导致新生儿低血糖的发生，低血糖可使脑细胞失去基本能量来源，脑代谢及生理活动无法进行，如不及时纠正，会造成永久性脑损伤。目前主张采用不论胎龄和日龄，全血血糖<2.2mmol/L，应诊断为新生儿低血糖，而<2.6mmol/L为临床需要处理的界限值。

一、临床表现

新生儿低血糖常缺乏临床症状。

临床表现	同样血糖水平的患儿症状差异很大，原因尚不明
	无症状性低血糖比症状性低血糖多10～20倍
	症状和体征常非特异性，多出现在出生后1h或1周内，或伴发于其他疾病过程而被掩盖
	主要表现为反应差、阵发性发绀、震颤、眼球不正常转动、惊厥、呼吸暂停、嗜睡、拒食等，有的出现多汗、苍白、反应低下等
	在静脉补充葡萄糖液后，上述症状消失、血糖恢复正常者，称为症状性低血糖

二、护理评估

护理评估	病史	母亲有糖尿病史、妊娠期合并高血压疾病史，婴儿患红细胞增多症、ABO和Rh血型不合溶血病、围产期窒息、感染、硬肿症、呼吸窘迫综合征(RDS)等，尤其是早产儿、小于胎龄儿以及开奶晚、摄入量不足等情况
	临床表现	有上述临床表现或具有无原因解释的神经系统症状、体征的患儿，需警惕低血糖
	血糖测定及其他检查	出生后1h内应监测血糖，对高危患儿监测血糖应更严密。诊断不明者，还应根据需要查血型、血红蛋白、血钙、血镁、尿常规与酮体，必要时做脑脊液、胸片、心电图等检查
	心理-社会评估	了解家长心理状况，对本病病因、性质、护理、预后知识的了解程度,评估其家庭居住环境及经济状况等

三、护理诊断

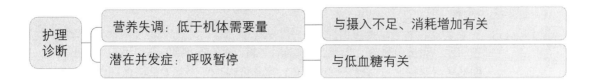

护理诊断	营养失调：低于机体需要量	与摄入不足、消耗增加有关
	潜在并发症：呼吸暂停	与低血糖有关

四、护理措施

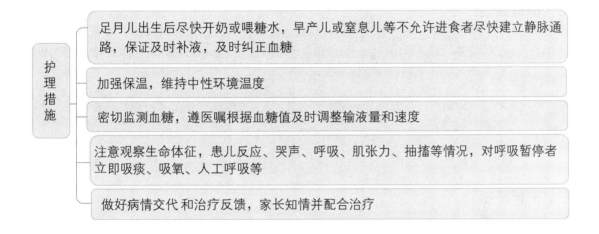

护理措施	足月儿出生后尽快开奶或喂糖水，早产儿或窒息儿等不允许进食者尽快建立静脉通路，保证及时补液，及时纠正血糖
	加强保温，维持中性环境温度
	密切监测血糖，遵医嘱根据血糖值及时调整输液量和速度
	注意观察生命体征，患儿反应、哭声、呼吸、肌张力、抽搐等情况，对呼吸暂停者立即吸痰、吸氧、人工呼吸等
	做好病情交代和治疗反馈，家长知情并配合治疗

第九节　新生儿低钙血症

新生儿低钙血症是新生儿惊厥的常见原因之一，多由于暂时性甲状旁腺功能抑制所致，因在妊娠晚期母血中的钙经胎盘主动输入胎儿的量增加，抑制了甲状旁腺功能。正常血清总钙 2.25～2.75mmol/L，当血清总钙＜1.75mmol/L（7mg/dl）或血清游离钙＜0.9mmol/L（3.5mg/dl）称为低钙血症。

一、临床表现

1.症状

症状	症状轻重不同，多出现在出生后5～10天，主要是神经肌肉的兴奋性增高，表现为惊跳、手足抽搐、震颤、惊厥、呼吸改变、心率增快、发绀、呕吐、便血等
	最严重的表现是喉痉挛和呼吸暂停

2. 体征

体征

- 早产儿可在出生后较早出现血钙降低，其降低程度一般与胎龄呈反比，但常缺乏体征

- 发作间期一般情况良好，但肌张力稍高，腱反射增强，踝阵挛可呈阳性；出生后早期发病者血钙低，血磷正常或升高，可伴低血糖；晚期发病者血钙低，血磷高

- 心电图示QT时间延长（足月儿＞0.19s，早产儿＞0.20s）

二、护理评估

护理评估

- 了解病因，包括患儿日龄、出生情况、喂养情况、母亲妊娠时的身体状况、低钙持续时间、抽搐次数和发作情况等

- 观察神经肌肉兴奋性及生命体征的测量，尤其是症状不明显者，需检查肌张力、腱反射、踝阵挛

- 实验室检查和心电图，注意血钙、血磷、血糖值及心电图Q-T间期时间

三、护理诊断

有窒息的危险，与血清钙降低、喉痉挛有关。

四、护理措施

护理措施

- 病情观察
  严密观察病情变化，备好抢救物品和器械，避免不必要操作，防止惊厥和喉痉挛发生。惊厥发作时，将患儿头偏向一侧，在上下磨牙之间置一用纱布包裹的压舌板避免舌咬伤。遵医嘱用镇静剂，但注射速度要慢

- 药物治疗
  迅速提高血清总钙水平，降低神经肌肉兴奋性。患儿发生惊厥时，遵医嘱静脉缓慢注射或滴注稀释的10%葡萄糖酸钙，滴注速度可通过输液泵来控制。心率＜80次/分者，应暂停注射。防止钙浓度过高抑制窦房结引起心动过缓，甚至导致心脏停搏

- 静脉保护
  尽量选择粗直、避开关节、易于固定的静脉。穿刺成功后，用生理盐水冲洗，再拔针，以确保钙剂完全进入血管。若药液外渗，应立即停止注射，并给予25%～50%硫酸镁局部湿敷

- 口服药物
  口服10%葡萄糖酸钙溶液，可稀释1～3倍后服用，较小婴儿服用此药一般不宜超过1周

- 新生儿喂养
  提倡母乳喂养或母乳化奶粉喂养，保持适宜的钙磷比例，防止低钙血症的发生

五、健康教育

向家长解释病因及预后，鼓励母乳喂养，合理搭配营养素，坚持户外活动，减少低钙血症的发生。

第十节　新生儿脐炎

新生儿脐炎是指断脐残端被细菌入侵、繁殖所引起的急性炎症。常见致病菌为金黄色葡萄球菌，其次为大肠埃希菌、铜绿假单胞菌、溶血性链球菌等。

一、临床表现

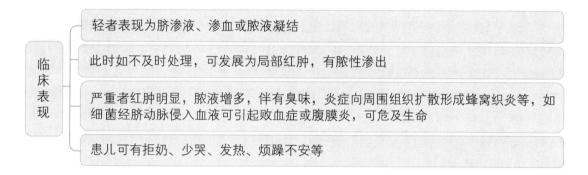

临床表现	轻者表现为脐渗液、渗血或脓液凝结
	此时如不及时处理，可发展为局部红肿，有脓性渗出
	严重者红肿明显，脓液增多，伴有臭味，炎症向周围组织扩散形成蜂窝织炎等，如细菌经脐动脉侵入血液可引起败血症或腹膜炎，可危及生命
	患儿可有拒奶、少哭、发热、烦躁不安等

二、护理评估

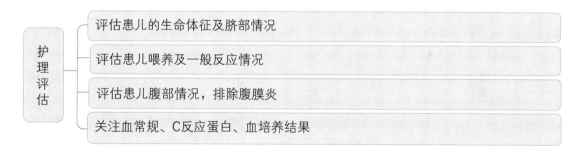

护理评估	评估患儿的生命体征及脐部情况
	评估患儿喂养及一般反应情况
	评估患儿腹部情况，排除腹膜炎
	关注血常规、C反应蛋白、血培养结果

三、护理诊断

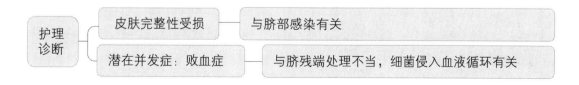

护理诊断	皮肤完整性受损	与脐部感染有关
	潜在并发症：败血症	与脐残端处理不当，细菌侵入血液循环有关

四、护理措施

护理措施

彻底清除感染伤口，从脐的根部由内向外环形彻底清洗消毒。轻者可用安尔碘或75%乙醇消毒，每天2~3次；重度感染者，遵医嘱应用抗生素

洗澡时，注意不要弄湿脐部，洗澡完毕，用消毒干棉签吸干脐窝水，并用75%乙醇消毒，保持局部干燥

观察脐带有无潮湿、渗液或脓性分泌物，炎症明显者可外敷抗生素软膏或按医嘱选用抗生素治疗

第十七章

计划生育妇女的临床护理

第一节　计划生育妇女的一般护理

计划生育措施主要包括避孕（工具避孕、药物避孕及其他避孕方法）、绝育（输卵管结扎术、输卵管粘堵术等）以及避孕失败补救措施（早期人工流产术、中期妊娠引产术）。其中计划生育手术（宫内节育器放置与取出术、人工流产术和中期妊娠引产术、输卵管结扎术）的质量，直接关系到妇女一生的健康和家庭的幸福，护士需不断提高技术水平，以强烈的责任心、爱心和科学的态度，积极配合医师保证受术者的安全。

一、护理评估

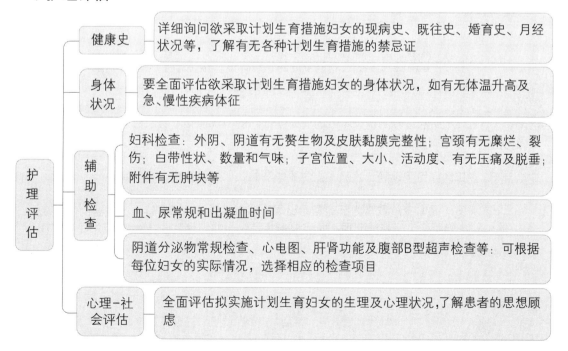

护理评估
- 健康史：详细询问欲采取计划生育措施妇女的现病史、既往史、婚育史、月经状况等，了解有无各种计划生育措施的禁忌证
- 身体状况：要全面评估欲采取计划生育措施妇女的身体状况，如有无体温升高及急、慢性疾病体征
- 辅助检查：
  - 妇科检查：外阴、阴道有无赘生物及皮肤黏膜完整性；宫颈有无糜烂、裂伤；白带性状、数量和气味；子宫位置、大小、活动度、有无压痛及脱垂；附件有无肿块等
  - 血、尿常规和出凝血时间
  - 阴道分泌物常规检查、心电图、肝肾功能及腹部B型超声检查等：可根据每位妇女的实际情况，选择相应的检查项目
- 心理-社会评估：全面评估拟实施计划生育妇女的生理及心理状况，了解患者的思想顾虑

二、护理诊断

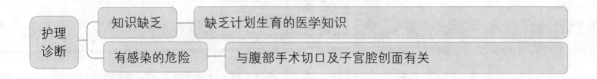

护理诊断 ─┬─ 知识缺乏 ── 缺乏计划生育的医学知识
          └─ 有感染的危险 ── 与腹部手术切口及子宫腔创面有关

三、护理措施

1. 计划生育措施的选择

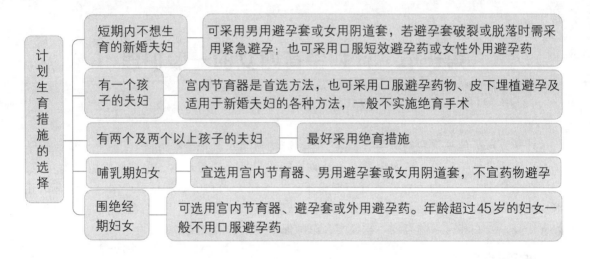

计划生育措施的选择

- 短期内不想生育的新婚夫妇 —— 可采用男用避孕套或女用阴道套，若避孕套破裂或脱落时需采用紧急避孕；也可采用口服短效避孕药或女性外用避孕药
- 有一个孩子的夫妇 —— 宫内节育器是首选方法，也可采用口服避孕药物、皮下埋植避孕及适用于新婚夫妇的各种方法，一般不实施绝育手术
- 有两个及两个以上孩子的夫妇 —— 最好采用绝育措施
- 哺乳期妇女 —— 宜选用宫内节育器、男用避孕套或女用阴道套，不宜药物避孕
- 围绝经期妇女 —— 可选用宫内节育器、避孕套或外用避孕药。年龄超过45岁的妇女一般不用口服避孕药

2. 减轻疼痛、预防感染

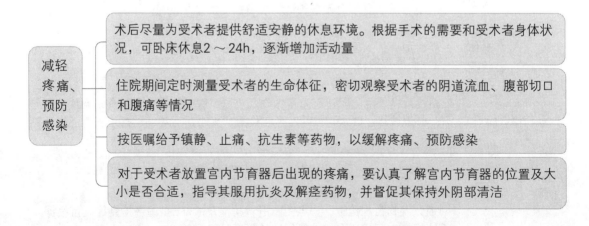

减轻疼痛、预防感染

- 术后尽量为受术者提供舒适安静的休息环境。根据手术的需要和受术者身体状况，可卧床休息2～24h，逐渐增加活动量
- 住院期间定时测量受术者的生命体征，密切观察受术者的阴道流血、腹部切口和腹痛等情况
- 按医嘱给予镇静、止痛、抗生素等药物，以缓解疼痛、预防感染
- 对于受术者放置宫内节育器后出现的疼痛，要认真了解宫内节育器的位置及大小是否合适，指导其服用抗炎及解痉药物，并督促其保持外阴部清洁

四、健康教育

健康教育

门诊可以进行宫内节育器的放置与取出术、人工流产手术等，受术者在术后稍加休息便可回家休养。医护人员有责任告诉受术者若出现阴道流血量多、持续时间长、腹部疼痛加重等情况及时就诊。放置或取出宫内节育器者术后需禁止性生活2周，人工流产手术后应禁止性生活3周

拟行输卵管结扎术的受术者应住院，输卵管结扎术后受术者应休息3~4周，禁止性生活1个月。经腹腔镜手术者，术后静卧数小时后就可下床活动，注意观察有无腹痛、腹腔内出血或脏器损伤征象。早孕行钳刮术后的受术者需休息3~4周，注意保持外阴部清洁，禁止性生活及盆浴1个月。术后1个月到门诊复查，如果有腹痛、阴道流血多者，应随时就诊

要教会采用其他工具避孕和药物避孕的妇女正确的使用方法，告知其如何观察不良反应及一般应对措施

第二节　常用避孕方法及护理

避孕是指通过药物、器具以及利用妇女的生殖自然规律，使妇女暂不受孕。常用的避孕方法有工具避孕和药物避孕等。

一、工具避孕

利用工具防止精子和卵子结合或通过改变宫腔内环境达到避孕目的的方法称为工具避孕。常用的避孕器具包括阴茎套和宫内节育器等。

1. 阴茎套

阴茎套

阴茎套也称避孕套，为男用避孕工具，性生活时套在阴茎上，使精液排在套内，不进入宫腔而达到避孕目的，且有防止性疾病传播的作用

正确使用者避孕成功率达93%~95%

使用前选择合适型号的阴茎套，吹气检验有无漏孔，排去小囊内空气

射精后在阴茎尚未软缩时捏住套口与阴茎一起取出

事后需检查阴茎套有无破损，若有破损或使用过程中发生脱落，需采取紧急避孕措施

每次性交均应更换新的阴茎套

2. 宫内节育器

（1）种类

种类 ──┬── 惰性宫内节育器 ── 为不含活性物质的第1代宫内节育器，因其带器妊娠率和脱落率高，现已淘汰

　　　 └── 活性宫内节育器 ── 是第2代宫内节育器，内含活性物质，如金属、激素、药物及磁性物质等，以提高避孕效果并减轻不良反应。目前常用宫内节育器是由惰性支架（金属或聚乙烯）与活性材料（铜、孕激素）两种材料组成

（2）避孕原理

避孕原理 ──┬── 一般认为惰性宫内节育器的抗生育作用是多方面的，主要是子宫内膜长期受到异物刺激引起无菌性炎症反应，阻止受精卵着床

　　　　　 ├── 异物反应也可损伤子宫内膜而产生前列腺素，从而改变输卵管蠕动，使受精卵的运行与子宫内膜发育不同步而影响着床

　　　　　 ├── 子宫内膜局部受压缺血，激活纤溶酶原，使局部纤溶活性增强，囊胚溶解吸收也可致不孕

　　　　　 ├── 带铜宫内节育器具有与惰性宫内节育器相同的作用机制，而且所致异物反应更重

　　　　　 ├── 由于长期缓慢释放的铜被子宫内膜吸收，局部浓度升高后改变内膜依锌酶的活性（如碱性磷酸酶和碳酸酐酶），并影响DNA合成、糖原代谢及雌激素的摄入，使子宫内膜细胞代谢受到干扰，不利于受精卵着床及胚囊发育

　　　　　 ├── 铜可能影响精子获能，从而增强避孕效果

　　　　　 ├── 含孕激素宫内节育器所释放的孕酮，主要引起子宫内膜腺体萎缩和间质蜕膜化，不利于受精卵着床

　　　　　 └── 孕酮可使宫颈黏液变稠而妨碍精子运行，还可影响精子的代谢

（3）宫内节育器放置术

① 适应证

适应证 ──┬── 已婚育龄期妇女无禁忌证，自愿要求者均可放置宫内节育器

　　　　 └── 无相对禁忌证，要求紧急避孕或继续以宫内节育器避孕者

② 禁忌证

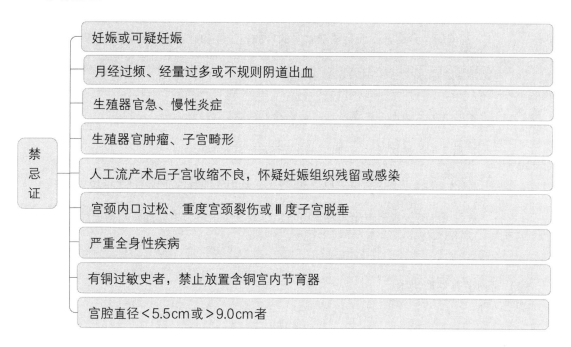

禁忌证
- 妊娠或可疑妊娠
- 月经过频、经量过多或不规则阴道出血
- 生殖器官急、慢性炎症
- 生殖器官肿瘤、子宫畸形
- 人工流产术后子宫收缩不良，怀疑妊娠组织残留或感染
- 宫颈内口过松、重度宫颈裂伤或Ⅲ度子宫脱垂
- 严重全身性疾病
- 有铜过敏史者，禁止放置含铜宫内节育器
- 宫腔直径＜5.5cm或＞9.0cm者

③ 护理要点

a. 护理评估

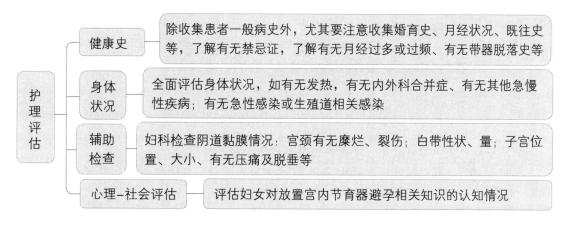

护理评估
- 健康史：除收集患者一般病史外，尤其要注意收集婚育史、月经状况、既往史等，了解有无禁忌证，了解有无月经过多或过频、有无带器脱落史等
- 身体状况：全面评估身体状况，如有无发热，有无内外科合并症、有无其他急慢性疾病；有无急性感染或生殖道相关感染
- 辅助检查：妇科检查阴道黏膜情况：宫颈有无糜烂、裂伤；白带性状、量；子宫位置、大小、有无压痛及脱垂等
- 心理-社会评估：评估妇女对放置宫内节育器避孕相关知识的认知情况

b. 放置时间

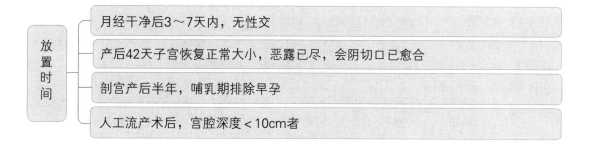

放置时间
- 月经干净后3～7天内，无性交
- 产后42天子宫恢复正常大小，恶露已尽，会阴切口已愈合
- 剖宫产后半年，哺乳期排除早孕
- 人工流产术后，宫腔深度＜10cm者

④ 健康教育

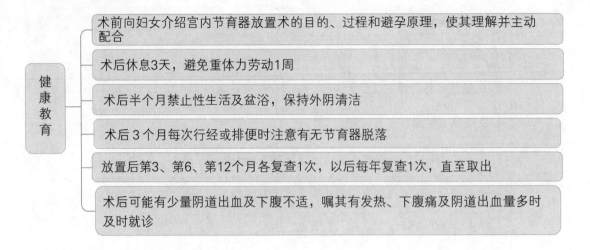

健康教育	术前向妇女介绍宫内节育器放置术的目的、过程和避孕原理，使其理解并主动配合
	术后休息3天，避免重体力劳动1周
	术后半个月禁止性生活及盆浴，保持外阴清洁
	术后3个月每次行经或排便时注意有无节育器脱落
	放置后第3、第6、第12个月各复查1次，以后每年复查1次，直至取出
	术后可能有少量阴道出血及下腹不适，嘱其有发热、下腹痛及阴道出血量多时及时就诊

（4）宫内节育器取出术

① 适应证

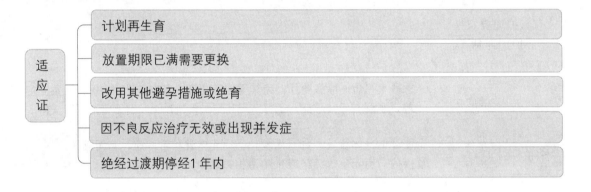

适应证	计划再生育
	放置期限已满需要更换
	改用其他避孕措施或绝育
	因不良反应治疗无效或出现并发症
	绝经过渡期停经1年内

② 禁忌证：生殖器官急性、亚急性炎症或严重全身性疾病。

③ 护理要点：取器时间以月经干净 3～7 天为宜，出血多者随时可取，带器妊娠者于人工流产时取出。术后休息 1 天，术后 2 周内禁止性生活及盆浴，并保持外阴清洁。

（5）常见不良反应及护理

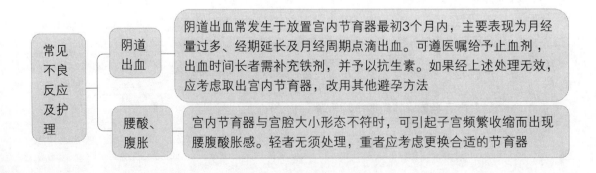

| 常见不良反应及护理 | 阴道出血 | 阴道出血常发生于放置宫内节育器最初3个月内，主要表现为月经量过多、经期延长及月经周期点滴出血。可遵医嘱给予止血剂，出血时间长者需补充铁剂，并予以抗生素。如果经上述处理无效，应考虑取出宫内节育器，改用其他避孕方法 |
| | 腰酸、腹胀 | 宫内节育器与宫腔大小形态不符时，可引起子宫频繁收缩而出现腰腹酸胀感。轻者无须处理，重者应考虑更换合适的节育器 |

（6）放置宫内节育器的并发症及护理

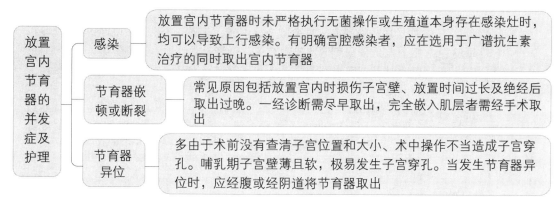

（7）宫内节育器脱落及带器妊娠　多见于节育器嵌顿或子宫发育异常；节育器小于宫腔，子宫收缩使其下移至子宫下段；双子宫只一侧宫腔放置节育器，另一侧妊娠。一旦发生带器妊娠，可行人工流产术终止妊娠。

二、药物避孕

药物避孕是指应用甾体激素达到避孕的效果，又称为激素避孕。目前国内常用的多为女用避孕药，主要为人工合成的甾体激素避孕药，由雌激素和孕激素配伍制成。其特点为安全、有效、经济、简便，主要包括三大类。

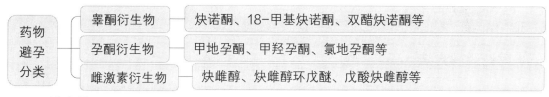

1. 适应证

育龄健康妇女。

2. 禁忌证

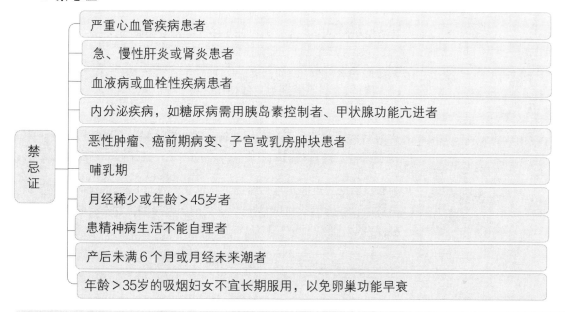

3. 药物不良反应及处理

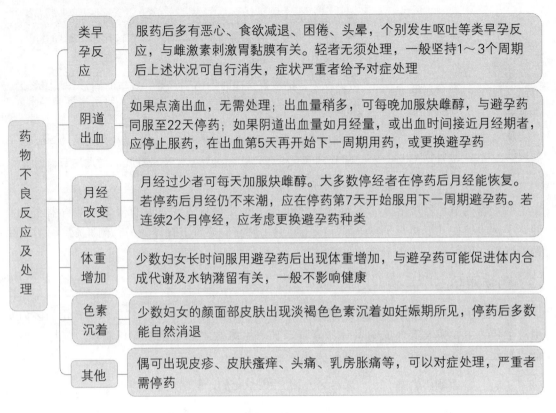

药物不良反应及处理

类早孕反应
服药后多有恶心、食欲减退、困倦、头晕，个别发生呕吐等类早孕反应，与雌激素刺激胃黏膜有关。轻者无须处理，一般坚持1～3个周期后上述状况可自行消失，症状严重者给予对症处理

阴道出血
如果点滴出血，无需处理；出血量稍多，可每晚加服炔雌醇，与避孕药同服至22天停药；如果阴道出血量如月经量，或出血时间接近月经期者，应停止服药，在出血第5天再开始下一周期用药，或更换避孕药

月经改变
月经过少者可每天加服炔雌醇。大多数停经者在停药后月经能恢复。若停药后月经仍不来潮，应在停药第7天开始服用下一周期避孕药。若连续2个月停经，应考虑更换避孕药种类

体重增加
少数妇女长时间服用避孕药后出现体重增加，与避孕药可能促进体内合成代谢及水钠潴留有关，一般不影响健康

色素沉着
少数妇女的颜面部皮肤出现淡褐色色素沉着如妊娠期所见，停药后多数能自然消退

其他
偶可出现皮疹、皮肤瘙痒、头痛、乳房胀痛等，可以对症处理，严重者需停药

三、其他避孕方法

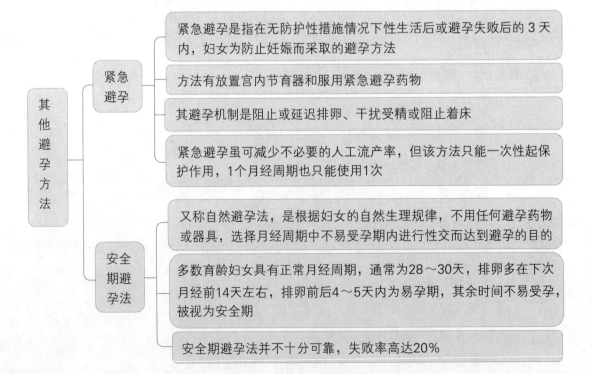

其他避孕方法

紧急避孕
紧急避孕是指在无防护性措施情况下性生活后或避孕失败后的3天内，妇女为防止妊娠而采取的避孕方法

方法有放置宫内节育器和服用紧急避孕药物

其避孕机制是阻止或延迟排卵、干扰受精或阻止着床

紧急避孕虽可减少不必要的人工流产率，但该方法只能一次性起保护作用，1个月经周期也只能使用1次

安全期避孕法
又称自然避孕法，是根据妇女的自然生理规律，不用任何避孕药物或器具，选择月经周期中不易受孕期内进行性交而达到避孕的目的

多数育龄妇女具有正常月经周期，通常为28～30天，排卵多在下次月经前14天左右，排卵前后4～5天内为易孕期，其余时间不易受孕，被视为安全期

安全期避孕法并不十分可靠，失败率高达20%

第三节 终止妊娠方法及护理

避孕失败且不愿生育者、患有遗传性疾病或其他严重疾病不宜继续妊娠者或检查发现胚胎异常者，需要终止妊娠。护士应协助育龄妇女及早发现并采取适宜的避孕失败补救措施。

一、早期妊娠终止方法

妊娠早期采用人工方法终止妊娠称为早期妊娠终止，亦称为人工流产，可分为手术流产和药物流产两种方式。

1. 手术流产

常用手术流产方法包括负压吸引术和钳刮术。负压吸引术适用于妊娠 10 周以内者，钳刮术适用于妊娠 10～14 周，术后应注意预防出血与感染。

（1）适应证

适应证	妊娠 14 周以内、自愿要求终止妊娠且无禁忌证者
	因各种疾病不宜继续妊娠者

（2）禁忌证

禁忌证	生殖系统急性炎症患者
	急性传染病或慢性传染病发作期患者
	严重的全身性疾病或全身状况不良，不能耐受手术者
	发热患者

（3）护理要点

护理要点	术前护士应详细询问停经时间、生育史及既往史，测量体温、脉搏和血压，协助医生严格核对手术适应证和禁忌证
	告知受术者手术过程及可能出现的情况，解除其思想顾虑
	术后应在观察室观察1h，注意腹痛及阴道出血情况
	保持会阴清洁，1 个月内禁止性生活及盆浴，预防感染
	吸宫术后休息3天，钳刮术后休息4周。如有腹痛、阴道出血增多，应随时就诊
	告知患者手术流产不宜经常实施，指导夫妻双方采取适宜的避孕措施

（4）常见并发症及治疗

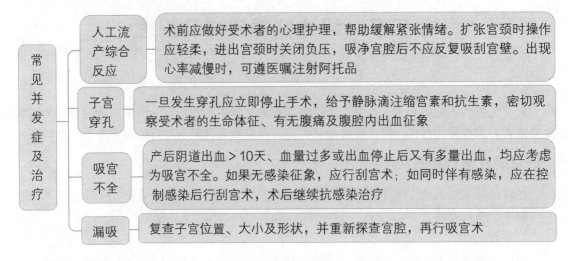

常见并发症及治疗

- 人工流产综合反应 —— 术前应做好受术者的心理护理，帮助缓解紧张情绪。扩张宫颈时操作应轻柔，进出宫颈时关闭负压，吸净宫腔后不应反复吸刮宫壁。出现心率减慢时，可遵医嘱注射阿托品
- 子宫穿孔 —— 一旦发生穿孔应立即停止手术，给予静脉滴注缩宫素和抗生素，密切观察受术者的生命体征、有无腹痛及腹腔内出血征象
- 吸宫不全 —— 产后阴道出血＞10天、血量过多或出血停止后又有多量出血，均应考虑为吸宫不全。如果无感染征象，应行刮宫术；如同时伴有感染，应在控制感染后行刮宫术，术后继续抗感染治疗
- 漏吸 —— 复查子宫位置、大小及形状，并重新探查宫腔，再行吸宫术

2. 药物流产

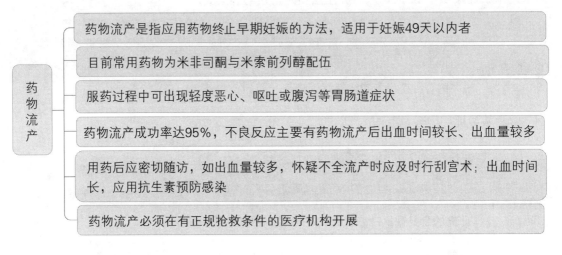

药物流产

- 药物流产是指应用药物终止早期妊娠的方法，适用于妊娠49天以内者
- 目前常用药物为米非司酮与米索前列醇配伍
- 服药过程中可出现轻度恶心、呕吐或腹泻等胃肠道症状
- 药物流产成功率达95%，不良反应主要有药物流产后出血时间较长、出血量较多
- 用药后应密切随访，如出血量较多，怀疑不全流产时应及时行刮宫术；出血时间长，应用抗生素预防感染
- 药物流产必须在有正规抢救条件的医疗机构开展

二、中期妊娠终止方法

孕妇患有严重疾病不宜继续妊娠或为防止先天性畸形儿出生需要终止中期妊娠，可以采取依沙吖啶（利凡诺）引产和水囊引产。

中期妊娠终止方法

- 依沙吖啶是一种强力杀菌剂，将其注入羊膜腔内或羊膜腔外宫腔内，可使得胎儿中毒死亡，胎盘组织变性坏死，促进宫颈软化，引起子宫收缩。临床常用依沙吖啶羊膜腔内注入法，引产成功率达90%以上。依沙吖啶引产注药5天后仍未临产者，应及时报告医生
- 水囊引产时将消毒水囊放置在子宫壁和胎膜之间，囊内注入一定量的生理盐水，以增加宫腔压力和机械性刺激宫颈管，诱发子宫收缩，促使胎儿和胎盘排出

图解实用妇产科临床护理

1. 适应证

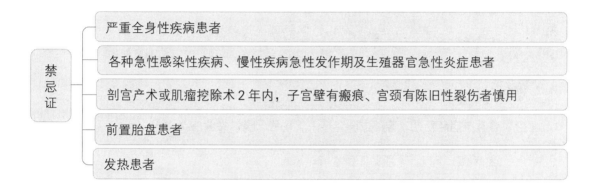

2. 禁忌证

禁忌证
- 严重全身性疾病患者
- 各种急性感染性疾病、慢性疾病急性发作期及生殖器官急性炎症患者
- 剖宫产术或肌瘤挖除术 2 年内，子宫壁有瘢痕、宫颈有陈旧性裂伤者慎用
- 前置胎盘患者
- 发热患者

3. 护理要点

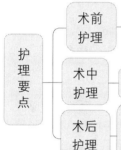

护理要点
- 术前护理：认真评估产妇身心状况，协助医生严格掌握适应证与禁忌证。告知受术者手术过程，指导其术前3天禁止性生活。用依沙吖啶引产者应行B超检查定位胎盘和穿刺点，做好穿刺部位皮肤准备
- 术中护理：观察并记录受术者生命体征，并识别有无呼吸困难、发绀等羊水栓塞症状
- 术后护理：密切关注受术者生命体征，观察记录宫缩及阴道出血情况。产后仔细检查胎盘、胎膜是否完整，有无软产道裂伤。胎盘胎膜排出后常规行清宫术。注意观察产后宫缩、阴道出血及排尿情况。指导产妇回奶，保持外阴清洁

4. 健康教育

产后康复期注意休息，术后 6 周禁止性生活及盆浴，为产妇提供避孕指导。如出现发热、腹痛、阴道出血量多等情况需及时就诊。

第四节　女性绝育方法及护理

绝育是指通过手术或药物，达到永久不生育的目的。女性绝育方法主要有经腹输卵管绝

育术和经腹腔镜输卵管绝育术。

一、经腹输卵管绝育术

经腹输卵管绝育术是指通过切断、结扎、电凝、钳夹、环套输卵管等阻塞输卵管以阻止精子和卵子相遇达到绝育目的。

1. 适应证

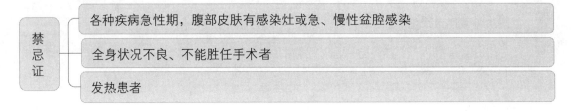

适应证	夫妇双方不愿再生育、自愿接受女性绝育手术且无禁忌证者
	患有严重心脏病等全身性疾病不宜生育者
	患遗传性疾病不宜生育者

2. 禁忌证

禁忌证	各种疾病急性期，腹部皮肤有感染灶或急、慢性盆腔感染
	全身状况不良、不能胜任手术者
	发热患者

3. 手术时间的选择

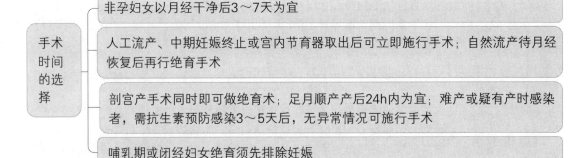

手术时间的选择	非孕妇女以月经干净后3～7天为宜
	人工流产、中期妊娠终止或宫内节育器取出后可立即施行手术；自然流产待月经恢复后再行绝育手术
	剖宫产手术同时即可做绝育术；足月顺产产后24h内为宜；难产或疑有产时感染者，需抗生素预防感染3～5天后，无异常情况可施行手术
	哺乳期或闭经妇女绝育须先排除妊娠

4. 护理要点

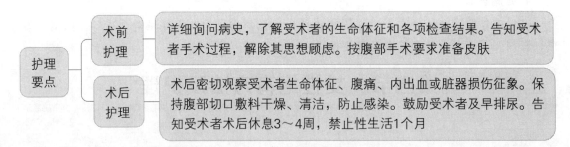

| 护理要点 | 术前护理 | 详细询问病史，了解受术者的生命体征和各项检查结果。告知受术者手术过程，解除其思想顾虑。按腹部手术要求准备皮肤 |
| | 术后护理 | 术后密切观察受术者生命体征、腹痛、内出血或脏器损伤征象。保持腹部切口敷料干燥、清洁，防止感染。鼓励受术者及早排尿。告知受术者术后休息3～4周，禁止性生活1个月 |

二、经腹腔镜输卵管绝育术

　　经腹腔镜输卵管绝育术包括热损坏输卵管绝育术、内套圈结扎输卵管术、输卵管夹节育术等。经腹腔镜输卵管绝育术方法简单、安全，创伤性小，术后恢复快。

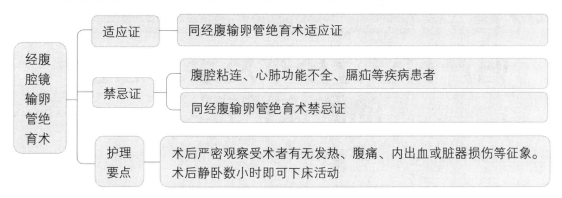

经腹腔镜输卵管绝育术
- 适应证 —— 同经腹输卵管绝育术适应证
- 禁忌证 —— 腹腔粘连、心肺功能不全、膈疝等疾病患者
　　　　　—— 同经腹输卵管绝育术禁忌证
- 护理要点 —— 术后严密观察受术者有无发热、腹痛、内出血或脏器损伤等征象。术后静卧数小时即可下床活动

第十八章

妇产科诊疗技术及手术患者的临床护理

第一节　生殖道细胞学检查

　　女性生殖道细胞指阴道、宫颈管、子宫和输卵管的上皮细胞。临床上通过观察女性生殖道脱落上皮细胞（以阴道上段和宫颈阴道部的上皮细胞为主），了解其生理与病理变化。由于阴道上皮细胞受卵巢女性激素影响出现周期性变化，检查女性生殖道脱落细胞既能够反映体内女性激素水平，又能协助诊断生殖系统不同部位恶性肿瘤及观察其治疗效果。生殖道脱落细胞检查方法简便、经济、实用，是临床防癌普查和内分泌检查时不可或缺的手段，但发现恶性细胞后不能定位，需行组织学检查才能确诊。

一、适应证

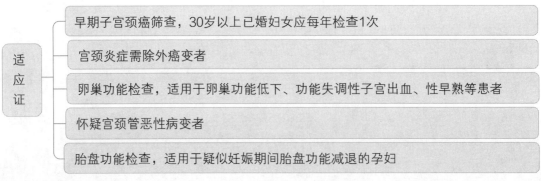

```
        ┌─ 早期子宫颈癌筛查，30岁以上已婚妇女应每年检查1次
        │
        ├─ 宫颈炎症需除外癌变者
  适     │
  应 ────┼─ 卵巢功能检查，适用于卵巢功能低下、功能失调性子宫出血、性早熟等患者
  证     │
        ├─ 怀疑宫颈管恶性病变者
        │
        └─ 胎盘功能检查，适用于疑似妊娠期间胎盘功能减退的孕妇
```

二、禁忌证

```
  禁忌 ──┬─ 生殖器急性炎症
  证     │
        └─ 月经期
```

三、操作方法

1. 阴道涂片

了解未孕妇女的卵巢功能或妊娠妇女的胎盘功能。受检者取膀胱截石位。

| 阴道涂片 | 已婚妇女 | 用未涂润滑剂的阴道窥器扩张阴道，一般在阴道上1/3段侧壁，用无菌干燥棉签轻轻刮取分泌物及浅层细胞（避免混入深层细胞而影响诊断），薄而均匀地涂在载玻片上，置于95%乙醇溶液中固定 |
| | 未婚妇女 | 将卷紧的无菌棉签在0.9%氯化钠溶液中浸湿，再用湿棉签深入阴道上1/3段侧壁轻卷取细胞，取出棉签横放载玻片上，向一个方向滚涂，置于95%乙醇溶液中固定 |

2. 宫颈刮片

宫颈刮片	是筛查早期宫颈癌的重要方法
	取材应在宫颈外口鳞柱状上皮交接处，以宫颈外口为圆心，用木质小刮板轻轻刮取1周，避免损伤组织引起出血而影响涂片质量和检查结果
	白带过多患者，应先拭净黏液后再刮取标本，然后均匀地涂在玻片上并固定
	目前采用的有ThinPrep和AutoCytePrep两种方法，采用特制的宫颈采样拭子刷取宫颈细胞，将取出标本迅速置于在细胞保存液内，通过离心或滤过膜，分离血液与黏液等杂质，使上皮细胞单层均匀分布在玻片上，一次取样可以重复制片
	薄层液基细胞学技术提高了识别宫颈高度病变的灵敏度

3. 宫颈管涂片

宫颈管涂片	用于了解宫颈管内状况
	先用无菌干棉球将宫颈表面分泌物拭净，用小型刮板放入宫颈管内，轻轻刮取一周后涂片并固定
	缺点：获取细胞数目较少，制片效果不理想
	采用特制的"宫颈采样拭子"或"细胞刷"置于宫颈管内1.0cm左右，旋转360°，刷取宫颈管上皮后取出，旋转细胞刷，将细胞均匀地涂于玻片上，立即固定

四、护理要点

护理要点	向受检者宣讲有关生殖道脱落细胞检查的知识，使其积极配合检查。准备好检查所需物品，采用一次性阴道窥器和宫颈刮片，载玻片应经脱脂处理
	受检者于检查前2天内禁止性交、行阴道检查及阴道内放置药物治疗
	取脱落细胞标本时动作应轻、稳、准，避免损伤组织引起出血。若阴道分泌物较多，应先用无菌干棉球轻轻擦拭后再取标本
	涂片必须均匀地向一个方向涂抹，禁忌来回涂抹，以免破坏细胞
	作好载玻片标记，标本应立即放入装有95%乙醇固定液标本瓶中固定并及时送检
	向受检者说明生殖道脱落细胞检查结果的临床意义，嘱其及时将病理报告结果反馈给医师，以免延误诊治

第二节　宫颈活组织检查

宫颈活组织检查简称宫颈活检，是自宫颈病变处或可疑部位取小部分组织进行病理学检查，绝大多数宫颈活检是诊断最可靠的依据。常用的取材方法有局部活组织检查和诊断性宫颈锥形切除。

一、局部活组织检查

1. 适应证

适应证	宫颈脱落细胞学涂片检查巴氏Ⅲ级及Ⅲ级以上者；宫颈脱落细胞学涂片检查巴氏Ⅱ级经抗感染治疗后复查仍为巴氏Ⅱ级者；TBS分类为鳞状上皮细胞异常者
	阴道镜检查时反复可疑阳性或阳性者
	疑有宫颈癌或慢性特异性炎症（结核、尖锐湿疣、阿米巴等），需明确诊断者

2. 禁忌证

禁忌证	生殖道急性或亚急性炎症
	妊娠期或月经期
	血液病有出血倾向者

3. 操作方法

操
作
方
法

嘱患者排空膀胱，取膀胱截石位，用0.5%聚维酮碘溶液消毒外阴，铺无菌洞巾

放置阴道窥器，充分暴露宫颈，用干棉球拭净宫颈表面黏液，局部消毒

用宫颈钳夹持宫颈前唇，选择宫颈外口鳞-柱交接处或特殊病变处，持宫颈活检钳钳取适当大小的组织。临床已确定为宫颈癌，只为确定病理类型或浸润程度者可以行单点取材；可疑宫颈癌者，在宫颈按时钟位置3点、6点、9点、12点4处钳取织织；为了提高取材准确性，可以用复方碘溶液涂擦宫颈阴道部，选择不着色区取材，或在阴道镜引导下取材

手术结束时以带尾棉球或带尾纱布卷局部压迫止血

将所取组织分别放在标本瓶内，并做好部位标记

4. 护理要点

护
理
要
点

术前应向患者讲解手术的目的、过程和注意事项，以取得患者积极配合

术中及时为医师传递所需物品，观察患者反应，给患者以心理上的支持

术后嘱患者注意观察有无阴道流血，12h 后自行取出带尾棉球或带尾纱布卷，保持会阴部清洁，1个月内禁止性生活及盆浴

告知患者及时领取病理报告单并及时反馈给医师

二、诊断性宫颈锥切术

1. 适应证

适
应
证

宫颈刮片细胞学检查多次找到恶性细胞，而宫颈多处活检及分段诊刮病理检查均未发现癌灶者

宫颈活检为原位癌或镜下早期浸润癌，而临床可疑为浸润癌，为明确病变累及程度及决定手术范围者

宫颈活检证实有重度不典型增生者

2. 禁忌证

同宫颈局部活组织检查。

3. 操作方法

操作方法

- 蛛网膜下腔或硬膜外麻醉下，患者取膀胱截石位，消毒外阴阴道后铺无菌洞巾

- 行导尿术，放置阴道窥器暴露宫颈，消毒阴道和宫颈。宫颈钳夹持前唇并略向外牵拉，用宫颈扩张器逐号扩张宫颈管，使用刮匙刮取宫颈内口以下的颈管组织，刮取物装入标本瓶

- 涂碘液于宫颈表面，在病灶外或碘不着色区外0.5cm处用尖刀做环形切口，深约0.2cm，按30°～50°角向内做宫颈锥形切除。依手术指征不同，可深入宫颈管1～2cm

- 于切除组织12点处做一标记，装入标本瓶中待送检

- 用无菌纱布卷压迫创面止血。若有动脉出血，可用肠线缝扎止血，也可加用明胶海绵或止血粉止血

- 将行子宫切除术者，手术最好在锥切术后48h内进行，可行宫颈前后唇相对缝合封闭创面止血；如果短期内不能行子宫切除或无需做进一步手术者，应行宫颈成型缝合术或荷包缝合术，术毕探查宫颈管

4. 护理要点

护理要点

- 术前配合医师告知患者手术应在月经净后3～7天内进行。向患者及家属说明手术过程，耐心解答患者提出的问题，以减轻其内心恐惧或压力

- 术中配合医师做好导尿、止血、标本标记与固定

- 术后留患者在观察室内观察1h，注意发现有无阴道流血、头晕及血压下降等出血反应

- 告知患者休息3天，遵医嘱应用抗生素预防感染。保持会阴部清洁，2个月内禁止性生活及盆浴

- 嘱患者注意观察阴道流血状况，若出血多立即就诊。术后6周到门诊探查宫颈管有无狭窄

第三节　诊断性刮宫术

诊断性刮宫术简称诊刮，通过刮取子宫内膜和内膜病灶行活组织检查，做出病理学诊断。怀疑同时有宫颈管病变时，应对宫颈管和宫腔分别进行诊刮，简称分段诊刮。

一、适应证

适应证
- 子宫异常出血或阴道排液，需证实或排除子宫内膜癌或其他病变（如子宫内膜炎、流产等）
- 无排卵性功能失调性子宫出血或怀疑子宫性闭经，需在月经周期后半期了解子宫内膜改变
- 女性不孕症，需了解有无排卵及子宫内膜病变
- 功能失调性子宫出血或疑有宫腔内组织残留致长期多量出血时，彻底刮宫有助于诊断并有迅即止血效果

二、禁忌证

禁忌证
- 急性阴道炎、急性宫颈炎、急性或亚急性附件炎
- 术前体温 > 37.5℃

三、操作方法

操作方法
- 患者排尿后取膀胱截石位。外阴消毒后铺无菌洞巾。双合诊查清子宫位置、大小及附件情况
- 阴道窥器暴露宫颈，消毒宫颈及阴道，宫颈钳钳夹宫颈前唇，用子宫探针探测宫腔深度及方向
- 按子宫屈向，用宫颈扩张器自4号开始至8号逐一扩张宫颈管，使刮匙能进入宫腔
- 用刮匙由内向外沿宫腔前壁、侧壁、后壁、宫底和两侧宫角部刮取组织。如果高度怀疑刮出物为癌组织，应停止刮宫，以免引起出血及癌扩散。如果怀疑子宫内膜结核，应注意刮取两侧宫角部
- 将刮出的组织装入标本瓶中送检
- 行分段诊刮时先不探测宫腔，用小刮匙首先刮宫颈内口以下的颈管组织，然后按一般诊断性刮宫处置，将颈管和宫腔组织分开送检

四、护理要点

护理要点

- 术前向患者讲解诊断性刮宫的目的和过程，解除其思想顾虑。出血、穿孔和感染是刮宫的主要并发症，要做好输液、配血准备

- 告知患者刮宫前5天禁止性生活。了解卵巢功能时，术前至少已停用性激素1个月，以避免错误结果

- 不孕症患者应选择月经前期或月经来潮12h内刮宫，以判断有无排卵。功能失调性子宫出血患者，如果疑为子宫内膜增生症者，应选择月经前1～2天或月经来潮24h内刮宫；如果疑为子宫内膜不规则脱落，应选择月经第5～6日刮宫

- 术中让患者学会做深呼吸等一些放松技巧，帮助其转移注意力，以减轻疼痛

- 协助医师观察并挑选刮出的可疑病变组织并固定，做好记录并及时送检

- 术后告知患者保持外阴部清洁，2周内禁止性生活及盆浴，按医嘱服用抗生素

- 一周后到门诊复查并了解病理检查结果

第四节　妇产科内镜检查

内镜检查是临床常用的一种诊疗技术，利用连接于摄像系统和冷光源的内窥镜，窥探人体体腔及脏器内部，观察组织形态、有无病变，必要时取活组织行病理学检查，以明确诊断。妇产科常用的内镜有阴道镜、宫腔镜和腹腔镜。

一、阴道镜检查

阴道镜检查是利用阴道镜将宫颈阴道部上皮放大10～40倍，观察肉眼看不到的较微小病变（异型上皮、异型血管和早期癌前病变），取可疑部位活组织检查，以提高确诊率。

1.适应证

适应证

- 宫颈刮片细胞学检查巴氏Ⅱ级以上，或TBS提示上皮细胞异常者

- 有接触性出血，肉眼观察宫颈无明显病变者

- 肉眼观察宫颈可疑癌变者，行可疑病灶指导性活组织检查

- 宫颈、阴道及外阴病变治疗后复查和评估

- 可疑下生殖道尖锐湿疣者

2. 操作方法

操作方法

- 患者排尿后取膀胱截石位，阴道窥器充分暴露阴道及宫颈，轻轻拭去宫颈分泌物

- 打开光源，调整阴道镜目镜以适合观察，镜头放置距外阴10cm，调节焦距至物像清晰，观察宫颈阴道部上皮、血管等变化。加用绿色滤光镜片可使光线柔和，加用红色滤光镜片可行精细血管观察

- 于宫颈表面涂3%醋酸溶液，柱状上皮在醋酸作用下水肿，微白呈葡萄状，以此鉴别宫颈鳞状上皮和柱状上皮。再涂以复方碘液，正常鳞状上皮呈棕褐色，不典型增生和癌变上皮因糖原少而不着色。涂40%三氯醋酸可使得尖锐湿疣呈刺状突起，与正常黏膜界限清楚

- 在不着色的可疑病变部位取活组织送病理学检查

3. 护理要点

护理要点

- 阴道镜检查前应排除滴虫、淋病奈瑟菌等感染，急性宫颈炎症及阴道炎患者均应先治疗。检查前24h内避免性交及阴道、宫颈操作和治疗

- 向受检者提供预防保健知识，介绍阴道镜检查的过程及可能出现的不适，减轻其心理压力

- 阴道窥器不能涂润滑剂。配合医师调整光源，及时递送所需物品

- 将活检组织及时固定、标记并送检

二、宫腔镜检查

宫腔镜检查是应用膨宫介质扩张宫腔，通过玻璃导光纤维束和柱状透镜将冷光源经宫腔镜导入宫腔内，直视下观察宫颈管、宫颈内口、子宫内膜和输卵管开口，或是通过摄像系统将所见图像显示在监视屏幕上放大观看，对可疑病变组织准确取材。宫腔镜分硬镜和软镜，硬镜又分为直管镜与弯管镜。

1. 适应证

适应证

- 异常子宫出血者

- 不孕症、反复流产者及怀疑宫腔粘连者

- 评估B超及子宫输卵管碘油造影检查发现的宫腔异常

- 宫内节育器(IUD)的定位及取出

2. 禁忌证

禁忌证
- 急性及亚急性生殖道炎症
- 严重心肺功能不全或血液疾患
- 近期（3个月内）有子宫穿孔或子宫手术史
- 宫颈瘢痕影响扩张者；宫颈裂伤或松弛致灌流液外漏者

3. 操作方法

操作方法
- 患者排尿后取膀胱截石位，消毒外阴及阴道，铺无菌巾。阴道窥器暴露宫颈，再次消毒阴道、宫颈。宫颈钳夹持宫颈前唇
- 探针探查宫腔，扩张宫颈至大于镜体外鞘直径半号，使镜管能够进入宫腔
- 接通液体膨宫泵，排空管内气体，将宫腔镜缓慢插入宫腔，调整压力至120～150mmHg，向宫腔内灌注5%葡萄糖液，冲洗宫腔至流出液清亮。按照需要调整液体流量和宫腔内压力，移动宫腔镜管按顺序检查宫腔和宫颈管
- 在退出过程中检查宫颈内口和宫颈管，取出宫腔镜

4. 护理要点

护理要点
- 术前详细询问病史，糖尿病患者应选用5%甘露醇液替代5%葡萄糖液。术前需进行妇科检查、宫颈脱落细胞学和阴道分泌物检查
- 月经净后1周内检查为宜，此时子宫内膜薄且不易出血，黏液分泌少，宫腔内病变容易暴露
- 术中注意观察受检者反应，给予其心理支持。配合医师控制宫腔总灌流量，葡萄糖液体进入受检者血液循环量不应超过1L，否则易发生低钠水中毒
- 术后嘱受检者卧床休息30min，观察并记录其生命体征、有无腹痛等。遵医嘱应用抗生素3～5天
- 嘱受检者保持会阴部清洁，2周内禁止性交及盆浴

三、腹腔镜检查

　　腹腔镜检查是将腹腔镜经腹壁插入腹腔，通过视屏观察盆、腹腔内脏器的形态、有无病变，必要时取活组织行病理学检查，以明确诊断。

图解实用妇产科临床护理

1. 适应证

适应证
- 怀疑子宫内膜异位症，腹腔镜是确诊的金标准
- 原因不明的急、慢性腹痛与盆腔痛及治疗无效的痛经者
- 不孕症患者，明确或排除盆腔疾病，判断输卵管通畅程度，观察排卵状况
- 绝经后持续存在小于5cm的卵巢肿块
- 恶性肿瘤术后或化疗后的效果评价
- 计划生育并发症的诊断，如子宫穿孔、腹腔脏器损伤或节育器异位

2. 禁忌证

禁忌证
- 严重心、肺疾病或膈疝
- 盆腔肿块过大，超过脐水平及妊娠 > 16周者
- 弥漫性腹膜炎或怀疑腹腔内广泛粘连
- 腹腔内大出血
- 凝血系统功能障碍

3. 操作方法

操作方法
- 行局麻或硬膜外麻醉及静脉辅助用药
- 常规消毒腹部皮肤及外阴阴道后，放置导尿管和举宫器
- 人工气腹将气腹针于脐孔中央处与腹部皮肤呈90° 穿刺进入腹腔，以流量1~2L/min速度注入二氧化碳气体，调整患者为头低、臀高位（倾斜15°~30°），继续充气使腹腔压力达12mmHg左右停止充气，拔出气腹针
- 放置腹腔镜并观察切开脐孔下缘皮肤1cm，将套管针从切口处垂直穿刺入腹腔，拔出套管针芯，将腹腔镜自套管插入腹腔，打开冷光源按顺序检查盆腔内各器官。并可行卵巢活检等
- 检查无出血及内脏损伤，取出腹腔镜，放尽气体，拔出套管，缝合穿刺口，以无菌纱布覆盖并固定

4. 并发症

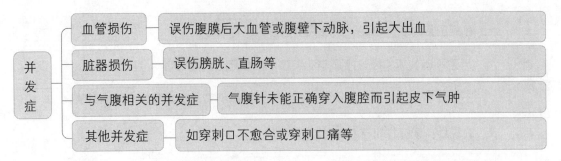

并发症
- 血管损伤 —— 误伤腹膜后大血管或腹壁下动脉，引起大出血
- 脏器损伤 —— 误伤膀胱、直肠等
- 与气腹相关的并发症 —— 气腹针未能正确穿入腹腔而引起皮下气肿
- 其他并发症 —— 如穿刺口不愈合或穿刺口痛等

5. 护理要点

（1）术前准备

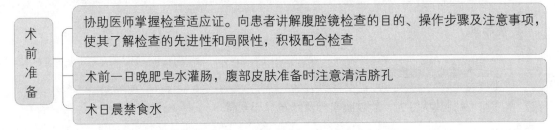

术前准备
- 协助医师掌握检查适应证。向患者讲解腹腔镜检查的目的、操作步骤及注意事项，使其了解检查的先进性和局限性，积极配合检查
- 术前一日晚肥皂水灌肠，腹部皮肤准备时注意清洁脐孔
- 术日晨禁食水

（2）术中配合 注意观察患者生命体征的变化，发现异常及时报告医师。若盆腔视野不清，可调整患者为头低臀高 15°体位。

（3）术后护理

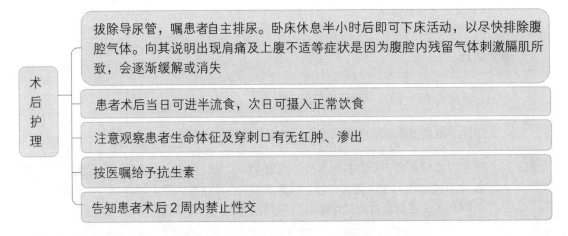

术后护理
- 拔除导尿管，嘱患者自主排尿。卧床休息半小时后即可下床活动，以尽快排除腹腔气体。向其说明出现肩痛及上腹不适等症状是因为腹腔内残留气体刺激膈肌所致，会逐渐缓解或消失
- 患者术后当日可进半流食，次日可摄入正常饮食
- 注意观察患者生命体征及穿刺口有无红肿、渗出
- 按医嘱给予抗生素
- 告知患者术后 2 周内禁止性交

第五节　输卵管通畅检查

输卵管通畅检查的主要目的是检查输卵管是否通畅，了解子宫腔和输卵管腔形态及输卵管阻塞部位。常用方法有输卵管通液术、子宫输卵管造影术。

一、适应证

适应证

- 女性不孕症，疑有输卵管阻塞
- 评价输卵管绝育术、输卵管再通术或输卵管成形术的效果
- 输卵管黏膜轻度粘连者

二、禁忌证

禁忌证

- 生殖器官急性炎症或慢性炎症急性或亚急性发作
- 月经期或不规则阴道流血
- 严重全身性疾病
- 碘过敏者不能做子宫输卵管造影术
- 体温＞37.5℃者

三、操作方法

1. 输卵管通液术

输卵管通液术

- 患者排尿后取膀胱截石位，消毒外阴及阴道，铺无菌巾。双合诊检查子宫大小及位置
- 阴道窥器暴露宫颈，消毒阴道及宫颈。宫颈钳夹持宫颈前唇，沿宫腔方向置入通液器，并使其与宫颈外口紧密相贴。用Y形管将通液器、压力表与注射器相连，压力表高于Y形管水平
- 将通液器内注满生理盐水或抗生素液，缓慢推注，观察阻力大小、有无液体反流及患者有无下腹疼痛等
- 取出通液器及宫颈钳，消毒宫颈、阴道，取出阴道窥器

2. 子宫输卵管造影术

子宫输卵管造影术

- 患者排尿后取膀胱截石位，消毒外阴及阴道，铺无菌巾。双合诊检查子宫大小及位置
- 阴道窥器暴露宫颈，消毒阴道及宫颈。宫颈钳夹持宫颈前唇，沿宫腔方向置入通液器，并使其与宫颈外口紧密相贴。用Y形管将通液器、压力表和注射器相连，压力表高于Y形管水平
- 将通液器内注满40%碘化油液后，缓慢推注，在X线透视下观察碘化油流经输卵管及宫腔情况并摄片，24h后再摄盆腔平片，观察腹腔内有无游离碘化油。如果用76%泛影葡胺液造影，应在注射后立即摄片，10～20min后再次摄片，观察腹腔内有无泛影葡胺液

四、护理要点

护理要点

- 检查宜在月经净后3～7天内进行，术前3天禁止性生活

- 向受检者讲解检查的目的、步骤，消除其紧张恐惧心理。行造影术前，应询问其过敏史并做碘过敏试验。便秘者应行清洁灌肠，以保持子宫正常位置

- 检查时所需0.9%氯化钠溶液应加温至接近体温，以免引起输卵管痉挛

- 术中通液器须紧贴宫颈外口，以免液体外漏；推注液体速度不可过快，压力不超过160mmHg，防止输卵管损伤

- 术后告知受检者2周内禁止性生活及盆浴，按医嘱应用抗生素

- 受检者在注射造影剂过程中出现呛咳时，应警惕造影剂栓塞，需立即停止注射，取出造影管，严密观察生命体征，必要时按肺栓塞处理

第六节　辅助生殖检查

一、子宫输卵管碘油造影检查

子宫输卵管碘油造影检查（HSG）是利用特定的器械将造影剂碘化油从子宫颈口注入子宫至输卵管内，通过X线摄片透视使宫腔和输卵管内部显影，从而了解子宫、输卵管腔道形状及走向的操作。因为其操作简单、性价比高以及不良反应小等优点，在临床上被广泛使用。HSG可提供子宫颈管、子宫腔大小、形态及子宫腔轮廓等资料，在没有输卵管近端闭塞或痉挛的情况下，还能显示输卵管的长度、直径、形状、通畅度以及输卵管伞端折叠等情况，在子宫输卵管先天畸形、占位性病变、慢性炎症、子宫异常出血和输卵管通畅情况的检查中具有重要价值。尤其是对女性不孕症的诊断与治疗仍有很大帮助，正确施行并解释子宫输卵管造影将为临床医疗提供极有意义的信息。

1. 适应证

适应证

- 不孕症：男方精液无异常，女方基础体温为双相且黄体酮功能良好，2年未受孕者

- 了解宫腔形态：确定有无子宫畸形及类型、有无宫腔粘连、子宫黏膜下肌瘤、子宫内膜息肉及异常等

- 曾有下腹部手术史，盆腔炎病史，怀疑有输卵管阻塞者

- 不明原因的习惯性流产，了解宫颈内口是否松弛，宫颈及子宫有无畸形

- 内生殖器结核非活动期

2. 禁忌证

禁忌证
- 内、外生殖器急性或亚急性炎症
- 严重全身性疾病，不能忍耐手术者
- 妊娠期、月经期
- 产后、流产、刮宫术后6周内
- 碘过敏者

3. 检查中的配合

检查中的配合
- 患者取膀胱截石位，使用碘伏擦洗外阴及阴道
- 放置双腔子宫输卵管碘油造影管前，向患者详细讲解操作过程，利于双腔管置入。经子宫颈外口插入宫颈内口2～3cm时，嘱患者放松，再于气囊管内注入生理盐水2～5ml固定双腔管
- 协助患者取仰卧位，在X线监控下，经双腔管注药管内缓慢推注碘化油，患者感下腹疼痛时且推注药物遇有压力时，让患者变换体位，观察子宫腔形态和造影剂通过输卵管的情况，根据不同部位摄片记录
- 造影结束后松解气囊拔出通液管

4. 护理措施

护理措施
- 造影术后第2天嘱患者按时到放射科摄片，观察碘油造影剂在盆腔内弥散的情况
- 术后遵医嘱口服抗生素预防感染
- 嘱患者禁性生活及盆浴2周
- 告知患者HSG术后应避孕3个月，以减少X线照射时可能对胎儿造成的影响

5. 注意事项

注意事项
- 放置一次性双腔子宫输卵管造影通水管时，嘱患者深呼吸并放松，以免出现子宫颈口痉挛，造成输卵管梗阻假象，必要时给予解痉镇痛药以缓解患者的疼痛
- 经双腔造影管缓慢推注碘化油时，严密观察患者面色、呼吸等情况，如出现过敏反应或静脉回流征象时，即刻停止推注药物，就地休息观察，必要时给予对症处理
- 有极少数患者可能发生过敏反应，严重者可能发生过敏性休克，推注造影剂时应严密观察患者的面色及呼吸情况，如有异常，即可停止操作
- 术中、术后可能有少量出血
- 极少部分患者可能并发盆腔感染

二、经阴道二维超声卵泡监测检查

卵泡大小是判断卵泡发育及卵母细胞是否成熟的重要指标，通过连续动态超声监测卵泡发育，能够了解血中雌二醇水平是否连续上升，并且可以确定注射绒促性素和取卵时间。经阴道超声不仅可以直接监测到卵泡的生长、破裂、排卵过程及子宫内膜的厚度，还可以观察卵巢、子宫和盆腔肿物的病变。阴道超声检查具有直观性好、重复性强、方便连续观察、不需要充盈膀胱、分辨率高、无损伤性等特点。并且能够发现与激素水平变化不一致的情况，对不孕症的临床和研究以及超排卵的监测指导治疗具有重要作用。

1. 门诊治疗助孕患者的检查配合

门诊治疗助孕患者的检查配合

- 准备门诊助孕患者卵泡监测表格
- 督促患者排空小便，利于观察两侧卵巢卵泡的大小、形态以及子宫内膜等
- 协助医生记录经阴道二维超声卵泡的结果，根据其数值告诉患者下次卵泡监测的具体时间
- 在超声检测下，如发现卵泡已排出，结合血激素的结果，指导患者在规定的时间同房，协助医生向患者说明同房后来院检查人绒促性素或尿妊娠有关事项
- 检查完成后，整理超声检查室，将助孕夫妇病历按助孕治疗表要求放置在相应的病案柜内。关闭超声检查仪，补充物品及表格

2. 周期治疗助孕患者的检查配合

周期治疗助孕患者的检查配合

- 准备周期治疗助孕患者的卵泡监测表格或病历
- 根据医嘱嘱助孕患者晨起完成当日抽血监测 E_2、LH 和促卵泡生成素
- 嘱患者排空小便，安排到超声检查室完成卵泡监测
- 在执行促排卵药物治疗期间，左右侧卵巢至少有一个卵泡 >18 mm 时，安排当晚注射绒促性素 5000 U 或 10000 U
- 向助孕夫妇介绍当晚治疗和取卵日须知，并填写相关的护理记录单

第七节　辅助生殖技术

一、夫精人工授精

人工授精是指通过人工方式将丈夫的精液或供者的精子注入女性生殖道内，包括阴道内、

宫颈内、宫腔内、输卵管内、腹腔内，甚至卵泡内，以帮助不孕不育夫妇获得妊娠的一种助孕方法。按精子的来源分为夫精人工授精（AIH）和供精人工授精（AID）或治疗性供精人工授精（TDI）。按精子注射的部位分为阴道内人工授精（IVI）、宫颈内人工授精（ICI）、宫腔内人工授精（IUI）、输卵管内人工授精（IFI）、腹腔内人工授精（IPI）、卵泡内人工授精（IFI）。临床上，IUI 使用最为广泛，其次是 ICI，其他方法的人工授精较为少用。

1. IUI 适应证

（1）男方因素

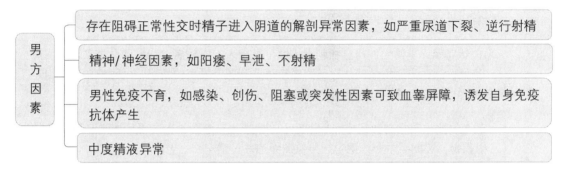

男方因素
- 存在阻碍正常性交时精子进入阴道的解剖异常因素，如严重尿道下裂、逆行射精
- 精神/神经因素，如阳痿、早泄、不射精
- 男性免疫不育，如感染、创伤、阻塞或突发性因素可致血睾屏障，诱发自身免疫抗体产生
- 中度精液异常

（2）女方因素

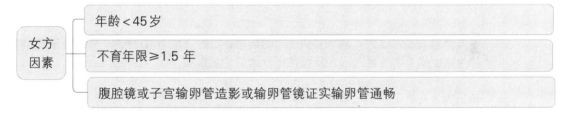

女方因素
- 年龄＜45岁
- 不育年限≥1.5 年
- 腹腔镜或子宫输卵管造影或输卵管镜证实输卵管通畅

（3）不明原因不孕

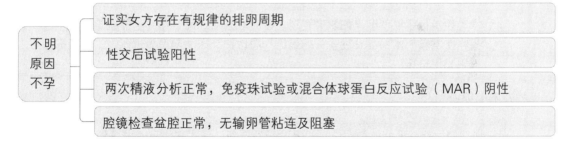

不明原因不孕
- 证实女方存在有规律的排卵周期
- 性交后试验阳性
- 两次精液分析正常，免疫珠试验或混合体球蛋白反应试验（MAR）阴性
- 腔镜检查盆腔正常，无输卵管粘连及阻塞

2. IUI 禁忌证

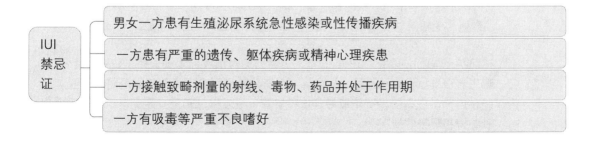

IUI 禁忌证
- 男女一方患有生殖泌尿系统急性感染或性传播疾病
- 一方患有严重的遗传、躯体疾病或精神心理疾患
- 一方接触致畸剂量的射线、毒物、药品并处于作用期
- 一方有吸毒等严重不良嗜好

3. 护理措施

（1）术前护理

术前护理
- 助孕患者由于不孕不育症，承受着家庭、社会以及多方面的心理压力，应了解、理解和尊重患者心理，同时做好助孕夫妇的心理护理
- 详细向 IUI 夫妇宣讲人工授精的全过程、成功率及有关医疗费用等，充分取得 IUI 夫妇的主动配合。同时嘱夫妇双方按照国家卫生部规定准备"三证"原件即双方身份证、结婚证和有效准生证
- 自然周期（不使用任何药物刺激排卵）进行人工授精者，指导助孕患者正确测量基础体温，定期协助医生进行阴道超声监测卵泡发育的情况，同时抽血检查LH值，根据以上情况，确定 IUI 时机
- 刺激周期（药物刺激超排卵）进行人工授精者，遵医嘱指导患者按时口服或肌内注射药物，定期到中心行阴道超声监测卵泡发育情况
- 当助孕患者卵泡直径为13～14mm时，指导男方在家排精1次，以免人工授精日取出的精液死精子过多

术前护理
- 主导卵泡直径足够大，遵医嘱并交代助孕患者肌内注射HCG剂量、时间和方法；来生殖医学中心手术时间、所需费用及术前注意事项
- 助育男方在人工授精日填写"精液样本保存卡"并按压手印，护士详细交代取精注意事项。男方取精后将精液放入传递窗口后，经 IVF 实验室人员确认后方可离开取精室
- 人工授精日留取助孕夫妇影像资料，核对双方"三证"原件。器械护士进入人工授精室准备手术物品及助孕夫妇病历；门诊护士送助孕患者进入人工授精室并与巡回护士交接

（2）术中护理

术中护理
- 协助助孕患者取膀胱截石位，打开阴道冲洗包，使用生理盐水清洗外阴和阴道，铺无菌治疗巾于患者臀部
- 打开 IUI 器械手术包，铺无菌孔巾，倒入 20ml 生理盐水注射液至小药杯内，打开注射器和受精管外包装放入无菌手术台，调整无影手术灯角度
- 巡回护士与临床医生、IVF 实验室人员共同核对精液标本试管外夫妇双方姓名。嘱患者全身放松，利于医生持金属窥阴器暴露宫颈口，将移植管沿阴道壁放入宫腔，用 1ml 注射器抽吸精液后连接移植管，缓慢推注精液直至完毕，同时观察患者脉搏和呼吸的情况

精液注入完毕后，调整妇科手术床于水平位，嘱患者卧床10min，观察有无精液外溢、腹痛或阴道出血等情况。送患者入患者观察室

详细向患者交代注意事项，并提供一份IUI须知，向其讲解注意事项

整理手术用物，再生器械送供应室消毒。整理病历并签字后交各级医生签字再存入病案柜保存

人工授精术后19天进行随访，结果记录在电子版及纸质版随访登记本中，并告诉助孕患者阳性或阴性结果后的注意事项

实施IUI三次后未受孕者，下一步实施"试管婴儿"，即体外受精-胚胎移植术

二、体外受精-胚胎移植术

体外受精-胚胎移植（IVF-ET）是将患者夫妇的卵子与精子取出体外，于培养液内受精，发育成胚胎后移植入患者宫腔内生长，获得正常妊娠分娩。

1.适应证

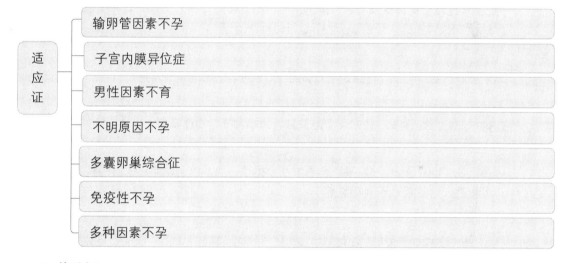

适应证
- 输卵管因素不孕
- 子宫内膜异位症
- 男性因素不育
- 不明原因不孕
- 多囊卵巢综合征
- 免疫性不孕
- 多种因素不孕

2.禁忌证

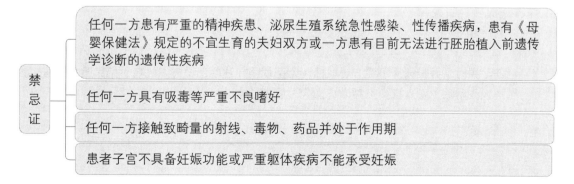

禁忌证
- 任何一方患有严重的精神疾患、泌尿生殖系统急性感染、性传播疾病，患有《母婴保健法》规定的不宜生育的夫妇双方或一方患有目前无法进行胚胎植入前遗传学诊断的遗传性疾病
- 任何一方具有吸毒等严重不良嗜好
- 任何一方接触致畸量的射线、毒物、药品并处于作用期
- 患者子宫不具备妊娠功能或严重躯体疾病不能承受妊娠

3. 护理措施

（1）术前护理

```
术前护理
```

详细向助孕夫妇介绍IVF-ET整个流程安排、费用以及成功率。让患者有充足的心理准备，积极配合整个流程的需要，安排好到医院的就诊时间

指导并协助夫妇双方完成IVF-ET治疗前的常规检查

嘱咐患者在月经周期第20天左右（有特殊则遵医嘱）带齐所有检查结果及必要证明（结婚证、身份证、计划生育办公室开具的无子女证明）到生殖医学中心进行B超检查，建立试管婴儿病历并给予中心号，同时告诉其中心号的意义

协助医生为助孕患者做妇科检查，并做好子宫位置和宫颈大小等相关记录

遵医嘱给予使用促性腺激素释放激素激动药，详细向患者说明药物使用的注意事项和下次复诊的时间

复查B超发现有卵巢囊肿者，配合医生行卵巢囊肿穿刺术。复查后遵医嘱告诉患者月经第3天或第5天回生殖医学中心行促排卵治疗

遵医嘱执行治疗方案，告诉患者定期抽血、B超监测卵泡发育情况

协助医生行阴道B超，并记录卵泡数目、大小和子宫内膜厚度

卵泡直径14～15mm时，嘱助孕男方在家排精一次，以免取卵日取出的精液死精子过多，并开始禁欲直至早期妊娠

HCG日：通知助孕女方在注射HCG后34～36h（即隔1天上午8:30）到生殖医学中心行取卵术，同时提供一份书面须知。取卵日术前禁食、禁水、禁化妆、禁使用香水，个人贵重物品交家属保管。遵医嘱建立静脉通道、静脉滴注抗生素药物，术前30min肌内注射盐酸哌替啶50mg

助孕男方取卵日采用手淫方法取精，无菌取精杯注明助孕夫妇姓名、门诊及中心号，经两人查对后，带入取精室并详细交代注意事项

（2）术中配合与术后护理

术中配合与术后护理

与临床医生、IVF实验室人员三方共同核对夫妇双方姓名。连接心电监护仪，测量血压和血氧饱和度，调试负压吸引器至825～900 mmHg（110～120 kPa）

协助助孕患者取膀胱截石位，打开阴道冲洗包冲洗外阴及阴道，铺无菌治疗巾垫其臀下

打开取卵敷料包及器械包，铺左右腿套、大孔巾、左右两侧治疗巾，开启恒温试管架，并调至37.5℃，连接负压吸引管并保持通畅状态。间隔5min后静脉推注盐酸哌替啶注射液25mg及地西泮注射液20mg

将阴道探头装入无菌探头布式套内，安装穿刺架，连接穿刺针、试管和注射器，使用培养液注入穿刺针内，打开手术无影灯，关闭取卵室大灯，通知临床医生、IVF培养室及超声检查及其他人员到场，手术开始并记录时间

取卵前再次核对助孕夫妇的姓名

取卵时为IVF实验室人员提供取卵具体部位和数量，并随时保证取卵室与IVF实验室通路无障碍，确保卵子和卵泡液到体外后，快速传递到IVF实验室操作台上，传递过程确保万无一失。观察助孕患者生命体征及疼痛情况并做好记录

取卵结束后，将取卵数目和男方取精时间填写清楚后交给患者。送其返回观察室与门诊护士交接，再次与IVF实验室人员核对取卵数目及手术结束时间。整理手术用物和病历

根据胚胎培养具体情况，通知助孕夫妇常规在72h后进行胚胎移植，如遇特殊再另行通知

ET手术日：在胚胎移植室打开ET移植包，患者取膀胱截石位，铺无菌腿套、孔巾和治疗巾。摆放包内物品和器械，将移殖管、移殖硬芯及1ml注射器投放在无菌台上

通知超声检查人员到洁净区，超声检查患者子宫位置、内膜厚度等。为保证培养液的温度，在恰当时机通知IVF实验室人员倒培养液于金属小药杯内

打开手术无影灯、关闭取卵室或移植室大灯，通知各类人员手术开始并记录

与医生、实验室人员再次核对夫妇双方姓名。放移殖管前嘱助孕患者全身放松，监测其呼吸和脉搏情况，根据医生需要增加无菌物品、调整无影灯角度，记录胚胎移植个数及移植结束时间

嘱助孕患者移植后平卧15 min方可返回观察室，1h后可离院；交代移植后注意事项并发其书面材料一份

整理用物，再生器械送供应室清洗、消毒。整理病历，做好护理记录

三、卵胞浆内单精于显微注射

卵胞浆内单精子显微注射（ICSI）通常采取卵母细胞透明带手术或直接将精子注入卵母细胞的方法，因为这些操作必须在显微镜下借助显微操作仪完成，以促使胚胎发育更好及更易着床的方法。

1. 适应证

适应证	严重少精症、弱畸精症、少弱畸精症
	无精症（阻塞性及非阻塞性）等

2. 禁忌证

禁忌证	夫妇双方或任何一方有染色体异常
	夫妇双方或任何一方有严重先天畸形
	女方有近期放射物质、有毒化学物质接触史及酗酒、吸毒、HIV 阳性
	女方有各种不宜妊娠的内外科等合并症，如伴有新功能不全的严重心血管疾病、凝血功能障碍等

3. 护理措施

护理措施	男方抽血查染色体，如男方是无精子症者要查内分泌，并做睾丸活检以了解睾丸生精功能。此外男女双方所需检查均与 IVF 术前检查相同
	男方是无精子症者，嘱男方在女方取卵术当天行附睾或睾丸取精术。等候 IVF 实验室人员完成 ICSI 后丈夫方可离开医院

四、冷冻胚胎移植

1. 自然周期冷冻胚胎移植护理

（1）术前护理

术前护理	对于月经规律的患者，护士遵医嘱告知患者在月经第10~11天到生殖医学中心检查血激素和经阴道二维超声监测卵泡大小及子宫内膜的厚度
	连续动态监测至黄体生成素（LH）峰值日的第3天行冷冻胚胎移植术
	依据手术通知单为助孕患者提供"胚胎解冻日须知"，内容包括移植日具体时间、术日前助孕患者的准备工作及所需手术费用等
	移植日助孕患者少量进食，饮水 300~500ml，夫妇双方携带"三证"原件到中心，护士严格核对助孕夫妇双方的身份，严防代夫和（或）代妇现象发生。对于不能到中心的助孕男方，必须由医生同意并签署知情同意书，以避免发生医疗不安全隐患

（2）术中配合　参见本章体外受精-胚胎移植护理常规。

（3）术后护理

术后护理
- 移植后观察有无腹痛、腹胀和阴道出血等不适
- 移植后平卧 20min 后可下床排尿。在院观察 60min 后无不适可离开医院
- 移植后正常生活，可淋浴、散步，2 周内禁止盆浴、性生活。加强营养、预防感冒，勿做剧烈活动，如打篮球、骑车等
- 助孕患者遵医嘱用药，如肌内注射绒促性素 2000U 或黄体酮注射液。移植后第 14 天到生殖医学中心检测人绒促性素，阳性者继续药物辅助治疗，阴性者停用所有药物
- 阳性患者从末次月经开始满 12 周即到医院行围生保健检查至分娩
- 助孕成功患者在孕期接受生殖医学中心的妊娠随访，在此期间生殖医学中心为孕妇提供围产保健相关知识

2. 人工周期冷冻胚胎移植护理

人工周期冷冻胚胎移植护理
- 对于无规律月经周期或无排卵周期拟进行激素替代疗法，即人工周期下移植冷冻胚胎的患者，遵医嘱在患者月经周期第 3 天开始连续用药 5 天，后回中心行 B 超监测内膜发育情况，根据内膜的厚度调整药物的用量，并抽血查雌激素水平
- 当内膜厚度≥9mm，给予肌内注射黄体酮 60mg，连续使用 2 天，嘱第 3 天到生殖医学中心移植冻融胚胎，移植前抽血查雌激素和孕激素，肌内注射黄体酮 40mg。向患者强调准时准确服药，肌内注射黄体酮期间同时服用补佳乐，勿漏服，否则会影响内膜发育
- 护理常规参见自然周期冷冻胚胎移植护理

3. 冷冻与新鲜胚胎移植术护理不同点

<table>
<tr>
<td rowspan="5">冷冻与新鲜胚胎移植术护理不同点</td>
<td>冷冻胚胎移植术前核对助孕夫妇双方"三证"信息及首次取卵时留取的影像资料。避免发生代孕现象，或出现移植名字相同的其他患者的冷冻胚胎这一严重差错</td>
</tr>
<tr>
<td>患者极少出现卵巢过度刺激综合征</td>
</tr>
<tr>
<td>对于自然周期移植冷冻胚胎的女方术后不需要任何的药物治疗，让胚胎在身体完全自然的状态下植入，对于人工周期移植冷冻胚胎的患者，必须嘱咐其准时准确用药，否则会影响胚胎植入</td>
</tr>
<tr>
<td>新鲜胚胎移植时间常规在取卵术后72h进行，如遇特殊，IVF 实验室人员根据助孕夫妇胚胎生长的情况，由护士通知助孕夫妇来院移植时间；胚胎解冻移植时间，取决于助孕女方取卵后卵巢过度刺激综合症是否好转、子宫内膜生长情况以及卵巢功能情况等</td>
</tr>
<tr>
<td>新鲜或解冻胚胎移植当日，助孕夫妇双方必须到场，男方遇有特殊情况不能来院者，护士应及时通知医生，并与助孕男方进行电话沟通，确定胚胎是否移植，发生助孕夫妇双方意见无法统一时，放弃本次的胚胎移植，并通知医生签署相关知情同意书，避免出现医疗纠纷</td>
</tr>
</table>

五、多胎妊娠减胎术

多胎妊娠是指 1 次妊娠同时有两个或两个以上胎儿。多胎妊娠使得孕产妇的并发症及流产率、围生儿患病率和死亡率均升高，双胎妊娠的流产率是 10%、3 胎为 18%、4 胎为 25%、5 胎为 50%。死亡率和单胎妊娠相比，双胎新生儿死亡率增加 6 倍，而 3 胎妊娠者增加 20 倍。常见的母、儿并发症包括先兆子痫、产前贫血、羊水过多、尿路感染、剖宫产率增加、流产、早产、产后出血、胎儿宫内发育迟缓、新生儿肺透明膜病以及颅内出血等。多胎妊娠也增加了家庭及社会的经济负担，尤其是在存活的新生儿有严重缺陷时。因此，妊娠早期选择减胎术对于胎儿、孕妇以及家庭和社会都有益处。妊娠 12 周内，在 B 超引导下进行，穿刺拟减灭的胚胎或胎儿，抽吸胚胎同时抽吸和（或）不抽吸羊水，使该胚胎/胎儿消失或死亡。

1. 术前准备

<table>
<tr>
<td rowspan="4">术前准备</td>
<td>测量并记录患者的生命体征，完善术前相应化验的检查如血、尿、粪常规及白带常规、肝功能、血型、HCG及B超检查等</td>
</tr>
<tr>
<td>做好抗生素皮试及外阴皮肤准备，及时通知手术室</td>
</tr>
<tr>
<td>术日晨嘱患者禁食、禁水，建立静脉通道。遵医嘱给予抗生素，镇痛、镇静药物，肌内注射黄体酮，维持患者孕酮的血液浓度</td>
</tr>
<tr>
<td>做好心理指导，及时了解患者的心理动态，讲解减胎术后注意事项，减轻思想顾虑，取得患者信任和配合</td>
</tr>
</table>

2.术后护理

术
后
护
理

密切观察患者腹痛及阴道出血情况，观察阴道出血量、时间和颜色，阴道有无血块和组织排出。如有组织样物排出则需保留标本送病理检查

术后禁食4h，适当给予补液。加强营养，嘱进食高热量、高蛋白、高维生素饮食，以增强机体的抵抗力，同时注意保持排便通畅

禁止行妇科检查，减少对子宫的刺激

预防术后感染，遵医嘱给予抗感染治疗。嘱患者注意保持外阴清洁，同时加强保暖，预防感冒

术后按医嘱继续肌内注射黄体酮，术后 3天行 B 超监测胚胎情况

做好患者的心理护理，帮助消除患者思想顾虑，避免过度紧张和忧伤，影响胎儿的生长发育。做好出院指导，并提供书面指导材料，嘱患者如有需要随时就诊

第八节　胎头吸引术

胎头吸引术是将胎头吸引器置于胎头，形成一定负压后吸住胎头，通过牵引协助胎儿娩出的一种助产手术。常用的胎头吸引器有金属直形、牛角形空筒和金属扁圆形胎头吸引器（见图 18-1）。

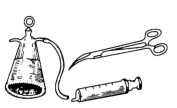 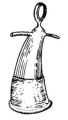 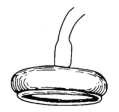

a.直形空筒胎头吸引器　　　　b.牛角形空筒胎头吸引器　　　　c.金属扁圆形胎头吸引器

图 18-1　常用的胎头吸引器

一、适应证

适
应
证

需缩短第二产程者，如产妇患心脏病、子痫前期等

子宫收缩乏力致第二产程延长，或胎头拨露达半小时胎儿仍不能娩出者

有剖宫产史或子宫有瘢痕，不宜过分屏气加压者

二、禁忌证

禁忌证

- 有严重头盆不称、面先露、产道阻塞、尿瘘修补术后等，不能或不宜经阴道分娩者
- 宫口未开全或胎膜未破者
- 胎头位置高，未达阴道口者

三、操作方法

操作方法

- 产妇取膀胱截石位，导尿排空膀胱，冲洗后消毒外阴，铺巾
- 阴道检查确认宫口开全，阴道口见胎头，已破膜，明确胎位
- 初产妇会阴体较长或会阴部坚韧者，应先行会阴后-侧切开术
- 放置吸引器，术者左手分开两侧小阴唇，并用示、中两指撑开阴道后壁，右手持涂以润滑剂的吸引器头端，沿阴道后壁慢慢滑入，示、中两指掌面向外拨开阴道右侧壁，使吸引器头端侧缘滑入阴道内，继而手指转向上撑起阴道前壁，使得吸引器头端上缘滑入阴道，最后右手示、中两指撑开阴道左侧壁，让吸引器头端完全滑入阴道内并与胎头顶端紧贴。用右手示指沿吸引器头端周边检查一周，确认宫颈与阴道壁未被夹于胎头吸引器头端内后，调整吸引器横柄和胎头矢状缝相一致，作为旋转胎头方向的标记
- 抽吸胎头吸引器内空气使之成为负压，一般以每分钟使负压增加 $0.2\,kg/m^2$ 为度，最大负压以 $0.6\,kg/m^2$ 为度。如果无负压表，则抽吸空气 150ml，用血管钳夹住连接管，确认吸引器与胎头紧贴
- 根据胎位，在向外牵引过程中，旋转胎头至正枕前位，当胎头枕部达耻骨联合下缘时保护好会阴，胎头娩出阴道口时解除负压取下吸引器

四、护理要点

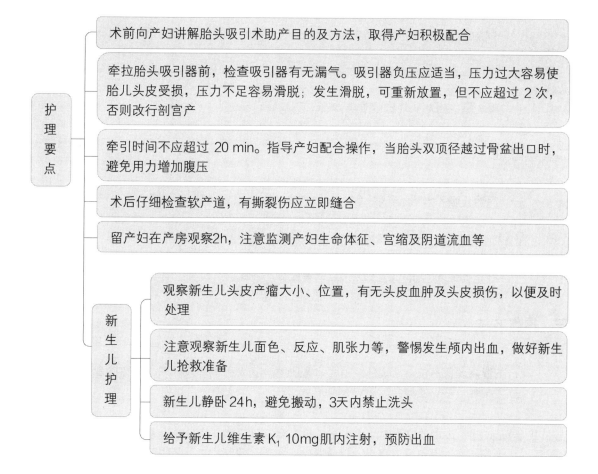

护理要点

- 术前向产妇讲解胎头吸引术助产目的及方法，取得产妇积极配合

- 牵拉胎头吸引器前，检查吸引器有无漏气。吸引器负压应适当，压力过大容易使胎儿头皮受损，压力不足容易滑脱；发生滑脱，可重新放置，但不应超过 2 次，否则改行剖宫产

- 牵引时间不应超过 20 min。指导产妇配合操作，当胎头双顶径越过骨盆出口时，避免用力增加腹压

- 术后仔细检查软产道，有撕裂伤应立即缝合

- 留产妇在产房观察2h，注意监测产妇生命体征、宫缩及阴道流血等

新生儿护理

- 观察新生儿头皮产瘤大小、位置，有无头皮血肿及头皮损伤，以便及时处理

- 注意观察新生儿面色、反应、肌张力等，警惕发生颅内出血，做好新生儿抢救准备

- 新生儿静卧24h，避免搬动，3天内禁止洗头

- 给予新生儿维生素 K_1 10mg肌内注射，预防出血

第九节　产钳术

产钳术是用产钳牵拉胎头以娩出胎儿的手术。根据手术时胎头所在位置分为出口、低位、中位、高位产钳 4 种。目前临床只行出口产钳术及低位产钳术。不用分开小阴唇即能看到胎儿头皮时应用的产钳术为出口产钳术；如果胎头颅骨达骨盆底，胎头位置达＋3，则为低位产钳术。产钳由左右两叶组成，每叶分为钳叶、钳茎、钳锁扣和钳柄 4 部分（见图 18-2）。

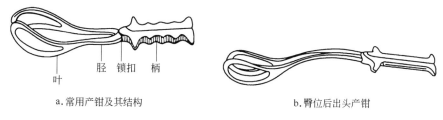

叶　　胫　锁扣　柄

a.常用产钳及其结构　　　　　　　　　　b.臀位后出头产钳

图 18-2　产钳

一、适应证

适应证
- 同胎头吸引术
- 胎头吸引术因阻力较大而失败者
- 臀先露后出胎头娩出困难者

二、禁忌证

禁忌证
- 同胎头吸引术
- 胎头颅骨最低点在坐骨棘水平及以上，有明显头盆不称者
- 确定为死胎、胎儿畸形者，应行穿颅术

三、操作方法

操作方法

- 产妇取膀胱截石位，常规外阴消毒，戴脚套，铺无菌巾单，导尿，阴道检查明确胎位及施术条件。多行左侧会阴后-侧切开术

- 放置产钳：以枕前位为例。术者左手持产钳左叶钳柄，将左叶沿右手掌面伸入手掌和胎头之间，在右手引导下将钳叶缓缓向胎头左侧及深部推进，将钳叶放在胎头左侧，钳叶及钳柄与地面平行，由助手持钳柄固定。然后术者右手持产钳右叶钳柄，在左手引导下将钳叶引导到胎头右侧，达左叶产钳对应位置。产钳放置好后，检查钳叶与胎头之间无软组织及脐带夹入，胎头矢状缝在两钳叶正中

- 产钳合拢：产钳右叶在上、左叶在下，两钳叶柄平行交叉，扣合锁住，钳柄对合。宫缩间隙略微放松钳锁

- 牵拉产钳：宫缩时术者向外、向下缓慢牵拉产钳，然后平行牵拉。当胎头着冠后将钳柄上提，使胎头仰伸娩出

- 当胎头双顶径越过骨盆出口时，松开产钳，先取下产钳右叶，钳叶应顺胎头慢慢滑出，再同法取出产钳左叶，然后按分娩机转娩出胎体

- 术后常规检查宫颈、阴道壁及会阴切口，并予以缝合

图解实用妇产科临床护理

四、护理要点

护理要点

- 术前检查产钳是否完好。向产妇及家属说明行产钳术的目的，指导产妇正确运用腹压，减轻其紧张情绪

- 放置及取出产钳时，指导产妇全身放松，张口呼气。产钳扣合时，立即听胎心，及时发现有无脐带受压。术中注意观察产妇宫缩和胎心变化，为下肢麻木和肌痉挛的产妇做局部按摩

- 术后产妇及新生儿护理同胎头吸引术

第十节　会阴切开术

会阴切开术是最常用的产科手术，但有时阴道手术为扩大视野也会行会阴切开术。常用术式有会阴后一侧切开和会阴正中切开两种（见图 18-3、图 18-4）。

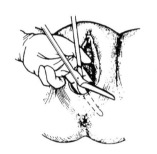

图 18-3　会阴左后-侧切开

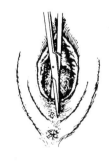

图 18-4　会阴正中切开

一、适应证

适应证

- 初产妇需行产钳术、胎头吸引术、臀位助产术

- 初产妇会阴体较长或会阴部坚韧，有严重撕裂可能

- 为缩短第二产程，例如继发性宫缩乏力或胎儿较大导致第二产程延长者

- 重度子痫前期需缩短第二产程者

- 预防早产儿因会阴阻力引起颅内出血

二、操作方法

1. 会阴后-侧切开

会阴后-侧切开 — 会阴切开 — 多选会阴左后-侧切开。冲洗消毒会阴部并铺巾，麻醉起效后，左手示、中两指伸入胎先露和阴道侧后壁之间，既可保护胎儿又能够指示切口的位置，右手持剪刀在会阴后联合正中偏左0.5cm处向左下方，与正中线呈45°，在宫缩时剪开皮肤和黏膜3～4cm，注意阴道黏膜与皮肤切口长度需一致。用纱布压迫止血，结扎小动脉

会阴缝合 — 等到胎盘娩出后，检查有无阴道其他部位裂伤，阴道内填塞带尾纱布。检查会阴切口，寻找阴道黏膜切口顶端，用 0 号或 1号肠线自切口顶端上方0.5～1cm处开始连续褥式缝合阴道黏膜和黏膜下组织，至处女膜外缘打结。采用2/0可吸收性缝线间断或连续缝合会阴部肌层、皮下组织，常规丝线缝合会阴皮肤（或皮内缝合）。缝合时需注意皮肤对合整齐、松紧适宜，不留死腔

取出带尾纱布，行肛门指诊，了解有无肠线穿过直肠黏膜及有无阴道后壁血肿

2. 会阴正中切开

会阴正中切开 — 会阴切开 — 冲洗后消毒会阴部并铺无菌洞巾。当胎头着冠时，沿会阴正中向下切开，根据产妇会阴后联合长短而定，一般剪开不超过2～3cm。避免切口延长导致会阴Ⅲ°裂伤，损伤肛门括约肌。切开后立即保护会阴，注意使胎头俯屈以最小径线娩出

会阴缝合 — 待胎盘娩出后，检查有无阴道其他部位裂伤，用1号肠线对位缝合阴道黏膜至阴道外口，将两侧皮下组织对位缝合，常规丝线缝合皮肤（或皮内缝合）

三、护理要点

护理要点 —

术前向产妇讲清会阴切开术的目的及术中注意事项

密切观察产程进展，协助医师掌握会阴切开的时机

指导产妇正确运用腹压，顺利完成胎儿经阴道娩出

术后嘱产妇右侧卧位，及时更换会阴垫，每天进行会阴冲洗2次，排便后及时清洗会阴，保持外阴部清洁、干燥

注意观察会阴切口有无渗血、红肿、硬结及脓性分泌物，若有异常及时通知医师处理

会阴切口肿胀伴明显疼痛时，用50%硫酸镁溶液湿热敷或95%乙醇湿敷，配合切口局部理疗，有利于切口愈合

会阴后-侧切伤口于术后第5天拆线，正中切开于术后第3天拆线

第十一节 剖宫产术

剖宫产术是经腹壁切开子宫取出已达成活胎儿及其附属物的手术。手术应用恰当能使母婴转危为安，但也存在出血、感染和脏器损伤的危险，故决定行剖宫产术应慎重。主要术式有子宫下段剖宫产术、子宫体部剖宫产术和腹膜外剖宫产术3种。

一、适应证

```
        ┌─ 头盆不称者
        │
  适     ├─ 相对性头盆不称及产力异常者
  应     │
  证     ├─ 妊娠合并症及并发症者
        │
        └─ 过期妊娠儿、珍贵儿、早产儿、临产后出现胎儿窘迫等
```

二、禁忌证

死胎及胎儿畸形，不应行剖宫产术终止妊娠。

三、手术方式

1. 子宫下段剖宫产术

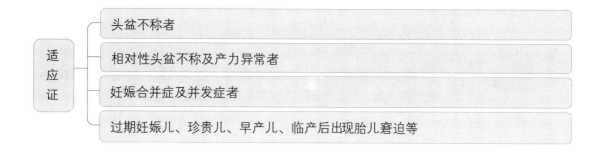

```
        ┌─ 术消毒手术野、铺巾
        │
        ├─ 下腹正中切口或下腹横切口，打开腹壁及腹膜腔，弧形切开子宫下段的膀胱腹膜
  子     │  反折，分离并下推膀胱，暴露子宫下段
  宫     │
  下     ├─ 在子宫下段前壁正中做一小横切口，用两手示指向左右两侧钝性撕开延长切口约
  段     │  10cm，刺破胎膜，取出胎儿、胎盘及胎膜
  剖     │
  宫     ├─ 缝合子宫切口及腹膜反折，清理腹腔，清点敷料及器械无误，缝合腹壁各层直至
  产     │  皮肤
  术     │
        └─ 此术式切口愈合好，术后并发症少，临床广泛应用
```

2. 子宫体部剖宫产术

子宫体部剖宫产术	也称古典式剖宫产术
	在子宫体部正中做纵形切口，长约10cm，刺破胎膜，取出胎儿、胎盘及胎膜，缝合子宫切口
	此法虽易掌握，但术中出血多，切口容易与大网膜、肠管、腹壁腹膜粘连，再次妊娠易发生子宫破裂，仅适用急于娩出胎儿或胎盘前置不能做子宫下段剖宫产术者

3. 腹膜外剖宫产术

腹膜外剖宫产术	于腹膜外切开子宫下段，取出胎儿、胎盘及胎膜的手术
	此术式虽较复杂，但不进入腹腔，可减少术后腹腔感染的危险，对有宫腔感染者尤为适用；产妇不需严格禁食，身体恢复快

四、护理要点

1. 术前准备

术前准备	告知产妇剖宫产术的目的，耐心解答有关疑问，缓解其焦虑。做好备皮、药物敏感试验等准备
	术前禁用呼吸抑制剂，以防发生新生儿窒息
	术日晨禁食水，留置导尿管
	观察并记录胎心变化，做好新生儿保暖和抢救工作，如氧气、急救药品等
	产妇可取侧斜仰卧位，防止仰卧位低血压综合征的发生

2. 术中配合

术中配合	密切观察并记录产妇的生命体征。若因胎头入盆太深致取胎头困难，助手可在台下戴无菌手套自阴道向宫腔方向上推胎头
	观察并记录产妇导尿管是否通畅、尿量及尿液颜色；当刺破胎膜时，应注意产妇有无咳嗽、呼吸困难等症状，监测羊水栓塞的发生

3. 术后护理

在腹部手术后常规护理及产褥期妇女护理的基础上，还应注意以下几点。

术后护理
- 观察产妇子宫收缩及阴道流血状况，术后24h产妇取半卧位，以利恶露排出
- 留置导尿管24h，拔管后指导产妇自行排尿
- 鼓励产妇勤翻身并尽早下床活动；根据肠道功能恢复状况，指导产妇进食
- 按医嘱补液及应用抗生素2～3天。腹部切口缝线一般术后5～7天拆除
- 指导产妇出院后保持外阴部清洁；落实避孕措施，最少应避孕2年；鼓励符合母乳喂养条件的产妇坚持母乳喂养；做产后保健操，促进骨盆肌及腹肌张力恢复；如果出现发热、腹痛或阴道流血过多等，及时就医；产后42天去医院做健康检查

第十二节　人工剥离胎盘术

人工剥离胎盘术是指胎儿娩出后，术者用手剥离并取出滞留于宫腔内胎盘的手术。

一、适应证

适应证
- 胎儿娩出后，胎盘部分剥离引起子宫大量出血者
- 胎儿娩出后30min，胎盘尚未剥离排出者

二、操作方法

操作方法
- 产妇取膀胱截石位，导尿排空膀胱，重新消毒外阴，术者更换无菌手套
- 术者右手五指并拢呈圆锥形沿脐带进入子宫腔，找到胎盘边缘，手背紧贴子宫壁，以手掌的尺侧缘慢慢将胎盘从边缘部开始慢慢与子宫壁分离，左手在腹部配合按压子宫底。等到整个胎盘剥离后，手握胎盘取出

三、护理要点

护理要点
- 术前应向产妇说明行人工胎盘剥离术的目的，并做好输液、输血准备
- 密切观察产妇的生命体征
- 严格执行无菌操作规程，动作应轻柔，切忌粗暴，尽量一次进入宫腔，不可多次进出。如果剥离确实困难，应考虑可能为胎盘植入，切不可强行剥离
- 术后注意观察子宫收缩及阴道流血，宫缩不佳时应按摩子宫，并按医嘱注射缩宫素或麦角新碱等
- 认真检查胎盘、胎膜是否完整，若有少量胎盘缺损，可用大刮匙轻刮1周
- 监测有无体温升高、下腹疼痛及阴道分泌物异常等，按医嘱应用抗生素预防感染

第十三节　常用穿刺检查

妇产科常用的穿刺检查有经腹壁腹腔穿刺、经阴道后穹隆穿刺和经腹壁羊膜腔穿刺。

一、经腹壁腹腔穿刺

经腹壁腹腔穿刺术是指在无菌条件下用穿刺针经腹壁进入腹腔抽取腹腔及盆腔积液行化验检查、细菌培养及脱落细胞学检查等，以明确积液性质或查找肿瘤细胞。此外，经腹壁腹腔穿刺术还可用于人工气腹、腹腔积液放液及腹腔化疗等。

1. 适应证

适应证
- 协助诊断腹腔积液性质
- 鉴别贴近腹壁的肿物性质
- 穿刺放出部分腹水，暂时缓解呼吸困难症状，使腹壁松软便于行盆腔检查
- 注入抗癌药物进行腹腔化疗
- 气腹造影时，穿刺注入二氧化碳后再行X线摄片，盆腔器官显影清晰

2. 禁忌证

禁忌证
- 疑有腹腔内器官严重粘连，特别是晚期卵巢癌有盆腹腔广泛转移致肠梗阻者
- 疑为巨大卵巢囊肿者

3. 操作方法

操作方法

经腹部B超引导穿刺者需膀胱充盈；经阴道B超引导穿刺者需排空膀胱

术前选好体位和穿刺点。若腹腔积液量较多或行囊内穿刺，应取仰卧位；积液量较少，取半卧位或侧卧位。穿刺点通常选择在脐与左髂前上棘连线中外1/3交界处，囊内穿刺点应在囊性感明显部位

消毒穿刺皮肤区，铺洞巾，术者戴无菌手套。穿刺通常不需麻醉，精神过于紧张者，用1%利多卡因行局麻深达腹膜

手持腰椎穿刺针在选定的穿刺点垂直刺入，针头阻力感消失时证明穿透腹膜，停止再进入，以免刺伤血管及肠管。拔出针芯，见有液体流出，连接20ml注射器或引流袋，按照需要量抽取液体或注入药物

操作结束，拔出穿刺针，局部再次消毒，覆盖无菌纱布，压迫片刻，用胶布固定

4. 护理要点

护理要点

术前向患者讲解经腹壁腹腔穿刺术的目的和操作过程，减轻其心理压力

术中严密观察患者的生命体征及反应，注意引流管是否通畅，记录腹水性质及引流量

放腹水时应固定好针头，放腹水速度应缓慢，每小时不应超过1000ml，一次放腹水不应超过4000ml，防止腹压骤减患者出现休克征象。如果患者出现异常，应立即停止放腹水。术后应紧束腹带或腹部加压沙袋

留取足量送检标本，腹腔积液细胞学检查需200ml液体，其他检查需20ml液体。抽出液体应标记后及时送检，脓性液体应作细菌培养和药物敏感试验

因气腹造影而行穿刺者，X线摄片完毕需将气体排出

告知患者术后需卧床休息8～12h，遵医嘱给予抗生素预防感染

二、经阴道后穹隆穿刺

经阴道后穹隆穿刺是指在无菌条件下，用穿刺针经阴道后穹隆刺入盆腔，抽取直肠子宫陷凹处积存物进行肉眼观察、化验及病理检查。直肠子宫陷凹是腹腔最低部位，腹腔内积血、积液、积脓易积存于该部位。阴道后穹隆顶端和直肠子宫陷凹贴近，经阴道后穹隆穿刺是妇产科常用的辅助诊断方法。另外，经阴道后穹隆穿刺术也可用于盆腔药物治疗及辅助生育等方面。

1. 适应证

适应证

怀疑有腹腔内出血时，如输卵管妊娠流产或破裂等

怀疑盆腔内有积液、积脓时，若为盆腔脓肿，可行穿刺引流及注入广谱抗生素治疗

B型超声引导下行卵巢子宫内膜异位囊肿或输卵管妊娠部位注药治疗

B型超声引导下经后穹隆穿刺取卵，用于各种助孕技术

2. 禁忌证

禁忌证

盆腔严重粘连，较大肿块占据直肠子宫陷凹部位并凸向直肠者

疑有肠管和子宫后壁粘连者

临床已高度怀疑恶性肿瘤者

异位妊娠准备采用非手术治疗者

3. 操作方法

操作方法

患者排空膀胱取膀胱截石位，用0.5%聚维酮碘溶液消毒外阴，铺无菌洞巾

阴道检查了解子宫及附件情况，放置阴道窥器充分暴露宫颈及阴道后穹隆，用0.2%聚维酮碘溶液消毒

用宫颈钳夹持宫颈后唇并向前提拉，充分暴露阴道后穹隆，再次消毒

选择阴道后穹隆中央或稍偏病侧作为穿刺部位。将穿刺针和 10 ml 注射器相连接，穿刺针于宫颈后唇与阴道后壁黏膜交界处稍下方平行宫颈管刺入，当针穿过阴道壁有落空感时，进针深度约为2cm，立即抽吸，必要时改变穿刺针方向或深浅度，如果无液体抽出，可以边退针边抽吸

抽吸完毕，拔出穿刺针，观察穿刺点有无活动性出血，若有出血，用无菌棉球压迫片刻，止血后取出宫颈钳及阴道窥器

4. 护理要点

护理要点
- 术前应认真评估患者健康状况，做好抢救准备
- 术中应严密观察并记录患者生命体征，重视患者的主诉
- 穿刺时一定要注意进针方向和深度，告知患者禁止移动身体，避免伤及直肠和子宫
- 若抽出血液，应观察血液是否在短时间内凝集，出现凝集为血管内血液，血液不凝集为腹腔内血液。如果未能抽出不凝血液，也不能完全排除异位妊娠，因内出血量少、血肿位置较高或与周围组织粘连时都可造成假阴性。抽出液体应注明标记及时送检，并做常规和细胞学检查，脓性液体应行细菌培养和药物敏感试验
- 术后注意观察患者阴道流血情况，嘱其半卧位休息，保持外阴部清洁

三、经腹壁羊膜腔穿刺

经腹壁羊膜腔穿刺是指在中晚期妊娠时，用穿刺针经腹壁、子宫肌壁进入羊膜腔抽取羊水，供临床分析诊断或注入药物进行治疗。

1. 适应证

（1）产前诊断

产前诊断
- 羊水细胞染色体核型分析、染色质检查以明确胎儿性别
- 诊断或评估胎儿遗传病可能 —— 性连锁遗传病基因携带者、孕妇曾生育遗传病患儿、夫妻或其亲属患遗传性疾病、近亲婚配、孕妇年龄超过 35 岁、孕早期应用可能致畸药物或接触大量放射线等
- 羊水生化测定 —— 了解宫内胎儿成熟度、胎儿血型及胎儿神经管缺陷

（2）治疗

治疗
- 胎儿异常或死胎需做羊膜腔内注药引产终止妊娠
- 必须在短时间内终止妊娠但胎儿又未成熟者，需在羊膜腔内注射肾上腺皮质激素促进胎儿肺成熟
- 母儿血型不合，需给胎儿输血
- 胎儿无畸形，若羊水过少，需羊膜腔内注入适量生理盐水以预防胎盘和脐带受压；羊水过多，需抽出适量羊水以改善症状及延长孕期

2. 禁忌证

禁忌证
- 术前24h内两次体温>37.5℃
- 孕妇有流产先兆时，不宜用于产前诊断
- 心、肝、肾功能严重异常，或各种疾病的急性阶段，不宜行羊膜腔内注射药物流产
- 穿刺部位皮肤感染

3. 操作方法

操作方法
- 术前B超行胎盘及羊水暗区定位并做出标记。穿刺尽量避开胎盘，选在羊水量相对较多的暗区进行（见图18-5）
- 孕妇排尿后取仰卧位，常规消毒腹部皮肤，铺无菌洞巾
- 穿刺点用0.5%利多卡因行局部浸润麻醉达腹膜，用腰椎穿刺针垂直刺入腹壁，穿刺阻力第一次消失表示进入腹腔，继续进针又有阻力表示进入子宫壁，阻力再次消失表示已进入羊膜腔内
- 拔出穿刺针芯，有羊水溢出，用20ml注射器抽取所需羊水量送检或直接注入药物
- 将针芯插入穿刺针内迅速拔出，无菌干纱布加压穿刺点5min后胶布固定

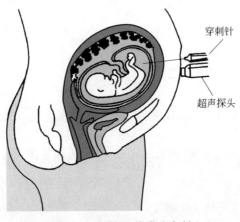

穿刺针

超声探头

图 18-5　经腹壁羊膜腔穿刺

4. 护理要点

护理要点

术前向孕妇及家属说明操作目的、过程，缓解其紧张心理，积极配合操作

配合医师选择合适的穿刺时间，产前诊断宜在妊娠 16～22 周进行；胎儿异常引产，宜在妊娠 16～26 周内

胎儿异常引产前应做血、尿常规，出凝血时间和肝功能检查，测量生命体征，会阴部备皮

术中严格执行无菌操作规程。若抽不出羊水，可能是针孔被羊水中有形物质阻塞，调整穿刺方向、深度后常能抽出羊水。如果抽出血液，应立即拔针，并压迫穿刺点，包扎腹部。血液可能来自腹壁、子宫壁、胎盘或胎儿血管。若羊水过少，不要勉强操作，以免误伤胎儿

穿刺针进入时不可过深过猛，尽可能一次成功，最多不超过 2 次。穿刺与拔针前后，注意观察孕妇有无呼吸困难、发绀等异常情况，警惕发生羊水栓塞的可能

嘱孕妇术后当天减少活动，多休息；注意观察有无穿刺部位液体渗出、阴道流血及胎心率和胎动变化等，若有异常，立即通知医师处理

第十九章

妇产科常用护理技术

第一节　新生儿抚触

新生儿抚触是指护理人员、产妇及其家属在护理人员指导下，对新生儿全身进行有次序和有技巧的轻柔按摩，刺激新生儿产生良好的生理反应，是一种简单实用的护理技术。

一、适应证

产后 12h 的正常新生儿及不需要新生儿监护的早产儿、低体重儿及过期产儿。

二、禁忌证

禁忌证 ── 疑有或诊断为新生儿锁骨骨折者

── 发热或需要监护的新生儿

三、操作方法

操作方法

── 核对新生儿手腕带和脚腕带上的母亲姓名、床号、住院号、生殖器，脱去衣物与尿布

── 将少许婴儿润肤油倒入手心，搓暖双手，开始抚触

── 头部：用两手拇指从下颌部中央向两侧以上滑动至耳垂前，让上下唇形成微笑状；用两手拇指从上额中央沿眉弓向两侧滑动至太阳穴；两手掌面从前额发髻抚向脑后（避开囟门），并停止于两耳后乳突处，轻轻按压

── 胸部：两手分别从胸部的外下侧向对侧的外上方交叉推进至肩部，在胸部形成一个大交叉，避开乳房

腹部	两手交替从右下腹部经中上腹滑向左下腹，顺时针按摩；右手指腹自左上腹推向左下腹，划"I"形动作；右手指腹自右上腹经左上腹推向左下腹，划倒"L"动作；右手指腹自右下腹经右上腹、左上腹推向左下腹，划倒"U"形动作
四肢	双手握上肢近端边挤边划向远端，并从上到下搓揉大肌肉群及关节（上下肢同）
手足	两手拇指指腹从手掌腕侧（跟侧）依次推向指（趾）侧，并提捏各手指(脚趾)关节，并轻轻按压劳宫穴和涌泉穴
背部	新生儿呈俯卧位，两手掌分别于脊柱两侧，自上往下由中央向两侧平行推开，再由下而上，向上向外推开；自上而下按摩脊柱6次；最后以手掌由头部抚摸到脚
	为婴儿更换清洁衣物，整理用物

四、护理要点

护理要点	婴儿有脐带出血时，感觉疲劳、饥渴或哭吵时不宜抚触；出现肤色变化、呕吐等，则停止抚摸
	抚触最好在婴儿沐浴前后，或睡眠前进行，并注意保暖。按摩时防止按摩油进入婴儿眼部
	出生后第1天开始对婴儿进行抚触，但由于脐带未脱落（或断脐后24h之内），尽量不做腹部抚触

第二节　新生儿沐浴

　　新生儿沐浴是为新生儿清洁皮肤，促进舒适，并同时可为新生儿进行体格评估的一项常用妇产科操作技术。

一、适应证

　　健康新生儿。

二、操作方法

1. 淋浴

淋浴

- 核对新生儿手腕带、脚腕带上母亲姓名、床号、住院号及生殖器
- 脱去衣物与尿片，解除脐绷带，称重并记录
- 沐浴台上铺塑料布，用前臂掌侧下段试温，温暖床垫，将新生儿置于沐浴台上
- 先洗头，再洗躯干和四肢（颈部、对侧上肢、近侧上肢、胸腹部、背部、对侧下肢、近侧下肢、臀部）
- 抱至大毛巾上擦干全身后包裹新生儿
- 小毛巾擦脸，顺序为对侧眼内眦至外眦，近侧眼内眦至外眦，口鼻部，面颊，头部
- 脐部处理：充分暴露脐部，用安尔碘（75%乙醇）由内向外消毒2次，取一块无菌纱布覆盖在脐部，用脐绷带包扎
- 扑粉，臀部涂护臀膏，核对新生儿所有信息，兜尿布
- 穿上连衣裤。用4根棉签，吸干净鼻孔、耳孔内水渍
- 抱至母亲身边，再次核对新生儿所有信息
- 整理用物，洗手，记录

2. 盆浴

盆浴

- 用前臂掌侧下段或水温计试温，滴入免冲洗婴儿洗发沐浴露
- 脱衣裤、尿片，用大毛巾包裹，露出头颈部，左臂和身体轻轻夹住婴儿
- 洗头面部，顺序为：眼、鼻、口、脸、耳郭、耳后及头发
- 打开浴巾，轻轻将婴儿放入水中，让头高出水面，擦洗顺序为颈、上肢、胸腹、后背、臀、会阴、下肢
- 其余同淋浴

三、护理要点

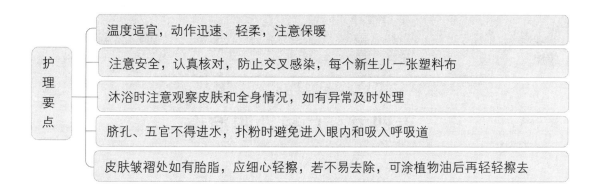

护理要点
- 温度适宜，动作迅速、轻柔，注意保暖
- 注意安全，认真核对，防止交叉感染，每个新生儿一张塑料布
- 沐浴时注意观察皮肤和全身情况，如有异常及时处理
- 脐孔、五官不得进水，扑粉时避免进入眼内和吸入呼吸道
- 皮肤皱褶处如有胎脂，应细心轻擦，若不易去除，可涂植物油后再轻轻擦去

第三节　胎心听诊

　　胎儿心脏搏动的声音即为胎心音。胎心音呈双音，第一心音和第二心音很接近，似钟表"滴答"声。听诊胎心音，是判断胎儿是否成活以及有无宫内缺氧的一个客观而可靠的指标之一。

一、操作方法

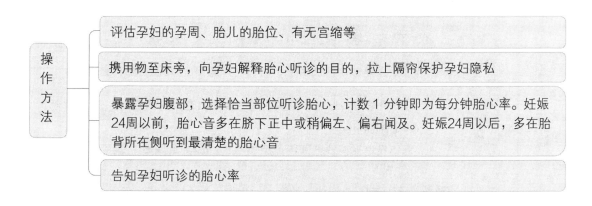

操作方法
- 评估孕妇的孕周、胎儿的胎位、有无宫缩等
- 携用物至床旁，向孕妇解释胎心听诊的目的，拉上隔帘保护孕妇隐私
- 暴露孕妇腹部，选择恰当部位听诊胎心，计数1分钟即为每分钟胎心率。妊娠24周以前，胎心音多在脐下正中或稍偏左、偏右闻及。妊娠24周以后，多在胎背所在侧听到最清楚的胎心音
- 告知孕妇听诊的胎心率

二、胎心的正常值及意义

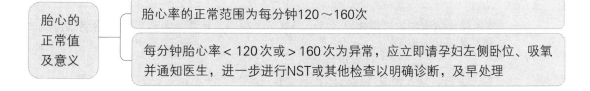

胎心的正常值及意义
- 胎心率的正常范围为每分钟120～160次
- 每分钟胎心率＜120次或＞160次为异常，应立即请孕妇左侧卧位、吸氧并通知医生，进一步进行NST或其他检查以明确诊断，及早处理

三、护理措施

护理措施
- 听诊胎心音应在宫缩间歇进行，除了应注意其速率外，还应注意其强弱和节律
- 听诊胎心音时需与子宫杂音、腹主动脉音、胎动声音及脐带杂音相鉴别
- 在孕妇激动或发热时胎心率可加快，在脐带受压时可减慢

第四节 产科外阴消毒

产科外阴消毒是利用消毒液对外阴部进行擦洗、消毒的技术。

一、适应证

适应证
- 分娩产妇
- 行人工流产术的妇女或女患者导尿术前
- 行其他产科检查或经阴道手术前患者

二、操作方法

操作方法
- 协助产妇取膀胱截石位，暴露外阴，臀部放便盆，注意保暖
- 擦洗，取卵圆钳夹皂球
  - 第1只皂球：擦洗左小、大阴唇，右小、大阴唇
  - 第2只皂球：擦洗阴阜，左、右大腿内上1/3及臀部，会阴体
  - 第3只皂球：擦洗小、大阴唇，阴阜，左、右大腿内上1/3及臀部，会阴体，肛门
  - 第3只皂球擦洗范围不能超过第1、第2只皂球擦洗范围。弃去卵圆钳
- 温开水冲净肥皂沫。另取 1 把清洁的卵圆钳夹取无菌干纱布堵住阴道口，用温开水500ml，冲洗肥皂沫，冲洗顺序是里一外一里。弃纱布，再次用温开水500ml进行冲洗，必须将肥皂沫全部冲净，顺序仍为里一外一里
- 夹取无菌干纱布，按小阴唇、大阴唇、阴阜、大腿上1/3、会阴体的顺序擦干
- 夹取碘伏消毒纱布消毒外阴，按小阴唇、大阴唇、阴阜、大腿上1/3、会阴体、肛门消毒。弃去卵圆钳
- 撤去便盆，铺无菌巾

三、护理要点

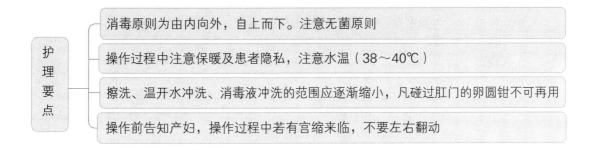

护理要点
- 消毒原则为由内向外，自上而下。注意无菌原则
- 操作过程中注意保暖及患者隐私，注意水温（38～40℃）
- 擦洗、温开水冲洗、消毒液冲洗的范围应逐渐缩小，凡碰过肛门的卵圆钳不可再用
- 操作前告知产妇，操作过程中若有宫缩来临，不要左右翻动

第五节　会阴擦洗/冲洗

　　会阴擦洗/冲洗是利用消毒液对会阴部进行擦洗/冲洗的技术，由于女性会阴部的各个孔道彼此相距很近，容易产生交叉感染。另外，会阴部温暖、潮湿，病菌很容易滋生。因此，会阴擦洗/冲洗常用于局部清洁，是妇产科临床护理工作中最常用的护理技术。

一、适应证

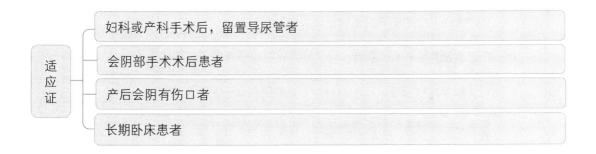

适应证
- 妇科或产科手术后，留置导尿管者
- 会阴部手术术后患者
- 产后会阴有伤口者
- 长期卧床患者

二、操作方法

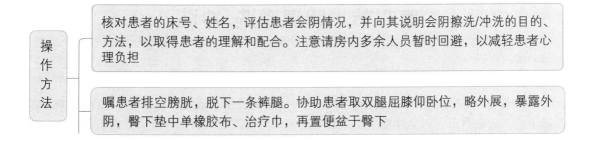

操作方法
- 核对患者的床号、姓名，评估患者会阴情况，并向其说明会阴擦洗/冲洗的目的、方法，以取得患者的理解和配合。注意请房内多余人员暂时回避，以减轻患者心理负担
- 嘱患者排空膀胱，脱下一条裤腿。协助患者取双腿屈膝仰卧位，略外展，暴露外阴，臀下垫中单橡胶布、治疗巾，再置便盆于臀下

操作过程 | 操作者戴一次性手套，将会阴擦洗盘放至床边，用一把镊子或消毒卵圆钳夹取干净的药液棉球，用另一把镊子或卵圆钳夹住棉球进行擦洗

一般擦洗3遍，擦洗的顺序为第1遍时自耻骨联合一直向下擦至臀部，先擦净一侧后换一棉球同样擦净对侧，再用另一棉球自阴阜向下擦净中间。自上而下、自外向内，初步擦净会阴部的污垢、分泌物和血迹等

第2遍的顺序为自内向外，或以伤口为中心向外擦洗，每擦洗一个部位更换一个棉球，其目的为防止伤口、尿道口、阴道口被污染。擦洗时均应注意最后擦洗肛门，并将擦洗后的棉球丢弃

第3遍顺序同第2遍。必要时，可根据患者的情况增加擦洗的次数，直至擦净，最后用干纱布擦干

擦洗结束后，撤去一次性垫单，协助患者整理衣裤及床单位

如行会阴部冲洗，注意先将便盆放于橡胶单上，镊子夹住消毒棉球，一边冲洗一边擦洗，冲洗的顺序同会阴部擦洗

三、护理要点

护理要点 | 擦洗时，应注意观察会阴部及会阴伤口周围组织有无红肿、分泌物及其性质和伤口愈合情况，发现异常及时记录并向医师汇报

产后及会阴部手术的患者，每次排便后均应擦洗会阴，预防感染

对有留置导尿管者，应注意导尿管是否通畅，避免脱落或打结

注意最后擦洗有伤口感染的患者，以避免交叉感染

进行会阴冲洗时，应用无菌纱球堵住阴道口，防止污水进入阴道，导致上行感染

每次擦洗/冲洗前后，护士均需洗净双手，再护理下一位患者，并注意无菌操作

第六节　阴道灌洗/冲洗

阴道灌洗/冲洗是用消毒液对阴道部位进行清洗的技术，通过阴道灌洗可使宫颈和阴道保持清洁，避免当子宫切除过程中阴道和盆腔相通时，细菌或病原体进入盆腔引起感染，减少术后阴道残端炎症而引起感染等并发症。

一、适应证

适应证
- 各种阴道炎、宫颈炎的治疗
- 子宫切除术前或阴道手术前的常规阴道准备

二、操作方法

操作方法
- 核对患者的床号、姓名，并向其说明阴道灌洗/冲洗的目的、方法，以取得患者的理解和配合，引导患者到处置室或检查室
- 嘱患者排空膀胱后，协助患者上妇科检查床，取膀胱截石位，臀部垫中单橡胶布、一次性中单和一次性塑料垫巾，放好便盆
- 根据患者的病情配制灌洗液500～1000ml，将装有灌洗液的灌洗筒挂于床旁输液架上，其高度距床沿60～70cm，排去管内空气，试水温（41～43℃）适宜后备用
- 操作者戴一次性手套，用右手持冲洗头，先用灌洗液冲洗外阴部，然后用左手将小阴唇分开，将灌洗头沿阴道纵侧壁的方向慢慢插入阴道达阴道后穹隆部。边冲洗边将灌洗头围绕子宫颈轻轻地上下左右移动；或用窥阴器暴露宫颈后再冲洗，冲洗时不停地转动窥阴器，使得整个阴道穹隆及阴道侧壁冲洗干净后再将窥阴器按下
- 当灌洗液约剩100ml左右时，夹住皮管，拔出灌洗头和窥阴器，再冲洗一次外阴部，然后扶患者坐于便盆上，使阴道内残留的液体流出
- 灌洗/冲洗结束后，用干纱布擦干外阴，撤离便盆、一次性中单、一次性塑料垫巾，协助患者整理衣裤，下妇科检查床

三、护理要点

护理要点
- 灌洗筒与床沿的距离不超过70cm，以免压力过大，水流过速，使液体或污物进入子宫腔或灌洗液与局部作用的时间不足
- 灌洗液温度以41～43℃为宜，温度不能过高或过低。温度过低，患者不舒适；温度过高则可能烫伤患者的阴道黏膜
- 灌洗溶液应根据不同的灌洗目的选择。滴虫性阴道炎患者，应用酸性溶液灌洗；假丝酵母菌病患者，则用碱性溶液灌洗；而非特异性阴道炎者，用一般消毒液或生理盐水灌洗。术前患者阴道灌洗可使用聚维酮碘（碘伏）溶液、高锰酸钾溶液或苯扎溴铵溶液进行灌洗

灌洗头插入不宜过深，灌洗的弯头应向上，避免刺激后穹隆引起不适，或损伤局部组织引起出血。用窥阴器冲洗时，应轻轻旋转窥阴器，使灌洗液能达到阴道各部

在灌洗过程中，动作要轻柔，勿损伤阴道壁和宫颈组织

产后10天或妇产科手术2周后的患者，若合并阴道分泌物混浊、有臭味、阴道伤口愈合不良、黏膜感染坏死等，可行低位阴道灌洗，灌洗筒的高度通常不超过床沿30cm，以避免污物进入宫腔或损伤阴道残端伤口

未婚妇女可用导尿管进行阴道灌洗，不能使用阴道窥器；月经期、产后或人工流产术后子宫颈口未闭或有阴道出血的患者，不宜进行阴道灌洗，以防引起上行性感染；宫颈癌患者有活动性出血者，为防止大出血禁止灌洗，可行外阴擦洗

第七节　会阴湿热敷

会阴湿热敷是应用热原理和药物化学反应直接接触患区，促进血液循环，增强局部白细胞的吞噬作用和组织活力。

一、适应证

适应证
- 会阴部水肿及会阴血肿的吸收期
- 会阴伤口硬结及早期感染等患者

二、操作方法

操作方法
- 核对患者的床号、姓名，并向其说明会阴湿热敷的目的、方法、效果及预后，以取得患者的理解和配合
- 嘱患者排空膀胱后，协助患者松解衣裤，暴露热敷部位，臀下垫中单橡胶布和一次性垫巾
- 热敷部位先涂一薄层凡士林，盖上纱布，再轻轻敷上浸有热敷溶液的温纱布，外面盖上棉布垫保温
- 一般每3～5min更换热敷垫1次，热敷时间15～30min，也可用热源袋放在棉垫外或用红外线灯照射
- 热敷完毕，移去敷布，观察热敷部位皮肤，用纱布拭净皮肤上的凡士林，协助患者整理衣裤，并整理好床单位

三、护理要点

护理要点
- 会阴湿热敷应该在会阴擦洗、清洁外阴局部伤口的污垢后进行
- 湿热敷的温度一般为41～48℃
- 湿热敷的面积应是病损范围的2倍
- 定期检查热源袋的完好性，防止烫伤，对休克、虚脱、昏迷及术后感觉不灵敏的患者应特别注意
- 在热敷的过程中，护士应随时评价热敷的效果，并为患者提供一切的生活护理

第八节　阴道或宫颈上药

　　阴道或宫颈上药是治疗性药物通过阴道涂抹到阴道壁或宫颈黏膜上，达到局部治疗的目的，在妇产科护理操作技术中应用十分广泛。因为阴道和宫颈上药操作简单，因此，阴道和宫颈上药治疗既可以在医院门诊由护士操作，也可教会患者自己在家进行局部上药。

一、适应证

　　各种阴道炎、子宫颈炎或术后阴道残端炎。

二、操作方法

操作方法
- 核对患者的床号、姓名，并向其说明阴道或宫颈上药的目的、方法、效果及预后，以取得患者的理解和配合
- 嘱患者排空膀胱，协助患者上妇科检查床，取膀胱截石位，臀部垫中单橡胶布1块和一次性垫巾1块
- 上药前应先行阴道灌洗或擦洗，将窥阴器暴露阴道、宫颈后，用消毒干棉球拭去子宫颈及阴道后穹隆、阴道壁黏液或炎性分泌物，以使药物直接接触炎性组织而提高疗效。具体见"用药方法"

		阴道后穹隆塞药	常用于治疗滴虫性阴道炎、阴道假丝酵母菌病、老年性阴道炎及慢性宫颈炎等患者。可指导患者自行放置，在临睡前洗净双手或戴指套，用一手示指将药片或栓剂向阴道后壁推进至示指完全伸入为止。为确保药物局部作用的时间，宜睡前用药，每晚1次，10次为一个疗程
用药方法	局部用药		非腐蚀性药物：用于治疗阴道假丝酵母菌病的患者常用1%甲紫或大蒜液，每天1次，7~10天为一个疗程；用来治疗急性或亚急性子宫颈炎或阴道炎的患者常用新霉素、氯霉素。可用棉球或长棉棍蘸药液涂擦阴道壁或子宫颈
			腐蚀性药物：用于治疗慢性宫颈炎颗粒增生型患者。①将长棉棍蘸少量20%~50%硝酸银溶液药液涂在宫颈的糜烂面，并插入宫颈管内约0.5cm，接着用生理盐水棉球擦去表面残余的药液，最后用干棉球吸干，每周1次，2~4次为一疗程。②用长棉棍蘸20%或100%铬酸溶液涂在宫颈糜烂面，如糜烂面乳头较大的可以反复涂药数次，使局部呈黄褐色，再用长棉棍蘸药液插入宫颈管内约0.5cm，并保留约1min。每20~30天上药1次，直到糜烂面乳头完全光滑为止
	宫颈棉球上药		适用于子宫颈亚急性或急性炎症伴有出血者。操作时，用窥阴器充分暴露子宫颈，使用长镊子夹持带有尾线的宫颈棉球浸蘸药液后塞压至子宫颈处，同时将窥阴器轻轻退出阴道，然后取出镊子，防止退出窥器时将棉球带出或移动位置，将线尾露于阴道口外，并用胶布固定在阴阜侧上方。嘱患者在放药12~24h后牵引棉球尾线自行取出
	喷雾器上药		适用于非特异性阴道炎及老年性阴道炎患者。各种阴道用药的粉剂如土霉素、呋喃西林、己烯雌酚（乙蔗酚）等药均可用喷雾器喷射，使药物粉末均匀散布于炎性组织表面上

三、护理要点

	上非腐蚀性药物时，应转动窥阴器，使阴道四壁均能涂上药物
护理要点	应用腐蚀性药物时，要注意保护好阴道壁及正常的组织。上药前应将纱布或干棉球垫于阴道后壁及阴道后穹隆。药液涂好后使用干棉球吸干，立即如数取出所垫纱布或棉球。子宫颈如果有腺囊肿，应先刺破，并挤出黏液后再上药
	棉棍上的棉花必须捻紧，涂药时应按同一方向转动，防止棉花落入阴道难以取出
	阴道栓剂最好于晚上或休息时上药，以避免起床后脱出，影响治疗效果
	给未婚妇女上药时不用窥器，用长棉棍涂抹或用手指将药片推入阴道
	经期或子宫出血者不宜阴道给药
	用药期间应禁止性生活

第九节　坐浴

　　坐浴是借助水温与药液的作用，促进局部组织的血液循环，增强抵抗力，减轻外阴局部的炎症及疼痛，使创面清洁，有利于组织的恢复，是妇产科最常用的护理技术之一。

一、适应证

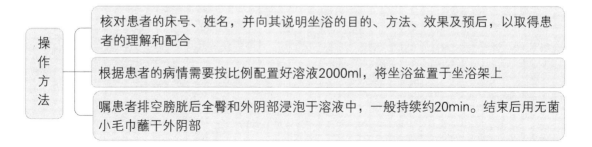

适应证	外阴、阴道手术或经阴道行子宫切除术术前准备
	治疗或辅助治疗外阴炎、阴道非特异性炎症或特异性炎症、子宫脱垂的患者
	会阴切口愈合不良时

二、操作方法

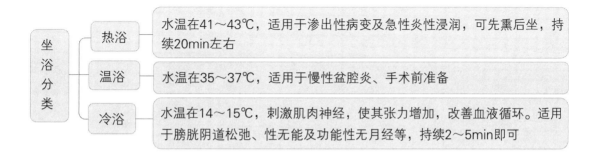

操作方法	核对患者的床号、姓名，并向其说明坐浴的目的、方法、效果及预后，以取得患者的理解和配合
	根据患者的病情需要按比例配置好溶液2000ml，将坐浴盆置于坐浴架上
	嘱患者排空膀胱后全臀和外阴部浸泡于溶液中，一般持续约20min。结束后用无菌小毛巾蘸干外阴部

坐浴分类	热浴	水温在41～43℃，适用于渗出性病变及急性炎性浸润，可先熏后坐，持续20min左右
	温浴	水温在35～37℃，适用于慢性盆腔炎、手术前准备
	冷浴	水温在14～15℃，刺激肌肉神经，使其张力增加，改善血液循环。适用于膀胱阴道松弛、性无能及功能性无月经等，持续2～5min即可

三、护理要点

护理要点

- 月经期妇女、阴道流血者、孕妇及产后7天内的产妇禁止坐浴
- 坐浴溶液应严格按比例配置,浓度过高容易造成黏膜烧伤,浓度太低影响治疗效果
- 水温适中,不能过高,以免烫伤皮肤
- 坐浴前先将外阴及肛门周围擦洗干净
- 坐浴时需将臀部及全部外阴浸入药液中
- 注意保暖,以防受凉

参考文献

［1］ 李正敏.妇产科护理必读.北京：北京科学技术出版社，2013.

［2］ 蔡文智，王玉琼.妇产科护理学.第 2 版/成教专升本护理.北京：人民卫生出版社，2013.

［3］ 李京枝.妇产科护理学.北京：中国中医药出版社，2012.

［4］ 赵丽红，于丽芳，王雅琴.妇产科护理——正高副高卫生专业技术资格考试强化训练.北京：军事医学出版社，2012.

［5］ 王琼莲，龙海碧.妇产科护理学.扬州：江苏大学出版社，2015.

［6］ 周立蓉，熊晓美.妇产科护理学.第 2 版.西安：第四军医大学出版社，2012.

［7］ 曹玲，芦红涛.妇产科常见病的护理与健康教育.广州：中山大学出版社，2013.

［8］ 杨小玉.护考新课堂·妇产科护理学.北京：人民卫生出版社，2014.

［9］ 黎梅.妇产科护理.第 3 版.北京：科学出版社，2016.

［10］ 常青.妇产科护理实训.南京：东南大学出版社，2014.

［11］ 安力彬.妇产科护理规范化操作.北京：人民军医出版社，2011.